André Esser

Regionale Unterschiede bei der Inanspruchnahme von stationären Gesundheitsleistungen

Eine soziodemografische Untersuchung

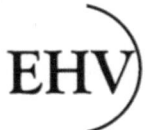

Esser, André
(Institut für Arbeitsmedizin und Sozialmedizin Universitätsklinikum RWTH Aachen)

Regionale Unterschiede bei der Inanspruchnahme von stationären Gesundheitsleistungen. Eine soziodemografische Untersuchung

Kölner Schriften zur Gesundheitswirtschaft
Band 1

Herausgegeben von Prof. PhDr. Stefan Terkatz

1. Auflage 2011 | ISBN: 978-3-86741-661-0

© Europäischer Hochschulverlag GmbH & Co. KG, Bremen, 2011.
Alle Rechte vorbehalten.

André Esser

Regionale Unterschiede bei der Inanspruchnahme von stationären Gesundheitsleistungen

Eine soziodemografische Untersuchung

Kölner Schriften zur Gesundheitswirtschaft Band 1

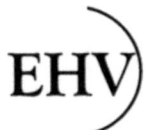

Inhaltsverzeichnis

Abbildungsverzeichnis	V
Abkürzungsverzeichnis	X
1. Einführung	1
2. Stand der Forschung	2
2.1 Bundesweite Betrachtungen	2
2.2 Subgruppen	6
3. Fragestellung	12
4. These / vermutetes Ergebnis	13
5. Untersuchungsmethoden	14
5.1 Datenbeschaffung	14
5.2 Datenaufbereitung	16
5.3 Datenanalyse	18
6. Auswertung und Ergebnisse	20
6.1 Bundesländer	20
6.1.1 Stadtstaaten	20
6.1.2 Bayern	21
6.1.3. Brandenburg	24
6.1.4. Baden-Württemberg	27
6.1.5. Hessen	28
6.1.6. Mecklenburg-Vorpommern	31
6.1.7. Niedersachsen	32
6.1.8. Nordrhein-Westfalen	34
6.1.9. Rheinland-Pfalz	36
6.1.10. Saarland	38
6.1.11. Sachsen	39
6.1.12. Sachsen-Anhalt	42
6.1.13. Schleswig-Holstein	44
6.1.14. Thüringen	45
6.2. Bundesrepublik Deutschland	47
6.2.1. Deutschland gesamt	47
6.2.2. Kreise mit Krankenhausfällen pro 100 Einwohner unterhalb Median Gesamtdeutschland	51

6.2.3.	Kreise mit Krankenhausfällen pro 100 Einwohner oberhalb Median Gesamtdeutschland	53
6.2.4.	Kreise mit weniger als 24,0 Krankenhausfällen pro 100 Einwohner	57
6.2.5.	Kreise mit 24,0 oder mehr Krankenhausfällen pro 100 Einwohner	61
6.3. Klassifizierte Daten		62
6.3.1.	Kreise und kreisfreie Städte mit weniger als 17 stationären Krankenhausfällen pro 100 Einwohner	62
6.3.2.	Kreise und kreisfreie Städte 17 bis 17,99 stationären Krankenhausfällen pro 100 Einwohner	65
6.3.3.	Kreise und kreisfreie Städte mit 18 bis 18,99 stationären Krankenhausfällen pro 100 Einwohner	67
6.3.4.	Kreise und kreisfreie Städte 19 bis 19,99 stationären Krankenhausfällen pro 100 Einwohner	70
6.3.5.	Kreise und kreisfreie Städte mit 20 bis 21,99 stationären Krankenhausfällen pro 100 Einwohner	75
6.3.6.	Kreise und kreisfreie Städte 22 bis 23,99 stationären Krankenhausfällen pro 100 Einwohner	77
6.3.7.	Kreise und kreisfreie Städte mit 24 oder mehr stationären Krankenhausfällen pro 100 Einwohner	79
6.3.8.	Analyse der Medianwerte der klassifizierten Daten	85
7. Interpretation und Diskussion der Ergebnisse		**90**
Literaturverzeichnis		**95**
Datenquellen		**98**
Appendix		**102**
1. Rohdaten		**102**
1.1.	Baden-Württemberg	103
1.2.	Bayern	104
1.3.	Berlin	106
1.4.	Brandenburg	106
1.5.	Bremen	107
1.6.	Hamburg	107
1.7.	Hessen	108
1.8.	Mecklenburg-Vorpommern	109
1.9.	Niedersachsen	110

1.10. Nordrhein-Westfahlen	111
1.11. Rheinland-Pfalz	112
1.12. Saarland	113
1.13. Sachsen	113
1.14. Sachsen-Anhalt	114
1.15. Schleswig-Holstein	114
1.16. Thüringen	115
2. SPSS 15®-Auswertungsprotokolle	**116**
2.1. Baden-Württemberg	117
2.2. Bayern	123
2.3. Brandenburg	129
2.4. Hessen	135
2.5. Mecklenburg-Vorpommern	140
2.6. Niedersachsen	146
2.7. Nordrhein-Westfahlen	151
2.8. Rheinland-Pfalz	156
2.9. Saarland	162
2.10. Sachsen	166
2.11. Sachsen-Anhalt	171
2.12. Schleswig-Holstein	176
2.13. Thüringen	182
2.14. Stadtstaaten	186
2.15. Kreise unterhalb Median Deutschlands	190
2.16. Kreise oberhalb Median Deutschlands	196
2.17. Kreise Deutschlands mit weniger als 24 Krankenhausfällen pro 100 Einwohner	202
2.18. Deutschland gesamt	208
2.19. Kreise Deutschlands mit weniger als 17 Krankenhausfällen pro 100 Einwohner	214
2.20. Kreise Deutschlands mit 17 bis 18 Krankenhausfällen pro 100 Einwohner	220
2.21. Kreise Deutschlands mit 18 bis 19 Krankenhausfällen pro 100 Einwohner	226
2.22. Kreise Deutschlands mit 19bis 20 Krankenhausfällen pro 100 Einwohner	232

2.23. Kreise Deutschlands mit 20 bis 22 Krankenhausfällen pro 100
 Einwohner 238
2.24. Kreise Deutschlands mit 22 bis 24 Krankenhausfällen pro 100
 Einwohner 244
2.25. Kreise Deutschlands 24 und mehr Krankenhausfällen pro 100
 Einwohner 250
2.26. Medianwerte Kreise Deutschlands klassifiziert 256

Abbildungsverzeichnis

Abb. 1: Stationäre Fälle nach Wohnort 2007 pro 100 Einwohner.   3

Abb. 2: Krankenhausbetten 2007 pro 1000 Einwohner nach Kreisen; vgl. Regionalatlas der Statistischen Ämter des Bundes und der Länder I.   4

Abb. 3: Um Alter und Geschlecht bereinigter Überhang der stationären Fälle je Einwohner 2005 im Vergleich zu 2008.   5

Abb. 4: Ausländeranteil an der Bevölkerung 2008 in % nach Kreisen; vgl. Regionalatlas der Statistischen Ämter des Bundes und der Länder II.   7

Abb. 5: Relatives Risiko für längerfristige Krankenhausaufenthalte (> 3 Wochen) in Abhängigkeit von Arbeitslosigkeit.   8

Abb. 6: Länderdarstellung der in „Daten und Fakten: Ergebnisse der Studie »Gesundheit in Deutschland aktuell 2009«" vom RKI beschriebenen regionalen Gesundheitsunterschiede.   9

Abb.: 7: Lineare Korrelation zwischen Krankenhausfällen pro 100 Einwohner und Arbeitslosenquote.   21

Abb. 8: Lineare Korrelation zwischen Krankenhausfällen pro 100 Einwohner und Erwerbstätigenquote.   22

Abb. 9: Lineare Korrelation zwischen Krankenhausfällen pro 100 Einwohner und verfügbarem Haushaltseinkommen pro Kopf.   22

Abb. 10: Lineare Korrelation zwischen Krankenhausfällen pro 100 Einwohner und Arbeitslosenquote.   25

Abb. 11: Lineare Korrelation zwischen Krankenhausfällen pro 100 Einwohner und Erwerbstätigenquote.   25

Abb. 12: Lineare Korrelation zwischen Krankenhausfällen pro 100 Einwohner und verfügbarem Haushaltseinkommen pro Kopf.   26

Abb. 13: Lineare Korrelation zwischen Krankenhausfällen pro 100 Einwohner und verfügbarem Haushaltseinkommen pro Kopf.   27

Abb. 14: Lineare Korrelation zwischen Krankenhausfällen pro 100 Einwohner und Anteil der Einwohner über 64 Jahren.   28

Abb. 15: Lineare Korrelation zwischen Krankenhausfällen pro 100 Einwohner und Erwerbstätigenquote.   29

Abb. 16: Lineare Korrelation zwischen Krankenhausfällen pro 100 Einwohner und Arbeitslosenquote.   30

Abb. 17: Lineare Korrelation zwischen Krankenhausfällen pro 100 Einwohner und Arbeitslosenquote.   31

Abb. 18: Lineare Korrelation zwischen Krankenhausfällen pro 100 Einwohner und Anteil der 18 bis 64 Jährigen. 33

Abb. 19: Lineare Korrelation zwischen Krankenhausfällen pro 100 Einwohner und Erwerbstätigenquote. 34

Abb. 20: Lineare Korrelation zwischen Krankenhausfällen pro 100 Einwohner und Arbeitslosenquote. 35

Abb. 21: Lineare Korrelation zwischen Krankenhausfällen pro 100 Einwohner und Erwerbstätigenquote. 36

Abb. 22: Lineare Korrelation zwischen Krankenhausfällen pro 100 Einwohner und Anteil der 18 bis 64 Jährigen. 37

Abb. 23: Lineare Korrelation zwischen Krankenhausfällen pro 100 Einwohner und Arbeitslosenquote. 38

Abb. 24: Lineare Korrelation zwischen Krankenhausfällen pro 100 Einwohner und verfügbarem Haushaltseinkommen pro Kopf. 39

Abb. 25: Lineare Korrelation zwischen Krankenhausfällen pro 100 Einwohner und erwirtschaftetem Bruttoinlandsprodukt pro Kopf in den Kreisen. 40

Abb. 26: Lineare Korrelation zwischen Krankenhausfällen pro 100 Einwohner und Anteil der Einwohner zwischen 18 und 64 Jahren. 40

Abb. 27: Lineare Korrelation zwischen Krankenhausfällen pro 100 Einwohner und Anteil der Einwohner zwischen über 64 Jahren. 41

Abb. 28: Lineare Korrelation zwischen Krankenhausfällen pro 100 Einwohner und Erwerbstätigenquote. 42

Abb. 29: Lineare Korrelation zwischen Krankenhausfällen pro 100 Einwohner und verfügbarem Haushaltseinkommen pro Kopf. 43

Abb. 30: Lineare Korrelation zwischen Krankenhausfällen pro 100 Einwohner und Anteil der Einwohner zwischen 18 und 64 Jahren. 44

Abb. 31: Lineare Korrelation zwischen Krankenhausfällen pro 100 Einwohner und Anteil der Einwohner zwischen über 64 Jahren. 45

Abb. 32: Lineare Korrelation zwischen Krankenhausfällen pro 100 Einwohner und Erwerbstätigenquote. 46

Abb. 33: Lineare Korrelation zwischen Krankenhausfällen pro 100 Einwohner und Arbeitslosenquote. 46

Abb. 34: Lineare Korrelation zwischen Krankenhausfällen pro 100 Einwohner und Erwerbstätigenquote für ganz Deutschland. 48

Abb. 35: Lineare Korrelation zwischen Krankenhausfällen pro 100 Einwohner und Arbeitslosenquote für ganz Deutschland. 48

Abb. 36: Lineare Korrelation zwischen Krankenhausfällen pro 100 Einwohner und Arbeitslosenquote für ganz Deutschland. 49

Abb. 37: Lineare Korrelation zwischen Krankenhausfällen pro 100 Einwohner und in den Kreisen erwirtschaftetes Bruttoinlandsprodukt pro Kopf für die Kreise mit Inanspruchnahme unterhalb des Median ganz Deutschlands. 52

Abb. 38: Lineare Korrelation zwischen Krankenhausfällen pro 100 Einwohner und Arbeitslosenquote für die Kreise mit Inanspruchnahme oberhalb des Median ganz Deutschlands. 54

Abb. 39: Lineare Korrelation zwischen Krankenhausfällen pro 100 Einwohner und verfügbarem Haushaltseinkommen pro Kopf für die Kreise mit Inanspruchnahme oberhalb des Median ganz Deutschlands. 55

Abb. 40: Lineare Korrelation zwischen Krankenhausfällen pro 100 Einwohner und Erwerbstätigenquote in den Kreisen mit weniger als 24 Krankenhausfällen pro 100 Einwohner. 58

Abb. 41: Lineare Korrelation zwischen Krankenhausfällen pro 100 Einwohner und Arbeitslosenquote in den Kreisen mit weniger als 24 Krankenhausfällen pro 100 Einwohner. 59

Abb. 42: Lineare Korrelation zwischen Krankenhausfällen pro 100 Einwohner und verfügbarem Haushaltseinkommen pro Kopf in den Kreisen mit weniger als 24 Krankenhausfällen pro 100 Einwohner. 60

Abb. 43: Prozentualer Anteil der Kreise und kreisfreien Städte mit weniger als 17 Krankenhausfällen/100 Einwohner. 63

Abb. 44: Lineare Korrelation zwischen Krankenhausfällen pro 100 Einwohner und BIP pro Kopf in den Kreisen mit weniger als 17 Krankenhausfällen pro 100 Einwohner. 64

Abb. 45: Prozentualer Anteil der Kreise und kreisfreien Städte 17 bis 17,99 Krankenhausfällen/100 Einwohner. Eigene Darstellung. 66

Abb. 46: Prozentualer Anteil der Kreise und kreisfreien Städte 18 bis 18,99 Krankenhausfällen/100 Einwohner. Eigene Darstellung. 68

Abb. 47: Lineare Korrelation zwischen Krankenhausfällen pro 100 Einwohner und BIP pro Kopf in den Kreisen mit 18 bis 18,99 Krankenhausfällen pro 100 Einwohner. 69

Abb. 48: Lineare Korrelation zwischen Krankenhausfällen pro 100 Einwohner und verfügbarem Haushaltseinkommen pro Kopf

in den Kreisen mit 18 bis 18,99 Krankenhausfällen pro 100 Einwohner.	69
Abb. 49: Prozentualer Anteil der Kreise und kreisfreien Städte 19 bis 19,99 Krankenhausfällen/100 Einwohner.	72
Abb. 50: Lineare Korrelation zwischen Krankenhausfällen pro 100 Einwohner und Erwerbstätigenquote in den Kreisen mit 19 bis 19,99 Krankenhausfällen pro 100 Einwohner.	73
Abb. 51: Lineare Korrelation zwischen Krankenhausfällen pro 100 Einwohner und verfügbarem Haushaltseinkommen pro Kopf in den Kreisen mit 19 bis 19,99 Krankenhausfällen pro 100 Einwohner.	74
Abb. 52: Lineare Korrelation zwischen Krankenhausfällen pro 100 Einwohner und BIP pro Kopf in den Kreisen mit 19 bis 19,99 Krankenhausfällen pro 100 Einwohner.	74
Abb. 53: Prozentualer Anteil der Kreise und kreisfreien Städte 20 bis 21,99 Krankenhausfällen/100 Einwohner.	76
Abb. 54: Prozentualer Anteil der Kreise und kreisfreien Städte 22 bis 23,99 Krankenhausfällen/100 Einwohner.	78
Abb. 55: Prozentualer Anteil der Kreise und kreisfreien Städte 24 oder mehr Krankenhausfällen/100 Einwohner.	80
Abb. 56: Lineare Korrelation zwischen Krankenhausfällen pro 100 Einwohner und Erwerbstätigenquote in den Kreisen mit 24 oder mehr Krankenhausfällen pro 100 Einwohner.	81
Abb. 56a: Lineare Korrelation zwischen Krankenhausfällen pro 100 Einwohner und Erwerbstätigenquote in den Kreisen mit 24 oder mehr Krankenhausfällen pro 100 Einwohner – nur Kreise bis 50 Fälle / 100 Einwohner.	81
Abb. 56b: Lineare Korrelation zwischen Krankenhausfällen pro 100 Einwohner und Erwerbstätigenquote in den Kreisen mit 24 oder mehr Krankenhausfällen pro 100 Einwohner – nur Kreise ab 50 Fälle / 100 Einwohner.	82
Abb. 57: Lineare Korrelation zwischen Krankenhausfällen pro 100 Einwohner und Arbeitslosenquote in den Kreisen mit 24 oder mehr Krankenhausfällen pro 100 Einwohner.	83
Abb. 58: Lineare Korrelation zwischen Krankenhausfällen pro 100 Einwohner und verfügbarem Haushaltseinkommen pro Kopf in den Kreisen mit 24 oder mehr Krankenhausfällen pro 100 Einwohner.	84

Abb. 59: Lineare Korrelation zwischen Krankenhausfällen pro 100 Einwohner und Erwerbstätigenquote für die Medianwerte der klassifizierten Daten ganz Deutschlands. 87

Abb. 60: Lineare Korrelation zwischen Krankenhausfällen pro 100 Einwohner und Arbeitslosenquote für die Medianwerte der klassifizierten Daten ganz Deutschlands. 88

Abb. 61: Lineare Korrelation zwischen Krankenhausfällen pro 100 Einwohner und verfügbarem Haushaltseinkommen pro Kopf für die Medianwerte der klassifizierten Daten ganz Deutschlands. 88

Abb. 62: Medianwerte der Krankenhausfälle pro 100 Einwohner der Bundesländer 2008 (Brandenburg 2007). 90

Tab. 1: Datenbearbeitung für Bundesland Schleswig-Holstein. 17

Tab. 2: Medianwerte der jeweiligen Klasse der Fälle pro 100 Einwohner für ganz Deutschland. 86

Abkürzungsverzeichnis

BB	Brandenburg
BE	Berlin
BIP	Bruttoinlandprodukt
BW	Baden-Württemberg
BY	Bayern
D	Deutschland
DKI	Deutsches Krankenhaus Institut
HB	Bremen
HH	Hamburg
MV	Mecklenburg-Vorpommern
NI	Niedersachsen
NRW	Nordrhein-Westfalen
RP	Rheinland-Pfalz
RWI	Rheinisch Westfälisches Institut für Wirtschaftsforschung
SGB V	Sozialgesetzbuch (SGB) Fünftes Buch (V)
SH	Schleswig-Holstein
SL	Saarland
SN	Sachsen
ST	Sachsen-Anhalt
TH	Thüringen

1. Einführung

Betrachtet man gesundheitsökonomische Publikationen unterschiedler thematischer Ausrichtungen, wie beispielsweise den Krankenhaus Rating Report 2010 (vgl. Augurzky, Boris et al. 2010, S. 23) oder den Report der Bundesregierung „Gesundheit in Deutschland" (vgl. RKI 2006, S.157-164) oder auch die Ergebnisse der Studie „Gesundheit in Deutschland aktuell 2009" (vgl. RKI 2010, S. 124), so fällt eine regional unterschiedliche Inanspruchnahme stationärer Krankenhausleistungen auf. Gerade wenn man die Analysen auf Kreisebene (vgl. Augurzky, Boris et al. 2010, S. 23 und vgl. Schneider, Markus et al. 2000, S. 5) betrachtet, fällt auf, dass die Inanspruchnahme, dargestellt als Fälle pro 100 Einwohner oder 12-Monatsprävalenz der Krankheiten insgesamt, sehr heterogen verteilt ist. Es lässt sich eine Häufung in einzelnen Regionen und zum Teil auch Bundesländern erkennen, jedoch scheint diese prima vista keiner Gesetzmäßigkeit zu unterliegen. Es ist weder ein Nord-Süd-, noch ein Ost-West-Gefälle zu erkennen.

Die oben genannten Autoren beschreiben diese Heterogenität der Verteilung der Inanspruchnahme stationärer Krankenhausleistungen, gehen jedoch nicht näher auf die Ursachen ein oder verweisen hierzu auf weiteren Forschungsbedarf (vgl. Augurzky, Boris et al. 2009, S. 28).

Anatomisch-physiologische Unterschiede in der Bevölkerung wurden als mögliche Ursache nicht in Betracht gezogen.

Gegenstand dieser Studie sollen mögliche Zusammenhänge zwischen der Inanspruchnahme stationärer Krankenhausleistungen und soziodemografischen Ursachen wie Erwerbstätigenquote, Arbeitslosenquote, verfügbares Einkommen der privaten Haushalte je Einwohner, die Altersstruktur und das Bruttoinlandsprodukt je Einwohner auf Kreisebene für das Bundesgebiet sein.

Grundlage der Untersuchung sind die Daten der Landeskrankenhausstatistiken und der Regionaldatenbanken der Statistischen Landesämter Deutschlands.

2. Stand der Forschung

2.1 Bundesweite Betrachtungen

Der Krankenhaus Rating Report 2010, herausgegeben vom Rheinisch-Westfälischen Institut für Wirtschaftsforschung, dem Institute for Health Care Business und der ADMED GmbH, verzeichnet eine regional deutlich unterschiedliche Inanspruchnahme der Krankenhäuser in Deutschland (Abb. 1) bezüglich stationärer Leistungen (vgl. Augurzky et al. 2010, S21-23). Auch um Alter und Geschlecht bereinigt ergibt sich eine Abweichung vom Bundesdurchschnitt von -15,3% für Baden-Württemberg bis +15,7% für Sachsen-Anhalt bei den stationären Fällen je Einwohner für das Jahr 2007. Als fakultative Ursachen werden die regionale Bevölkerungsstruktur nach Alter und Geschlecht und die Morbidität der Bevölkerung in Betracht gezogen, jedoch nicht näher untersucht.

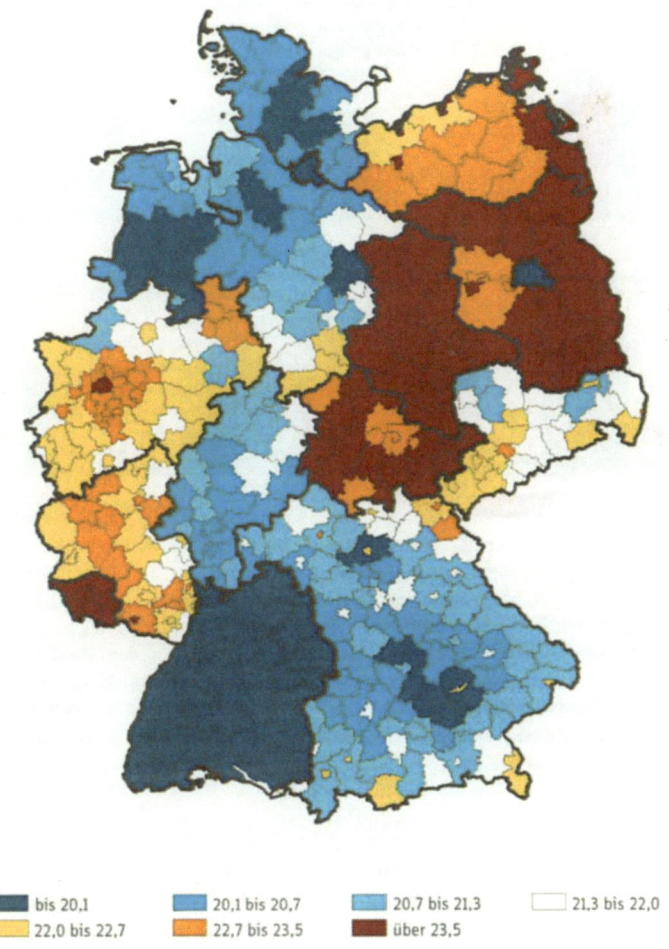

Abb.1: Stationäre Fälle nach Wohnort 2007 pro 100 Einwohner.
Quelle: ADMED/HCB/RWI Analyse FDZ(2010); vgl. Augurzky Boris et al. 2010, S. 23.

Die Dichte der Krankenhausbetten in Deutschland (Abb. 2), weist keine Korrelation zur Inanspruchnahme der stationären Krankenhausleistungen auf. Eine eventuelle These, dass ein Angebot eine Nachfrage generiert, lässt sich nicht ableiten.

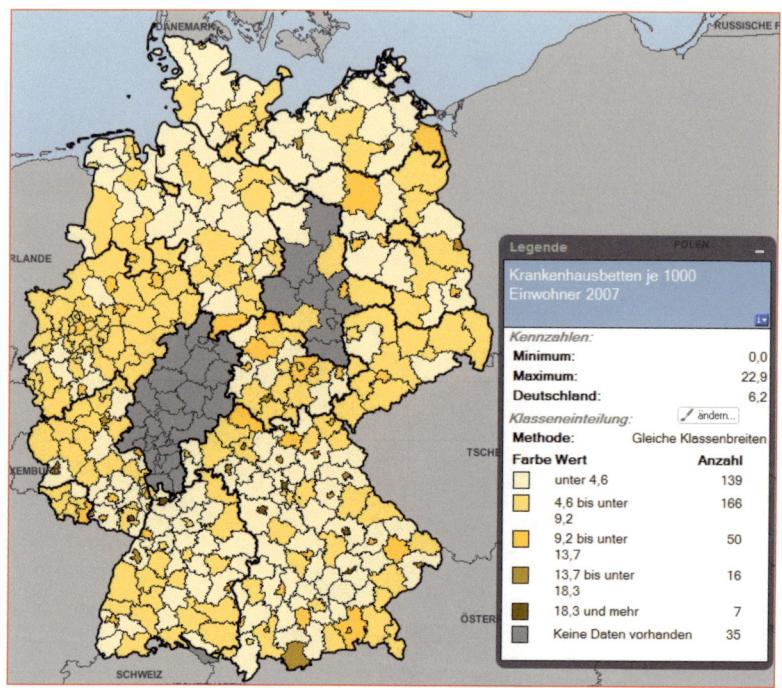

Abb. 2: Krankenhausbetten 2007 pro 1000 Einwohner nach Kreisen; vgl. Regionalatlas der Statistischen Ämter des Bundes und der Länder I.

Betrachtet man die gleichen Zahlen für das Jahr 2005 (vgl. Augurzky, Boris et al. 2009, S.24-30), so ist eine Zunahme der Spanne zwischen dem Bundesland mit der geringsten Inanspruchnahme und der stärksten Inanspruchnahme der stationären Krankenhausleistungen zu verzeichnen. Für das Jahr 2007 bleibt das Land Baden-Württemberg als das Bundesland mit der geringsten Inanspruchnahme um 15,3% unter dem Bundesdurchschnitt. Sachsen-Anhalt als das Land mit der höchsten Inanspruchnahme stationärer Krankenhausleistungen in 2007 liegt um 15,7 % über dem Bundesdurchschnitt bei den Fällen je Einwohner (Augurzky, Boris et al. 2010, S. 24).

Im Jahr 2005 liegen Baden-Württemberg mit 12,8% unter der durchschnittlichen Inanspruchnahme und das Saarland als „Spitzenreiter" mit 13,2% über der durchschnittlichen Inanspruchnahme stationärer Krankenhausleistungen in Deutschland (Abb. 3).

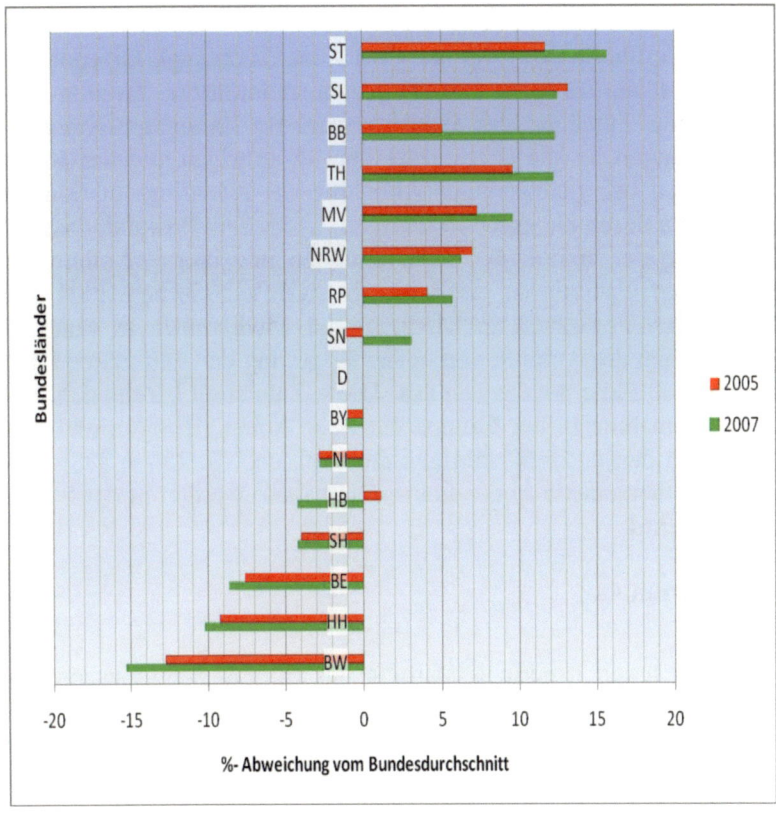

Abb. 3: Um Alter und Geschlecht bereinigter Überhang der stationären Fälle je Einwohner 2005 im Vergleich zu 2008.
Daten vgl. Augurtzky, Borsi et al. 2009 und 2010; eigene Darstellung.

In der Untersuchung zu Effizienzreserven im Gesundheitswesen kommen die Autoren zu dem Ergebnis, dass die Länder mit insgesamt vielen stationären Fällen auch für nahezu alle einzelnen Diagnosen überdurchschnittlich hohe Häufigkeiten aufweisen; Umgekehrtes gilt für die Länder mit relativ geringen stationären Fallzahlen. Diese weisen auch für nahezu alle Diagnosen weniger Fälle auf.

Augurzky et al. sehen hierdurch die These gestützt, dass den länderspezifischen Abweichungen der Zahl der stationären Fälle je Einwohner ein Unterschied im Inanspruchnahmeverhalten der Bevölkerung zu Grunde liegt (Augurzky, Boris et al. 2009, S.28).

In einer Studie des DKI aus dem Jahre 2006 (vgl. Offermanns, Matthias et al. 2006, S. 250 ff) prognostizieren die Autoren eine signifikante Zunahme der Inanspruchnahme stationärer Krankenhausleistungen für die Gruppe der über 80 jährigen und der 40 bis 60 jährigen bei gleichzeitiger Abnahme der Nachfrage stationärer Leistungen durch die unter 40 jährigen. Unter dem Postulat, dass die Steigerung der ambulanten Behandlungen und hier vor allem der ambulanten Operationen nach §115b SGB V zwischen 2004 und 2010 durch Fortschritt in Medizin und Medizintechnik konstant bleibt, gehen die Autoren von einer Steigerung der stationären Fälle um 116.000 Fälle bundesweit aus. Diese Zahl stellt bereits den Saldo aus Zunahme in der Gruppe der über Achtzigjährigen und Abnahme bei den unter 60 Jährigen dar (vgl. ebd. S. 254 + 275). Regionale Unterschiede in der Inanspruchnahme werden in der Studie nicht erwähnt.

2.2 Subgruppen

Die Gesundheitsberichterstattung des Bundes zeigt Zusammenhänge zwischen Migration und Gesundheit (vgl. Razum, Oliver et al. 2008, S.107). Hier stellen die Autoren fest, dass Menschen mit Migrationshintergrund Gesundheitsdienstleistungen in geringerem Umfang als der Durchschnitt in Anspruch nehmen. Als Gründe hierfür werden Unterschiede im Versicherungsstatus, Kommunikationsprobleme, ein anderes Krankheitsverständnis, ein anderes Nutzungsverhalten durch ein anderes Rollenverständnis (bzgl. Geschlecht, Generation oder Profession) und strukturelle Vorgaben (z.B. aufenthaltsrechtlicher Status) angeführt. Da jedoch eine geringere Inanspruchnahme von Gesundheitsleistungen allgemein für diese Bevölkerungsgruppe zu verzeichnen ist, kann auch davon ausgegangen werden, dass dies für die Inanspruchnahme von stationären Leistungen gilt.

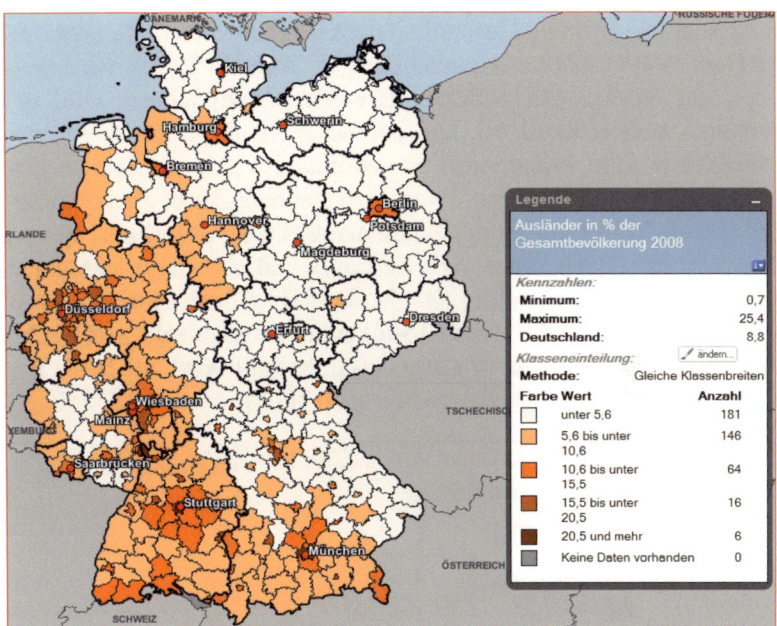

Abb. 4: Ausländeranteil an der Bevölkerung 2008 in % nach Kreisen; vgl. Regionalatlas der Statistischen Ämter des Bundes und der Länder II.

Betrachtet man den Ausländeranteil nach Kreisen (Abb. 4) im Vergleich zur Inanspruchnahme stationärer Gesundheitsleistungen (Abb.1), so wird deutlich, dass in den Häufungen keine Kongruenz besteht.

Einen Zusammenhang zwischen Inanspruchnahme von Gesundheitsleistungen und Erwerbstätigkeit, bzw. Arbeitslosigkeit, wird in der Gesundheitsberichterstattung des Bundes zu den Krankheitskosten postuliert, jedoch zur Kostenberechnung in Form von Verlust an Erwerbstätigenjahren durch Arbeitsunfähigkeit, Invalidität und Mortalität, ausgeklammert (vgl. Nöthen, Manuela 2009, S. 9).

Ein Zusammenhang zwischen Erwerbslosigkeit und Inanspruchnahme von Gesundheitsleistungen wird auf Basis der Daten der Gmünder Ersatzkasse (vgl. Robert Koch-Institut 2006, S. 87 und Grobe, Thomas D. et al. 2003, S 16ff) innerhalb der Gesundheitsberichterstattung des Bundes als wahrscheinlich eingestuft. Im Heft 13 zu Arbeitslosigkeit und Gesundheit der Gesundheitsberichterstattung des Bundes (vgl. Grobe, Thomas D. et al. 2003, S. 17-20) wird zwischen der Selektionshypothese, d. h. der Arbeitnehmer wird erwerbslos, weil er krank ist, und der Kausalitätshypothese, d.h. der Erwerbslose wird krank, weil er gekündigt wurde, in diesem Zusammenhang unterschieden. Es gibt Argumente für beide Hypothesen, jedoch ist auf Grund der Studienlage (i.d.R. Untersuchung von Massenentlassungen eines Arbeitgebers) und der eingeschränkten Datenlage (Versicherte einer Krankenkasse) keine definitive Aussage möglich. Ein von der Arbeitslosigkeit abhängiges relatives Risiko für einen längerfristigen Krankenhausaufenthalt wird auf Basis der Daten der Gmünder Ersatzkasse belegt (Abb. 5).

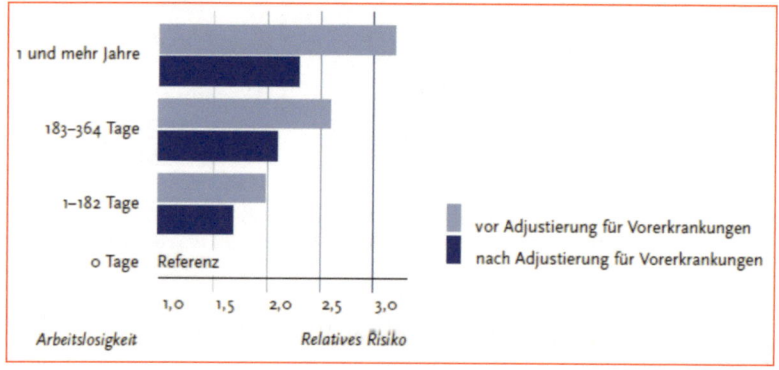

Abb. 5: Relatives Risiko für längerfristige Krankenhausaufenthalte (> 3 Wochen) in Abhängigkeit von Arbeitslosigkeit.

Datenquelle: Gmünder Ersatzkasse; vgl. Grobe, Thomas D. et al. 2003; S. 19

Auch nach Adjustierung der Werte für bestehende Vorerkrankungen ergibt sich eine Steigerung mit dem Andauern der Erwerbslosigkeit. Regionale Unterschiede in der Inanspruchnahme der stationären Gesundheitsleistungen werden nicht mit Erwerbslosigkeit in Beziehung gesetzt.

Die Studie „Daten und Fakten: Ergebnisse der Studie »Gesundheit in Deutschland aktuell 2009« (vgl. RKI 2010, S.9-10) verzeichnet regionale Unterschiede im Gesundheitszustand, bewertet diese aber als gering. Auf Grund der Untersuchung verschiedener Gesundheitsindikatoren werden hier regionale Muster erkannt (Abb. 6), welche näherungsweise mit der bei Augurzky et al. im Krankenhausratingreport 2010 und in der Studie zu den Effizienzreserven im Gesundheitswesen von 2009 detektierten erhöhten regionalen Inanspruchnahme stationärer Krankenhausleistungen decken.

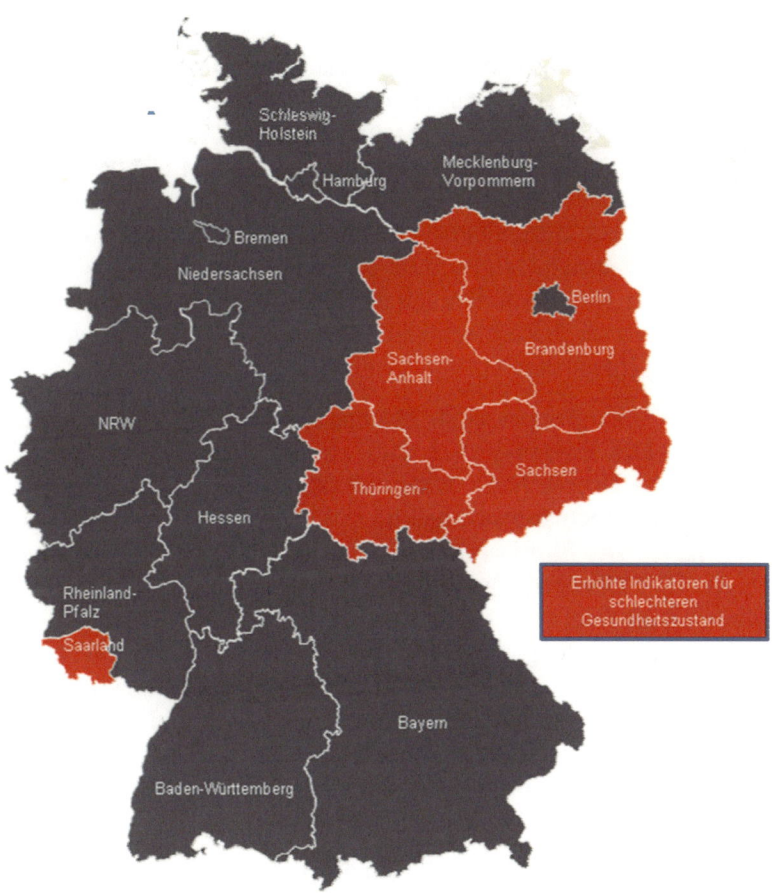

Abb. 6: Länderdarstellung der in „Daten und Fakten: Ergebnisse der Studie »Gesundheit in Deutschland aktuell 2009«" vom RKI beschriebenen regionalen Gesundheitsunterschiede.

Quelle: Eigene Darstellung

In den Bundesländern mit einer Erhöhung der Indikatoren für einen schlechteren Gesundheitszustand der Bevölkerung als im Bundesdurchschnitt, wird die Verteilung der Indikatoren von Land zu Land unterschiedlich beschrieben. Insgesamt wird festgehalten, dass regionale Unterschiede in der Gesundheit bei Männern geringer als bei Frauen sind. Eine Differenzierung bis auf die Eben der Kreise und kreisfreien Städte erfolgt nicht.

Regionale Untersuchungen zum Inanspruchnahmeverhalten der Bevölkerung bezüglich stationärer Gesundheitsleistungen lassen sich nicht auf das Bundesgebiet übertragen. Für das Land Berlin wird eine höhere Inanspruchnahme durch längere Liegedauern von Frauen als Männern festgestellt (vgl. Senatsverwaltung Berlin 2006) und individuelles Gesundheitsverhalten als Ursache für den Großteil der Krankenhausbehandlungen beschrieben. Dies zielt vor allem auf Alkohol- und Nikotinmissbrauch ab. Bei der Bewertung dieser Daten ist jedoch zu berücksichtigen, dass Berlin ein Stadtstaat und gleichzeitig Hauptstadt ist.

Für die Untergruppe der an Morbus Crohn erkrankten Menschen (vgl. Burgdorf, Frederike et al. 2007, S. 3-7) werden psychosoziale Faktoren wie Depressivität, Alter und Geschlecht als beeinflussende Faktoren für die Inanspruchnahme stationärer Krankenhausleistungen genannt. Der Einfluss wird als gering, aber noch messbar eingeschätzt. Eine Übertragung dieser Prädiktoren auf die allgemeine Bevölkerung ist nicht zulässig, jedoch weisen die Prädiktoren bei dieser Subgruppe in die gleiche Richtung wie bei der Berliner Bevölkerung oder auch der Gesundheitsberichterstattung des Bundes. Lediglich die Subgruppe der Heimbewohner (vgl. Ramroth, Heribert et al. 2006) weist andere Prädiktoren wie Stürze und Exikose auf. Dies ist jedoch auf die Altersstruktur und die damit verbundenen Komorbiditäten zurückzuführen.

Zusammenfassend lässt sich festhalten, dass der derzeitige Stand der Forschung eine regional unterschiedliche Inanspruchnahme von stationären Krankenhausleistungen beschreibt, Ursachen hierfür jedoch nicht für ganz Deutschland, sondern nur für Subgruppen benennt. Eine detaillierte Untersuchung von Einflussfaktoren auf das Inanspruchnahmeverhalten liegt nur mit Daten einer Krankenkasse vor (vgl. Grobe, Thomas D. et al. 2003, S. 17-20). Für diese Subgruppe wird ein Zusammenhang zwischen Arbeitslosigkeit und längerfristigen Krankenhausaufenthalten nachgewiesen.

3. Fragestellung

Nach derzeitigem Sach- und Kenntnisstand der Forschung ist die regional um bis zu ca. 15% abweichende Inanspruchnahme stationärer Krankenhausleistungen weder medizinisch, demografisch oder durch Unterschiede im Versorgungssystem bedingt. Inhalt dieser Studie soll eine Untersuchung über den möglichen Zusammenhang zwischen Anteil der Erwerbstätigen, Arbeitslosenquote, Einkommen pro Einwohner, Bruttoinlandprodukt pro Einwohner so wie Altersstruktur der Einwohner und Anzahl der stationären Fälle nach Kreisen, bzw. kreisfreien Städten in Deutschland sein.

4. These / vermutetes Ergebnis

Je niedriger der Anteil der abhängig Erwerbstätigen oder Selbständigen an der Bevölkerung ist, desto höher liegt die Inanspruchnahme stationärer Krankenhausleistungen in der Region. Für die Arbeitslosenquote wird ein direkt proportionaler Zusammenhang mit der Inanspruchnahme angenommen. Es wird ein reziprok proportionaler Zusammenhang zwischen verfügbarem Einkommen und Bruttoinlandprodukt pro Kropf in den Kreisen mit der Inanspruchnahme stationärer Krankenhausleistungen vermutet. Für den Anteil der Bewohner im Rentenalter wird eine positive Korrelation, für den Anteil im Erwerbsalter ein negativer und für den Anteil der Bevölkerung unter 18 Jahren ein indifferenter Einfluss auf die Zahl der Krankenhausfälle pro 100 Einwohner erwartet.

Da diese Prädiktoren sich zum Teil gegenseitig beeinflussen, wird zusätzlich die These aufgestellt, dass die Summe der Einflüsse ebenfalls mit der Inanspruchnahme der stationären Krankenhausleistungen korreliert.

5. Untersuchungsmethoden

5.1 Datenbeschaffung

Die in den Kurzbelegen dieses Abschnittes genannten Quellen sind im Verzeichnis Datenquellen detailliert aufgeführt.

Die Daten über Gesamtzahl und Altersstruktur der Bevölkerung wurden der Regionaldatenbank der statistischen Ämter des Bundes und der Länder mittels Online-Abfrage entnommen (vgl. RDB I). Die Rohdaten sind dieser Untersuchung im Anhang beigefügt. Die Altersverteilung wurde in folgenden Klassen zusammengefasst: 0 bis 17 Jahre für Kinder und Jugendliche, 18 bis 64 Jahre für die Klasse der Erwerbsbevölkerung und 65 Jahre und älter für die Klasse der Rentner, bzw. nicht mehr Erwerbspersonen.

Die Daten der Erwerbstätigenquote wurden berechnet aus der Bevölkerung und der Anzahl der Erwerbstätigen als Summe aus am Wohnort Arbeitenden und Auspendlern. Die Angaben hierzu stammen aus der Erwerbstätigenrechnung der Länder (vgl. Hessisches Statistisches Landesamt II 2010) und beziehen Selbstständige und nicht Selbstständige mit ein.

Die Arbeitslosenquote wurde mittels einer Abfrage der Regionaldatenbank der statistischen Ämter des Bundes und der Länder ermittelt (vgl. RDB II). Die Arbeitslosenquote bezieht sich auf alle zivilen Erwerbspersonen.

Aus der Entstehungsrechnung der volkswirtschaftlichen Gesamtrechnung der Länder entstammen die Daten über das in den Kreisen, bzw. kreisfreien Städten erwirtschaftete Bruttoinlandsprodukt zu Marktpreisen in Mrd. € (vgl. RDB III). Dieses wurde umgerechnet auf die Anzahl der Einwohner und auf Tsd. € herunter gerechnet, um einen Eindruck von der Wirtschaftsleistung der Kreise und kreisfreien Städte in Relation zu ihrer Einwohnerzahl zu erhalten.

Die Anzahl der Krankenhausfälle in 2008 nach Wohnorten der Patienten wurde für jedes Land separat recherchiert. Im Anschluss wurden die Fälle in Bezug zu den Einwohnern des jeweiligen Kreises oder der kreisfreien Stadt gesetzt. Für jedes Land sind die Daten im einzelnen folgenden Abfragen oder Reporten entnommen (vgl. auch Verzeichnis der Datenquellen):

Baden-Württemberg:	Krankenhausstatistik (vgl. statistisches Landesamt Baden-Württemberg 2009)
Bayern:	Abfrage Genesis-Online Datenbank (vgl. Bayrisches Landesamt für Statistik 2010)
Berlin:	statistischer Bericht (vgl. Amt für Statistik Berlin I 2009)
Brandenburg:	statistischer Bericht (vgl. Amt für Statistik Berlin II 2009)
Bremen:	statistischer Bericht (vgl. statistisches Landesamt Bremen 2010)
Hamburg:	statistischer Bericht (vgl. statistisches Amt für Hamburg und Schleswig-Holstein 2010)
Hessen:	statistischer Bericht (vgl. hessisches statistisches Landesamt I 2010)
Mecklenburg-Vorpommern:	Vom statistischen Amt Mecklenburg-Vorpommern, Fachbereich 420b/ Bevölkerung, Kontaktperson Frau Alice Manigel (Tel. 0385-48014788) auf Anfrage zusammengestellte Datei.
Niedersachsen:	Diagnosedaten der Krankenhäuser (vgl. Landesbetrieb für Statistik und Kommunikationstechnologie Niedersachsen 2008)
Nordrhein-Westfalen:	statistischer Bericht (vgl. Information und Technik Nordrhein-Westfalen, Geschäftsbereich Statistik 2009)
Rheinland-Pfalz:	statistischer Bericht (vgl. statistisches Landesamt Rheinland-Pfalz 2009)

Saarland:	Diagnosedaten der Krankenhäuser (vgl. statistisches Am Saarland 2009)
Sachsen:	statistischer Bericht (vgl. statistisches Landesamt Freistaat Sachsen 2010)
Sachsen Anhalt:	statistischer Bericht (vgl. statistisches Landesamt Sachsen-Anhalt 2010)
Schleswig-Holstein:	statistischer Bericht (vgl. statistisches Amt für Hamburg und Schleswig-Holstein 2010)
Thüringen:	statistischer Bericht (vgl. Thüringer Landesamt für Statistik 2009)

5.2 Datenaufbereitung

Die Daten zu Krankenhausfällen/100 Einwohner 2008, Erwerbstätigenquote (Wohnort) 2008, Arbeitslosenquote bezogen auf zivile Erwerbspersonen 2008, Bruttoinlandsprodukt (BIP) pro Kopf in Marktpreisen, Anteil Einwohner 0-17 Jahren, Anteil Einwohner 18-64 Jahren und Anteil Einwohner 65 und älter wurden für jedes Bundesland separat aus den o.g. Rohdaten in jeweils einem Arbeitsblatt errechnet.

Kreisfreie Städte Landkreise	Krankenh ausfälle/10 0 Einwohner 2008	Erwerbstätige nquote 2008 (Wohnort) %	Arbeitslosenqu ote bez. auf alle zivile Erwerbsp.2008	verfüg. Einkommen der priv. Haushalte je Einwohner 2008 in €	BIP pro Kopf zu Marktpreisen in tsd. EUR	Anteil Einwohner 0-17 Jahre in %	Anteil Einwohner 18-64 Jahre in %	Anteil Einwohner 65+ Jahre in %
Flensburg	19,7	36,1	11,5	15258	35,52	15,65	64,96	19,40
Kiel	19,4	39,2	11,4	15919	37,98	14,62	67,00	18,37
Lübeck	22,2	37,9	12,2	17435	29,73	15,79	6,15	22,89
Neumünster	20,8	42,3	11,0	16518	31,28	18,05	60,20	21,75
Dithmarschen	21,1	49,8	9,7	17675	22,40	18,56	58,66	22,77
Herzogtum Lauenl	21,9	59,6	6,5	19423	19,75	18,77	60,01	21,22
Nordfriesland	20,5	50,1	7,9	17693	27,84	18,58	59,60	21,82
Ostholstein	21,2	50,2	8,0	18343	20,19	16,09	59,08	24,83
Pinneberg	18,5	61,6	6,0	20200	28,50	17,83	61,23	20,93
Plön	19,4	53,2	7,0	17918	16,21	17,45	60,39	22,16
Rendsburg-Eckern	19,3	56,2	5,6	18655	22,44	19,05	60,16	20,79
Schleswig-Flensbu	20,1	51,4	8,5	17773	19,15	19,28	59,55	21,17
Segeberg	20,7	64,2	5,1	19067	25,30	18,54	61,87	19,59
Steinburg	20,4	56,3	5,8	17777	26,66	18,61	60,55	20,83
Stormarn	21,0	62,8	4,1	22244	29,96	18,27	60,20	21,53

Tab. 1: Datenbearbeitung für Bundesland Schleswig-Holstein. Eigene Tabelle

In Tabelle 1 ist diese Struktur exemplarisch für Schleswig-Holstein dargestellt. Die so für jedes Bundesland formatierten Daten wurden anschließen für ganz Deutschland aggregiert. Desweiteren wurden diese Gesamtdaten entlang des Medianwertes der Krankenhausfälle pro 100 Einwohner klassifiziert. Von den insgesamt 414 Kreisen und kreisfreien Städten liegen Daten vor, inklusive der Krankenhausfälle je 100 Einwohner jedoch nur für 392 Kreise und kreisfreie Städte. Aus 18 Kreisen und kreisfreien Städten Niedersachsens und 4 Kreisen bzw. Städten Nordrhein-Westfalens liegen den jeweiligen statistischen Landesämtern keine Angaben zu den stationären Fällen nach Wohnort der Patienten für das Jahr 2008 vor.

Um eine Vergleichbarkeit zu den Daten von Augurzky et al. in den eingangs genannten Veröffentlichungen herzustellen (vgl. Augurzky et al 2009 und 2010), wurden die Gesamtdaten für Deutschland in Klassen der Inanspruchnahme stationärer Krankenhausleistungen eingeteilt. Die Datengruppen wurden klassifiziert in kleiner als 17 Fälle je 100 Einwohner, 17 bis 18 Fälle je 100 Einwohner, 18 bis 19 Fälle je 100 Einwohner, 19 bis 20 Fälle je 100 Einwohner, 20 bis 22 Fälle je 100 Einwohner, 22 bis 24 Fälle je 100 Einwohner und über 24 Fälle je 100 Einwohner. Um Verzerrungen der Ergebnisse in den Klassen durch Extremwerte zu relativieren wurden jeweils die Medianwerte der einzelnen Parameterwerte und der Ergebniswerte der Krankenhausfälle je 100 Einwohner der einzelnen Klassen in einer gesonderten Analyse betrachtet.

5.3 Datenanalyse

Die Daten wurden in allen Zusammenstellungen, also je Bundesland, für ganz Deutschland, für die entlang des Median der Krankenhausinanspruchnahme klassifizierten Daten für ganz Deutschland und in den Klassen der Inanspruchnahme in Anlehnung den Krankenhaus Rating Report 2010 (vgl. Augurzky et al. 2010 S. 23) und die Studie zu den Effizienzreserven im Gesundheitswesen (vgl. Augurzky et al. 2009 S. 24) analysiert. Es wurde eine mögliche Korrelation der einzelnen Parameter (Erwerbstätigenquote, Arbeitslosenquote, verfügbares Einkommen je Einwohner, BIP pro Kopf und der Anteile der Altersklassen 0 bis 17 Jahre, 18 bis 64 Jahre und 65 Jahre und älter) mit der Anzahl der Krankenhausfälle je 100 Einwohner überprüft. Hierfür wurde im Programm SPSS15® der Firma Softonic eine bivariate Korrelationsanalyse nach Pearson durchgeführt. Der Test auf Signifikanz erfolgte, da es sich um jeweils um eine gerichtete Hypothese handelt, als einseitiger Signifikanztest. Als Signifikanzgrenze wurde p≤ 0,05 festgelegt.

Um den Einfluss der Kombination mehrerer Variablen auf die abhängige Größe der Krankenhausfälle pro 100 Einwohner zu erfassen, wurde mit dem gleichen Programm eine lineare Regressionsanalyse durchgeführt. (vgl. Fromm, Sabine et al. 2008, S. 335 ff). Dies beinhaltet eine Varianzanalyse der unterschiedlichen Modelle und die Darstellung des Einflusses der einzelnen Variablen innerhalb eines Modells auf die abhängige Variable. Die Bedingung der annähernden Normalverteilung der Daten ist gegeben. Als Modelle sind alle unabhängigen Variablen verwendet worden, beginnend mit der Erwerbstätigenquote jeweils immer um die nächste Variable in oben aufgeführter Reihenfolge erweitert worden. Somit sind je Datensatz sieben Modelle getestet worden. Auch hier wurde für die Varianzanalyse und für die Regressionskoeffizienten eine Signifikanzgrenze von $p \leq 0,05$ gewählt. Die Ziffer des standardisierten Regressionskoeffizienten β gibt die Stärke des Einflusses an und sein Vorzeichen, ob es sich um eine direkte oder reziproke Proportionalität handelt.

6. Auswertung und Ergebnisse

Im Appendix dieser Untersuchung werden alle Analyseausgaben aus SPSS 15® angehängt.

6.1 Bundesländer

6.1.1 Stadtstaaten

Die Art der Auswertung und der von den statistischen Ämtern zur Verfügung gestellten Daten erlauben für die Stadtstaaten keine Auswertung nach den Bezirken, da die Daten nur jeweils für Berlin und Hamburg als Ganzes und für Bremen unterteilt in Bremerhaven und Bremen vorliegen (vgl. Anhang). Daher wurden diese zusätzlich für die Auswertung zu Stadtstaaten zusammengefasst.

In der Korrelationsanalyse nach Pearson zeigt sich eine direkte Korrelation der Krankenhausfälle je 100 Einwohner mit dem Anteil der Einwohner unter 18 Jahren in einem Koeffizienten von +0,941 mit einem Signifikanzniveau von $p = 0{,}030$. Eine negative Korrelation zeigt sich mit dem Anteil der Einwohner zwischen 18 und 64 Jahren. Hier beträgt der Korrelationskoeffizient -0,963 auf einem Signifikanzniveau von $p = 0{,}018$. Alle anderen Variablen, Erwerbstätigenquote, Arbeitslosenquote, das Einkommen pro Kopf, das BIP und der Anteil der Einwohner von 65 Jahre und älter erreichen trotz zum Teil hoher Koeffizienten keine statistische Signifikanz.

Bei der Regressionsanalyse kann für kein Modell eine statistische Relevanz aufgezeigt werden. Daher erübrigte sich hier die Berechnung der Regressionskoeffizienten.

Die Stadtstaaten einzeln und auch als Gruppe stellen eine so kleine Teilgesamtheit dar, dass eine verwertbare Analyse nicht möglich ist. Die im Korrelationstest gefundenen, signifikanten Beziehungen (positive Korrelation -0,941, $p = 0{,}030$) mit dem Anteil der unter 18 Jährigen und dem Anteil der 18 bis 64 Jährigen (negative Korrelation -0,963, $p = 0{,}0018$) ließen sich zwar mit einer hohen Rate an stationären Geburten und einer niedrigen Inanspruchnahme der stationären Krankenhausleistungen im Erwerbsalter erklären, aber die nicht relevante Korrelation des Anteils der Einwohner im

Rentenalter spricht solch einem demografischen Modell entgegen. Auch die Nichtverwertbarkeit der Regressionsanalyse liegt in den nur vier Datensätzen begründet.

6.1.2 Bayern

Bei den Kreisen und kreisfreien Städten Bayerns zeigt die Korrelationsanalyse eine signifikante Beeinflussung der Krankenhausfälle je 100 Einwohner durch die Erwerbstätigenquote (Abb. 8), erwartungsgemäß mit einem negativen Koeffizienten (-0,294) bei einer Signifikanz p = 0,002. Eine direkte Korrelation ist für die Arbeitslosenquote (Abb. 7) mit einem Koeffizienten von 0,493 bei einem p < 0,001 nachweisbar. Das verfügbare Einkommen (Abb. 9) pro Kopf korreliert mit den Krankenhausfällen pro 100 Einwohner in Höhe von -0,286 auf einem Signifikanzniveau von p = 0,002.

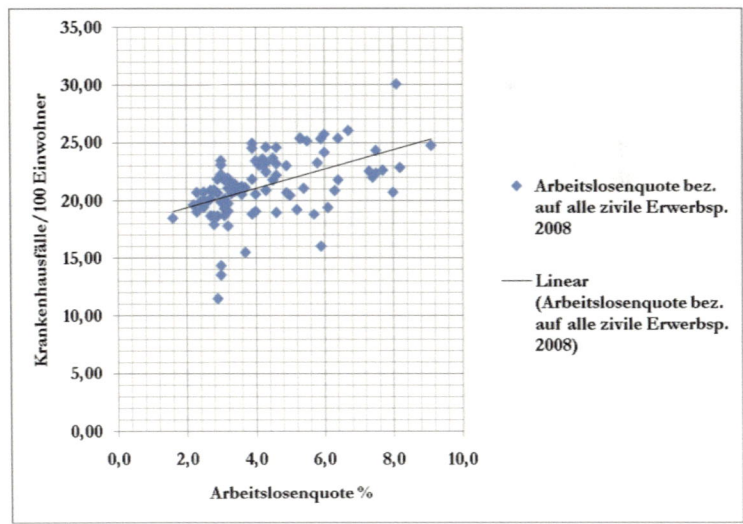

Abb.: 7:   Lineare Korrelation zwischen Krankenhausfällen pro 100 Einwohner und Arbeitslosenquote. Datenquelle: Bayrisches Landesamt für Statistik 2010. Eigene Darstellung.

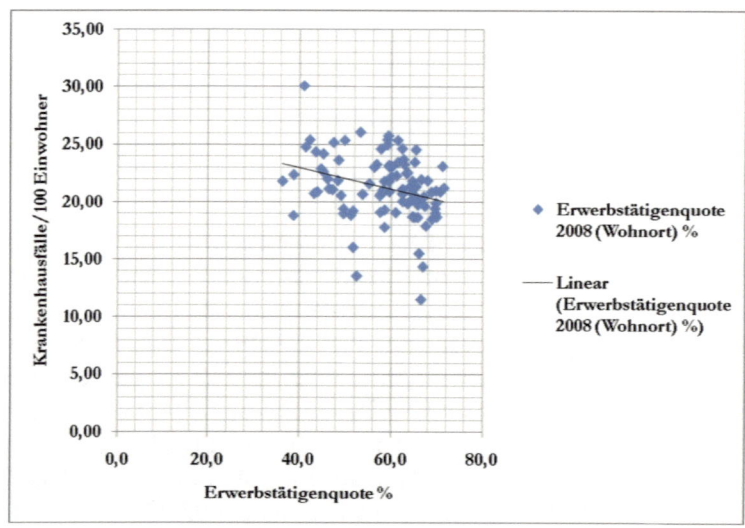

Abb. 8: Lineare Korrelation zwischen Krankenhausfällen pro 100 Einwohner und Erwerbstätigenquote. Datenquelle: Bayrisches Landesamt für Statistik 2010. Eigene Darstellung.

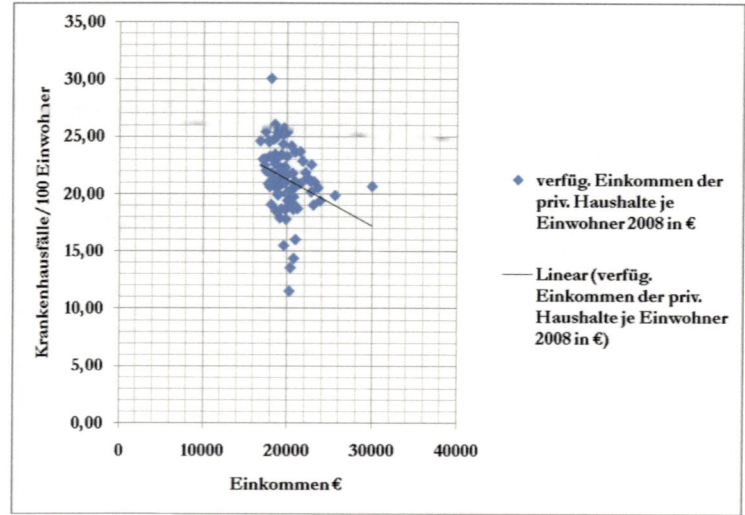

Abb. 9: Lineare Korrelation zwischen Krankenhausfällen pro 100 Einwohner und verfügbarem Haushaltseinkommen pro Kopf. Datenquelle: Bayrisches Landesamt für Statistik 2010. Eigene Darstellung.

Der Anteil der unter 18 jährigen Bevölkerung korreliert hier reziprok mit den Krankenhausfällen je 100 Einwohner. Der Koeffizient zeigt dies mit -0,280 auf einem Signifikanzniveau von p = 0,003. Für den Anteil der Bevölkerung im Alter zwischen 18 und 64 Jahren weist die Analyse eine negative Korrelation mit einem Koeffizienten von -0,280 bei einem p-Wert von 0,008 auf. Der Anteil der Menschen im Rentenalter korreliert direkt mit einem Koeffizienten von 0,447 bei einem p < 0,001.

Die Regressionsanalyse zeigt für alle sieben Modelle in Bayern eine statistische Signifikanz auf hohem Niveau: Das univariate Modell weist ein p von 0,004 auf; alle anderen Modelle zeigen ein p < 0,001. In allen sechs anderen Modellen hat die Arbeitslosenquote den größten Einfluss innerhalb der Faktoren mit einem β zwischen 0,669 und 0,558, immer auf einem Signifikanzniveau von p = 0,001 oder kleiner. Bei dem Modell mit den Variablen Erwerbstätigenquote und Arbeitslosenquote erreicht im Vergleich die Erwerbstätigenquote mit einem p von 0,180 gegenüber der Arbeitslosenquote keine Signifikanz mehr. Nimmt man beim nächsten Modell das verfügbare Haushaltseinkommen pro Kopf hinzu, so reiht sich dies in der Einflusshierarchie hinter der Arbeitslosenquote noch vor der Erwerbstätigenquote mit einem Regressionskoeffizienten von -0,193 bei einem Signifikanzniveau von p = 0,036 ein. Alle weiteren Erweiterungen des Modells um die anderen Faktoren führen dazu, dass nur noch die Arbeitslosenquote einen statistisch signifikanten Einfluss auf die Krankenhausfälle pro 100 Einwohner hat.

Die Ergebnisse für den Freistaat Bayern entsprechen in der Korrelationsanalyse der Ausgangshypothese, lediglich für das Haushaltseinkommen und das BIP pro Kopf konnte keine Korrelation mit der Zielgröße nachgewiesen werden. Auch die Korrelationen der Anteile der Altersgruppen entsprechen einem demografischen Erklärungsmodell. Die Signifikanz aller sieben Modelle der Regressionsanalyse spricht dafür, dass die einzelnen Faktoren durchaus auch in Kombination auf die Zielgröße einwirken. In der Analyse der Regressionskoeffizienten zeigt sich dann, dass die Arbeitslosenquote den weitaus stärksten Einfluss aller Variablen innerhalb der Modelle hat. Je mehr Variablen berücksichtigt werden, desto geringer wird der Einfluss der einzelnen Variabel.

6.1.3. Brandenburg

Bis zum 13.11.2010 hat das Amt für Statistik Berlin-Brandenburg die Zahl der Krankenhausfälle pro 100 Einwohner nach Kreisen und kreisfreien Städten nur bis zum Jahre 2007 veröffentlicht (vgl. Amt für Statistik Berlin-Brandenburg 2009) Die Daten für das Jahr 2008 konnten leider nicht zur Verfügung gestellt werden. Trotzdem wurden die Daten des Jahres 2007 für Brandenburg der gleichen Analyse wie alle anderen Landesdaten unterzogen. Für Brandenburg wurden allerdings dann nicht nur die Krankenhausfälle pro 100 Einwohner aus 2007, sondern die Daten aller Variablen aus 2007 verwendet (vgl. Anhang).

In der Korrelationsanalyse für Brandenburg zeigt sich ein Einfluss folgender Variablen auf die Krankenhausfälle pro 100 Einwohner: Der Korrelationskoeffizient der Erwerbstätigenquote (Abb. 11) weist mit -0,624 und einer Signifikanz von $p = 0,003$ eine starke negative Korrelation auf. Gleiches gilt für das Haushaltseinkommen pro Kopf (Abb. 12) mit -0,682 bei $p = 0,001$ und für den Anteil der unter 18 jährigen mit -0,671 und $p = 0,001$. Einen starken direkten Einfluss üben die Arbeitslosenquote (Abb. 10) mit einem Koeffizienten von 0,614 bei $p = 0,003$ und der Anteil der über 64 jährigen Menschen mit einem Koeffizienten von 0,755 bei $p < 0,001$ aus.

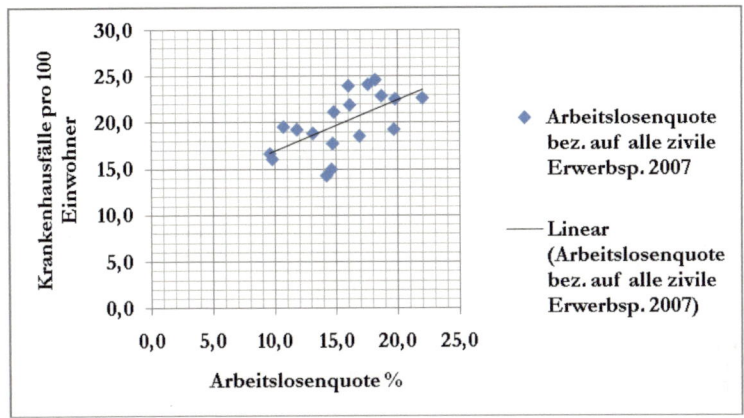

Abb. 10: Lineare Korrelation zwischen Krankenhausfällen pro 100 Einwohner und Arbeitslosenquote. Datenquelle: Amt für Statistik Berlin Brandenburg II 2009. Eigene Darstellung.

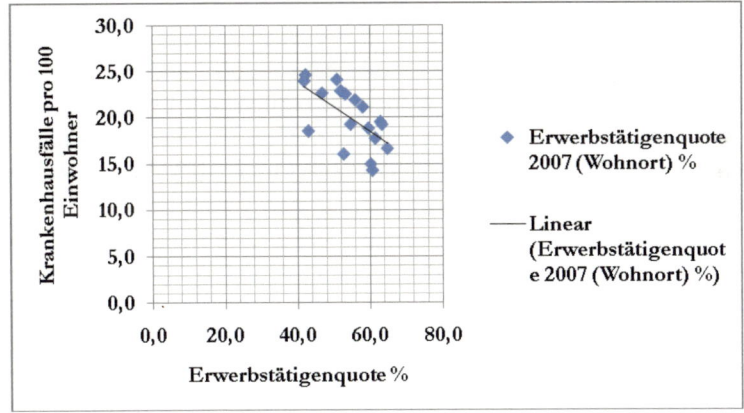

Abb. 11: Lineare Korrelation zwischen Krankenhausfällen pro 100 Einwohner und Erwerbstätigenquote. Datenquelle: Amt für Statistik Berlin Brandenburg II 2009. Eigene Darstellung.

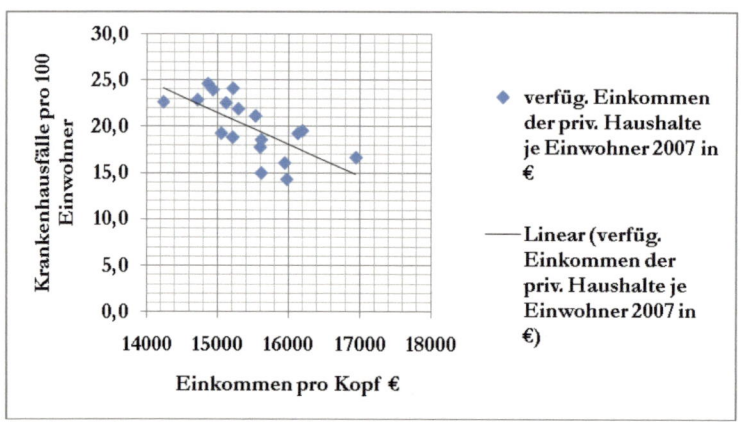

Abb. 12: Lineare Korrelation zwischen Krankenhausfällen pro 100 Einwohner und verfügbarem Haushaltseinkommen pro Kopf. Datenquelle: Amt für Statistik Berlin Brandenburg II 2009. Eigene Darstellung.

Auch für Brandenburg zeigt die Varianzanalyse innerhalb der Regressionsanalyse für alle Modelle eine Signifikanz mit p-Werten zwischen 0,004 für das alle sieben Variablen beinhaltende Modell bis zu 0,040 beim Modell mit vier Variablen (Erwerbstätigenquote, Arbeitslosenquote, Pro-Kopf-Einkommen und BIP). In der Regressionsanalyse zeigen die Koeffizienten der Variablen für die verschiedenen Modelle eine Signifikanz beim Modell mit einer Variabel (Erwerbstätigenquote) und dann erst wieder für die Modelle mit sechs und sieben Variablen. Beim sechs Variablen Modell ist der Einfluss des Haushaltseinkommens pro Kopf mit einem Koeffizienten β von -0,740 bei einer Signifikanz von p = 0,045 am größten. Weiterhin signifikanten Einfluss hat der Anteil der Einwohner zwischen 18 und 64 Jahren (β = -0,542, p = 0,010). Im Modell mit allen sieben Variablen werden der Einfluss Arbeitslosenquote (β = -1,196, p = 0,012), der Anteil der unter 18 Jährigen (β = -2,061, p = 0,019) und der Anteil der 18 bis 64 Jährigen (β = -2,293, p = 0,018) als signifikant ausgewiesen.

Die Ergebnisse der Korrelationsanalyse für Brandenburg entsprechen für die Erwerbstätigenquote, das Haushaltseinkommen, den Anteil der jeweiligen Altersgruppen und die Arbeitslosenquote den Erwartungen auf hohem Signifikanzniveau und bei starker Korrelation. Die Tatsache, dass alle sieben Modelle der Regressionsanalyse signifikant sind, zeigt, dass die Variablen auch in Kombination ihrer Wirkung auf die Zielgröße einwirken. Das univariate Modell mit der Erwerbstätigenquote als Prädiktor entspricht der Ausgangshypothese. Die nicht signifikanten Einflüsse der Variablen in den Regressionsmodellen mit mehreren Prädiktoren sprechen dafür, dass der ja mathematisch zum Teil gegenläufige Einfluss der einzelnen Variablen aufhebt. Trotzdem muss die Bedeutung der einzelnen Prädiktoren im Modell der sieben Variablen mit Vorsicht interpretiert werden, da diese, erkennbar an einem Regressionskoeffizienten von >1, bzw. <-1, Multikollinearität aufweisen.

6.1.4. Baden-Württemberg

Für das Land Baden-Württemberg weist die Korrelationsanalyse als signifikante Einflussfaktoren auf die Zielgröße der Krankenhausfälle pro 100 Einwohner die Variablen verfügbares Einkommen (Abb. 13), Koeffizient 0,282 bei p = 0,032, den Anteil der Einwohner von 18 bis 64 Jahren, Koeffizient 0,393 bei p = 0,004, und den Anteil der über 64 Jährigen (Abb. 14) mit einem Koeffizienten von 0,592 bei p ≤ 0,001 aus.

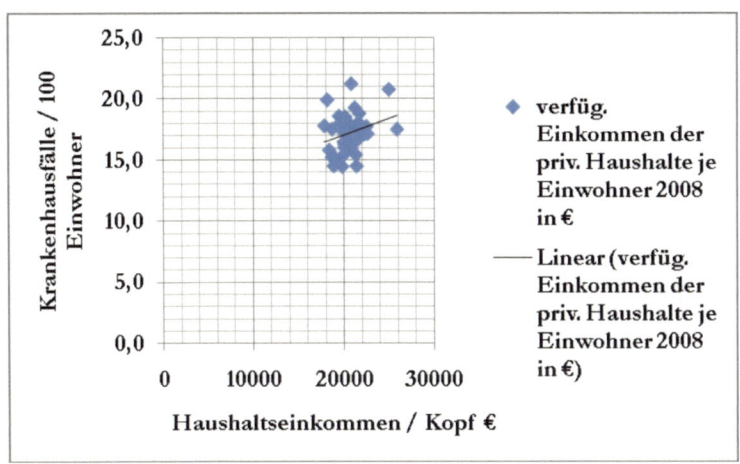

Abb. 13: Lineare Korrelation zwischen Krankenhausfällen pro 100 Einwohner und verfügbarem Haushaltseinkommen pro Kopf. Datenquelle: Statistisches Landesamt Baden-Württemberg 2009. Eigene Darstellung.

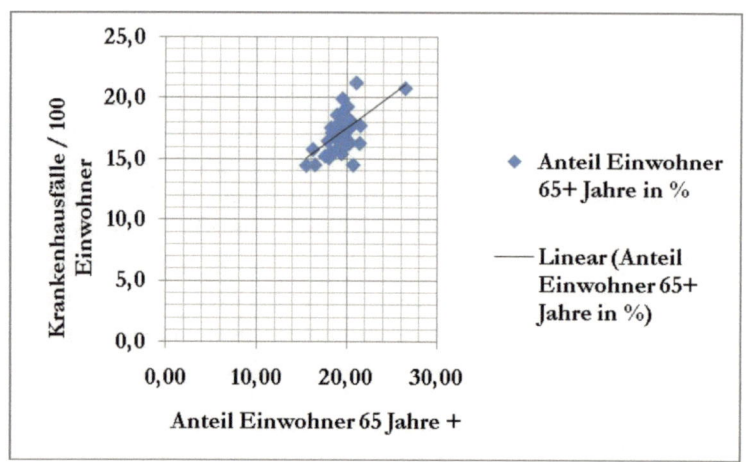

Abb. 14: Lineare Korrelation zwischen Krankenhausfällen pro 100 Einwohner und Anteil der Einwohner über 64 Jahren. Datenquelle: Amt für Statistik Berlin Brandenburg 2009. Eigene Darstellung.

Wie die Varianzanalyse der Regressionsmodelle zeigt, erreicht lediglich das Modell mit allen sieben Einflussvariablen signifikante Bedeutung. Der p-Wert liegt bei < 0,001. Innerhalb des Modells hat der Anteil der über 64 Jährigen den größten Einfluss (β = 0,727 bei p < 0,001). Der Anteil der unter 18 Jährigen übt den zweitgrößten Einfluss aus (β = 0,561 bei p = 0,002). Daneben hat nur noch die Erwerbstätigenquote einen signifikanten Einfluss auf das Modell (β = -0,434 bei p = 0,035).

Die Korrelationsanalyse zeigt, dass die einzelnen Variablen für sich in Baden-Württemberg einen eher geringeren Einfluss auf die Zahl der Krankenhausfälle pro 100 Einwohner haben. In der Regressionsanalyse zeigt sich, dass das Zusammenspiel aller Variablen sehr wohl einen Einfluss auf die Zielgröße hat. Jedoch überwiegt der Einfluss des Anteils der über 64 Jährigen bei weitem.

6.1.5. Hessen

Für das Bundesland Hessen weist die Korrelationsanalyse eine positive Korrelationen für die Arbeitslosenquote (0,781, p < 0,001), das BIP (0,570, p = 0,001) und den Anteil der Einwohner zwischen

18 und 64 Jahren (0,443, p = 0,012) auf. Umgekehrte Korrelationen lassen sich für die Erwerbstätigenquote (-0,855, p <0,001), das verfügbare Haushaltseinkommen pro Kopf (-0,508, p = 0,004) und den Anteil der Einwohner unter 18 Jahren (-0,569, p = 0,001) nachweisen. Lediglich der Anteil der Einwohner im Alter von 65 Jahren und älter hat keinen signifikanten Einfluss auf die Krankenhausfälle je 100 Einwohner.

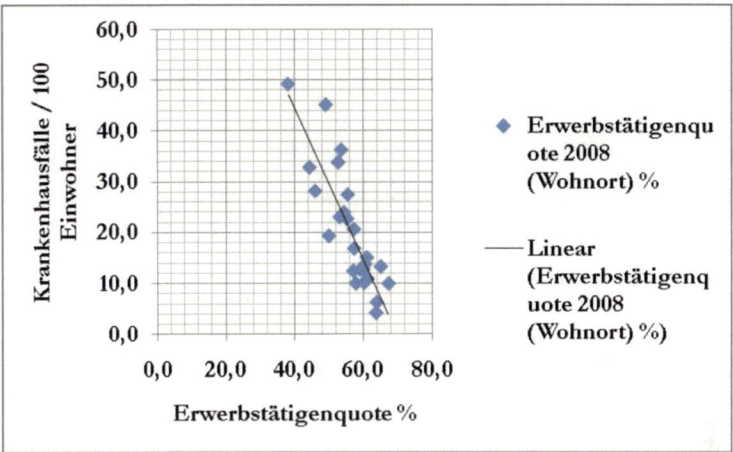

Abb. 15: Lineare Korrelation zwischen Krankenhausfällen pro 100 Einwohner und Erwerbstätigenquote. Datenquelle: Hessisches statistisches Landesamt I 2010. Eigene Darstellung.

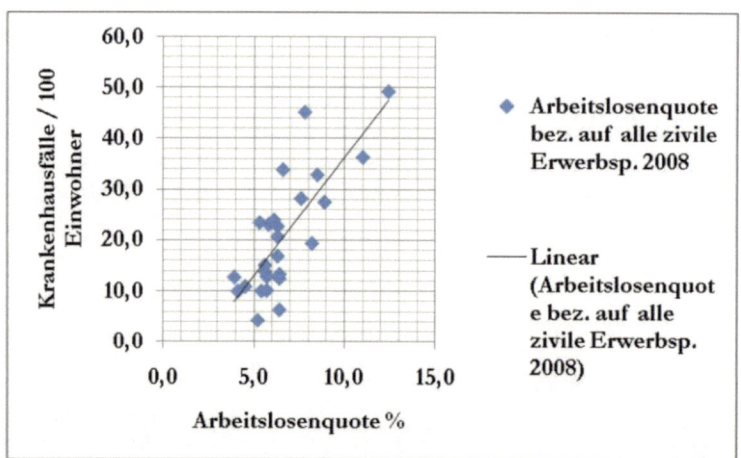

Abb. 16: Lineare Korrelation zwischen Krankenhausfällen pro 100 Einwohner und Arbeitslosenquote. Datenquelle: Hessisches statistisches Landesamt I 2010. Eigene Darstellung.

In der Varianzanalyse der Regressionsmodelle zeigen alle Modelle eine Signifikanz von p < 0,001. Bei der Analyse der standardisierten Regressionskoeffizienten zeigt sich jedoch, dass in allen Modellen ausschließlich der Einfluss der Variabel Erwerbstätigenquote eine statistische Signifikanz erreicht. Auch ist der Regressionskoeffizient dieser Variabel mit Werten zwischen -0,554 und -0,855 immer der Höchste. Lediglich im bivariaten Modell erreicht neben der Erwerbstätigenquote (-0,6132, p ≤0,001) die Arbeitslosenquote (0,327, p = 0,035) ebenfalls einen signifikanten Einfluss.

Bis auf die Aussagen zum Einfluss des BIP und des Anteils der über 64 Jährigen bestätigt die Korrelationsanalyse für Hessen die These der Untersuchung mit deutlichen Korrelationskoeffizienten auf durchgängig hohem Signifikanzniveau (vgl. Anhang). Die Signifikanz aller Modelle der Regressionsanalyse zeigt, dass auch die additive Wirkung der einzelnen Prädiktoren den Aussagen der These dieser Studie entspricht. Die Tatsache, dass lediglich die Erwerbstätigenquote mit ihrem senkenden Einfluss auf die Zielgröße in allen Modellen und die Arbeitslosenquote im bivariate Modell signifikant sind, zeigt zum einen die Stärke ihres Einflusses und wiederum die zum Teil sich in ihrer additiven Wirkung gegenseitig neutralisierenden Einflüsse der anderen Variablen auf das Gesamtergebnis.

6.1.6. Mecklenburg-Vorpommern

In den Kreisen und kreisfreien Städten Mecklenburg-Vorpommerns korreliert die Arbeitslosenquote (Abb. 17) in einer Höhe von 0,732 mit $p \leq 0,001$ mit den Krankenhausfällen pro 100 Einwohnern. Das verfügbare Haushaltseinkommen pro Kopf korreliert umgekehrt mit der Zielgröße mit einem Koeffizienten von -0,601 bei $p = 0,004$. Außerdem zeigt sich eine umgekehrt proportionale Beeinflussung der Zielgröße durch den Anteil der Einwohner im Alter von 18 bis 64 Jahren mit einem Koeffizienten von -0,447 bei einer Signifikanz von $p = 0,031$ und eine direkte Korrelation mit dem Anteil der Einwohner von 65 Jahren und älter. Der Koeffizient hierfür beträgt 0,560 und der p-Wert 0,008. Die anderen Parameter erreichen in der Korrelationsanalyse keine statistische Eindeutigkeit (vgl. Anhang).

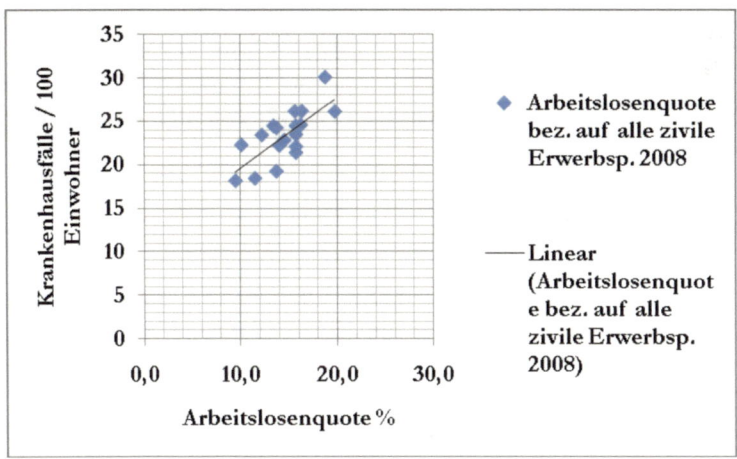

Abb. 17: Lineare Korrelation zwischen Krankenhausfällen pro 100 Einwohner und Arbeitslosenquote. Datenquelle: Statistisches Amt Mecklenburg-Vorpommern 2010. Eigene Darstellung.

Die Varianzanalyse der Regressionsmodelle zeigt, dass alle Modelle mit mehr als einer beeinflussenden Variablen statistisch signifikant sind mit p-Werten zwischen 0,002 und 0,045. Die p-Werte nehmen zu mit jeder weiteren berücksichtigten Variable. Betrachtet man die Regressionskoeffizienten, so fällt auf, dass in allen multivariaten Modellen die Arbeitslosenquote den größten Einfluss aller Variablen hat. Statistische Signifikanz erlangt diese Tatsache aber nur in dem Modell mit den drei Variablen Erwerbstätigenquote, Arbeitslosenquote und verfügbares Haushaltseinkommen pro Kopf mit p = 0,006 und im bivariaten Modell mit Erwerbstätigenquote und Arbeitslosenquote mit p = 0,001.

Die Ergebnisse der Korrelationsanalyse der Daten Mecklenburg-Vorpommerns bestätigen für die Variablen Arbeitslosenquote, Haushaltseinkommen pro Kopf, Anteil der Einwohner zwischen 18 und 64 und Anteil der Einwohner über 64 Jahren die erwarteten Zusammenhänge. Über die anderen Variablen lässt sich mangels Signifikanz keine Aussage treffen. Der nicht erlangten Signifikanz der Erwerbstätigenquote entspricht auch das Ergebnis der Varianzanalyse der Regressionsmodelle. Alle multivariaten Modelle bestätigen, dass auch die Summe der Einflusse der Prädiktoren den Erwartungen dieser Studie entsprechen. Der Einfluss einzelner Variablen innerhalb der Modelle wird nur im bi- und trivariaten Modell für die Arbeitslosenquote deutlich. Dies spricht für die Stärke des Einflusses dieser Variable.

6.1.7. Niedersachsen

Entgegen den bisher behandelten Ländern und Stadtstaaten und entgegen der Erwartung zeigt die Korrelationsanalyse für Niedersachsen nur eine positive Korrelation der Variable Anteil der 18 bis 64 Jährigen an der Bevölkerung (Abb. 18) auf die abhängige Variable der Krankenhausfälle / 100 Einwohner (vgl. Anhang). Der Koeffizient beträgt 0,442 mit einem p-Wert von 0,001. Alle anderen Variablen korrelieren nicht mit statistischer Signifikanz mit der Zielgröße. Allerdings muss hierbei auch berücksichtigt werden, dass für 18 von 45 Kreisen und kreisfreien Städten die Anzahl der Krankenhausfälle nach Wohnort dem statistischen Landesamt Niedersachsen nicht vorlag und somit auch nicht in der Analyse berücksichtigt wurden.

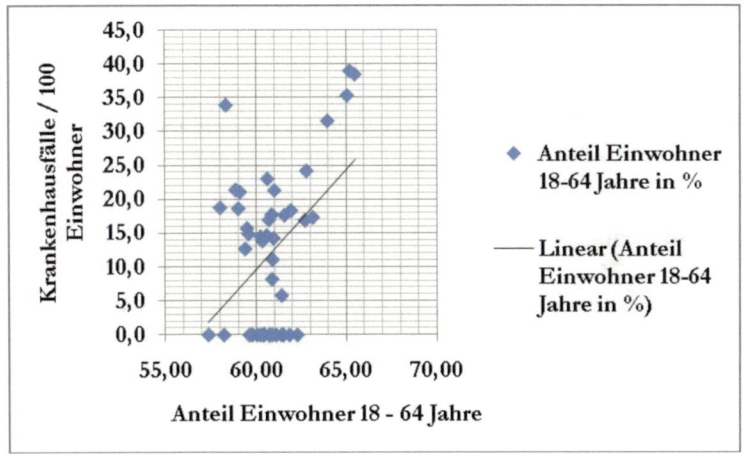

Abb. 18: Lineare Korrelation zwischen Krankenhausfällen pro 100 Einwohner und Anteil der 18 bis 64 Jährigen. Datenquelle: Landesbetrieb für Statistik und Kommunikationstechnologie Niedersachsen 2010. Eigene Darstellung.

Dies veranschaulicht auch die grafische Darstellung der Korrelation in Abbildung 18. Zudem fällt hier auf, dass die Streuung der Punktewolke um die lineare Korrelation doch erheblich ist.

Betrachtet man die Varianzanalyse der Regressionsmodelle, so fällt auf, dass lediglich das Modell mit sechs beeinflussenden Variablen, also alle außer dem Anteil der Einwohner die 65 Jahre und älter sind, statisch relevant ist mit einem p-Wert von 0,012. In diesem also einzig verwertbaren Modell hat in der Analyse der standardisierten Regressionskoeffizienten nur die Arbeitslosenquote einen statistisch signifikanten Einfluss mit einem Regressionskoeffizieten von β = -0,512 bei einem p-Wert von 0,045 und der Anteil der Einwohner im Alter von 18- bis 64 Jahren mit β = 0,411 unbd einem p = 0,006. Allerdings stellt dies eine reziproke Proportionalität zwischen der Arbeitslosenquote und der Zielvariablen dar. Auch der Einfluss des Anteils der 18 bis 64 Jährigen verhält sich mit einer direkten Proprotionalität entgegen der Erwartung.

Die wenigen signifikanten Analyseergebnisse für Niedersachsen und die am Beispiel der Einwohner zwischen 18 und 64 Jahren dargestellte Streuung der Punktewolke legen nahe, die Ergebisse für Niedersachen als Bundesland sehr kritisch zu betrachten. In die Analyse der Grundgesamtheit für ganz Deutschland fließen die Daten auf Grund der dann größeren Datenmenge dennoch ein.

6.1.8. Nordrhein-Westfalen

Für Nordrhein-Westfalen weist die Korrelationsanalyse eine signifikante Korrelation Erwerbstätigenquote (Abb. 19) mit den Krankenhausfällen pro 100 Einwohner aus. Der Korrelationskoeffizient beträgt -0,425 auf einem Signifikanzniveau von p = 0,001 für eine reziprok lineare Korrelation. Weiterhin korreliert die Arbeitslosenquote (Abb. 20) positiv mit der Zielgröße mit einem Koeffizienten von 0,283 bei einem p-Wert von 0,019. Alle anderen untersuchten Parameter liegen in der Korrelationsanalyse oberhalb der Grenze der statistischen Signifikanz von p = 0,05.

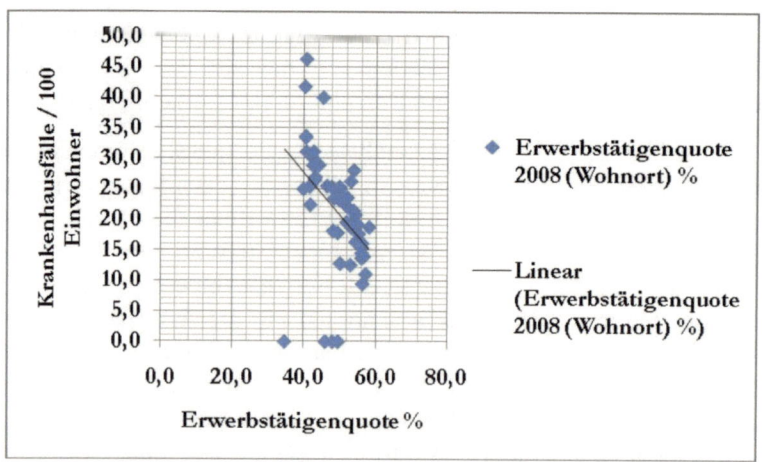

Abb. 19: Lineare Korrelation zwischen Krankenhausfällen pro 100 Einwohner und Erwerbstätigenquote. Datenquelle: Information und Technik Nordrhein-Westfalen, Geschäftsbereich Statistik 2009. Eigene Darstellung.

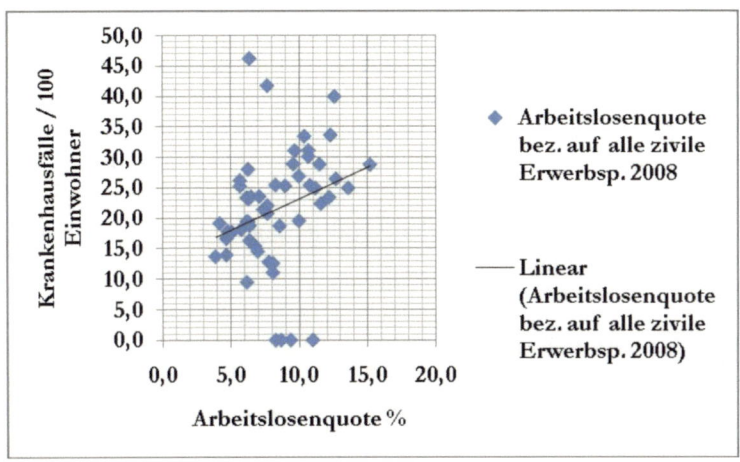

Abb. 20: Lineare Korrelation zwischen Krankenhausfällen pro 100 Einwohner und Arbeitslosenquote. Datenquelle: Information und Technik Nordrhein-Westfalen, Geschäftsbereich Statistik 2009. Eigene Darstellung.

Die Varianzanalyse der Regressionsmodelle weist außer den Modellen mit sechs und sieben Variablen alle anderen Modelle als statistisch signifikant aus. Die p-Werte liegen zwischen 0,001 für das univariate Modell und 0,048 für das Modell mit fünf Variablen. Die p-Werte steigen in ihrer Ziffer mit zunehmender Zahl der berücksichtigten Variablen an (vgl. Anhang). Die Erwerbslosenquote hat in allen zu berücksichtigenden Modellen den stärksten Einfluss auf den Zielparameter mit Regressionskoeffizienten zwischen -0,451 und -0,385 bei p-Werten zwischen 0,001 und 0,068 in aufsteigender Reihenfolge mit zunehmender Anzahl der Variablen. Bei den Modellen mit vier und fünf beeinflussenden Variablen erreicht die Erwerbstätigenquote mit p-Werten von 0,068 und 0,058 allerdings keine Signifikanz mehr. In allen Modellen erreichen alle anderen Variablen für ihre Beeinflussung innerhalb des Modells keine statistische Signifikanz.

In der Korrelationsanalyse der Daten NRWs fällt eine große Streuung der Punktewolke bei den signifikanten Parametern auf. Dies und fünf fehlende Datenpunkte (vgl. Anhang) scheinen auch der Grund für die nur zwei, aber der Ausgangsthese entsprechenden Korrelationen zu sein. Auch in der Regressionsanalyse scheint dies der Grund für den Ausschluss des umfangreichsten Modells und für die nicht relevante Signifikanz des Modells mit sechs Variablen zu sein. Die sinkende Signifikanz mit zunehmender Zahl der berücksichtigen Prädiktoren in den relevanten Modellen spricht für einen sich gegenseitig neutralisierenden Einfluss der Variablen in ihrer Wirkung auf die Zielgröße. Der Einfluss der Erwerbstätigenquote ist nur in den ersten drei Modellen groß genug, um sich gegen diesen Effekt durchzusetzen.

6.1.9. Rheinland-Pfalz

Für das Bundesland Rheinland-Pfalz weist die Korrelationsanalyse lediglich einen Einfluss für die Variablen des Anteils der Einwohner, die 65 Jahre und älter sind und des Anteils der 18 bis 64 Jährigen auf die Anzahl der Krankenhausfälle pro 100 Einwohnern auf. Der Korrelationskoeffizient des Anteils der über 64 Jährigen (Abb. 21) liegt bei 0,664 bei einem p-Wert von < 0,001 und weist auf eine starke direkte Korrelation hin, was für diese Altersgruppe auch der Erwartung entspricht.

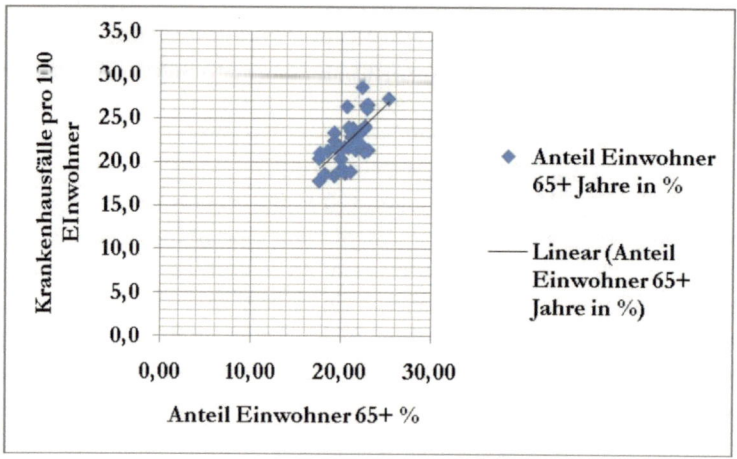

Abb. 21: Lineare Korrelation zwischen Krankenhausfällen pro 100 Einwohner und Erwerbstätigenquote. Datenquelle: Statistisches Landesamt Rheinland-Pfalz 2009. Eigene Darstellung.

Für die Gruppe der 18 bis 64 Jährigen (Abb. 22) liegt der Korrelationskoeffizinet bei -0,699 mit einer Signifikanz von p < 0,001 und bringt erwartungsgemäß eine negative Korrelation zum Ausdruck.

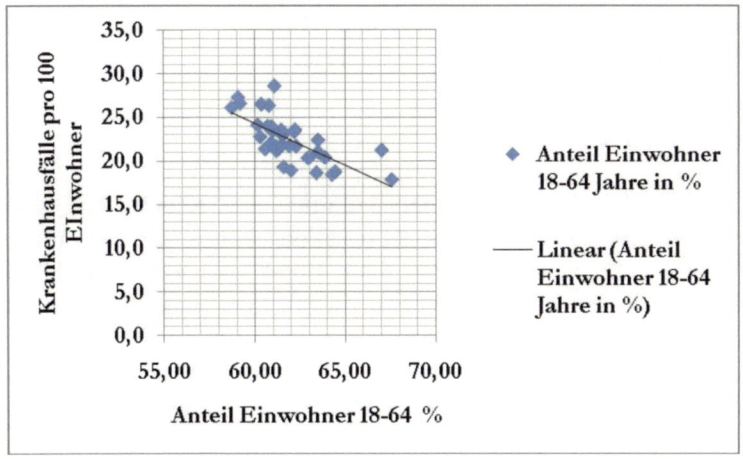

Abb. 22: Lineare Korrelation zwischen Krankenhausfällen pro 100 Einwohner und Anteil der 18 bis 64 Jährigen. Datenquelle: Statistisches Landesamt Rheinland-Pfalz 2009. Eigene Darstellung.

Auch bei der Regressionsanalyse zeigt sich nur für die Modelle, in denen sechs oder sieben Variablen eingeschlossen sind, eine statistische Signifikanz bei der Varianzanalyse. Der P-Wert für beide ist ≤ 0,001. Alle anderen Modelle erreichen für Rheinland-Pfalz keinen p-Wert, der eine hinreichende Abgrenzung zu einem Zufallsbefund gewährleistet. Innerhalb des alle Variablen einschließenden Modells zeigt der Vergleich der Regressionskoeffizienten, dass die Variable des Anteils der Einwohner zwischen 18 und 64 Jahren den größten Einfluss hat (β = -0,776 bei p < 0,001). Darüber hinaus erreicht nur noch die Erwerbstätigenquote in diesem Modell einen signifikanten Einfluss (β = -0,408 bei p = 0,048). Beide Variablen beeinflussen das Modell reziprok proportional. Innerhalb des Modells mit sechs beeinflussenden Variablen ist die Situation annähernd die Gleiche: Der Einfluss des Anteils der Bevölkerung zwischen 18 und 64 weist einen standardisierten Regressionskoeffizienten von β = -0,789 bei p < 0,001 auf. Einzig die Erwerbstätigenquote mit β = -0,420 bei p = 0,037 erreicht noch einen signifikanten Einfluss.

Die signifikanten Analyseergebnisse für Rheinland-Pfalz bestätigen nur die Aussagen zum Anteil der 18 bis 64 Jährigen und der über 64 Jährigen an der Bevölkerung. Dies gilt sowohl für die Korrelation, als auch die Regressionsanalyse.

6.1.10. Saarland

Für das Saarland mit seinem lediglich fünf Kreisen und einem Regionalverband ist bei einer Korrelationsanalyse die Datenmenge zu klein, um statistisch verwertbare Ergebnisse zu erzielen. Dies zeigen auch die Auswertungen in SPSS 15® (vgl. Anhang). Betrachtet man jedoch die grafische Auswertung der Parameter Arbeitslosenquote und verfügbares Haushaltseinkommen pro Kopf (Abb. 23 und 24), so ist eine Tendenz in Richtung der Hypothese dieser Untersuchung erkennbar.

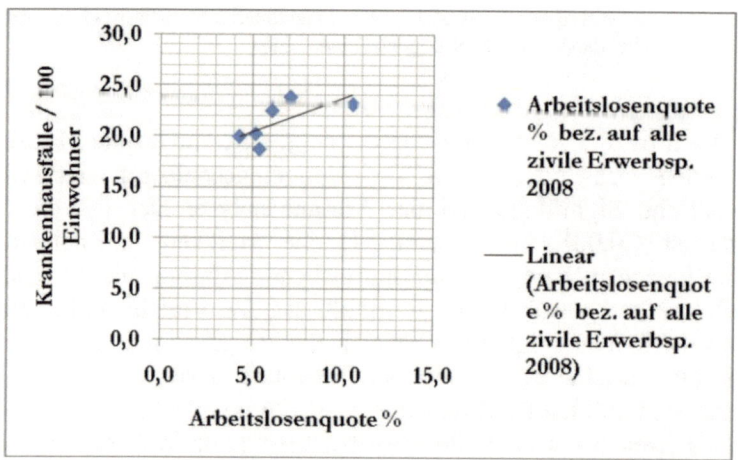

Abb. 23: Lineare Korrelation zwischen Krankenhausfällen pro 100 Einwohner und Arbeitslosenquote. Datenquelle: Statistisches Amt Saarland 2009. Eigene Darstellung.

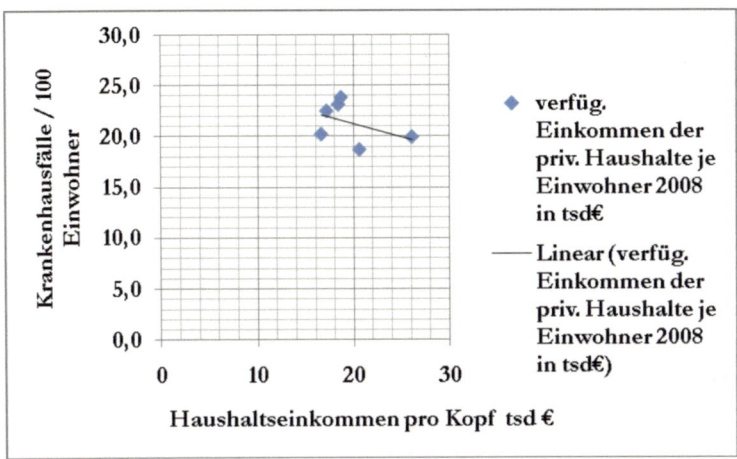

Abb. 24: Lineare Korrelation zwischen Krankenhausfällen pro 100 Einwohner und verfügbarem Haushaltseinkommen pro Kopf. Datenquelle: Statistisches Amt Saarland 2009. Eigene Darstellung.

Auch für eine verwertbare Regressionsanalyse ist die Datenmenge für das Saarland alleine zu klein.

6.1.11. Sachsen

Die Daten des Freistaates Sachen zeigen eine signifikante negative Korrelation des BIP (Abb. 25) der jeweiligen Kreise zu der Zielgröße der Krankenhausfälle je 100 Einwohner. Der Korrelationskoeffizient beträgt -0,686 bei einem Signifikanzniveau von p = 0,005. Darüber hinaus sind eine negative Korrelation des Anteils der Einwohner zwischen 18 und 64 Jahren (-0,622, p = 0,012) und eine positive Korrelation des Anteils der Einwohner im Alter von 65 Jahren und älter (0,510, p = 0,037) festzustellen.

39

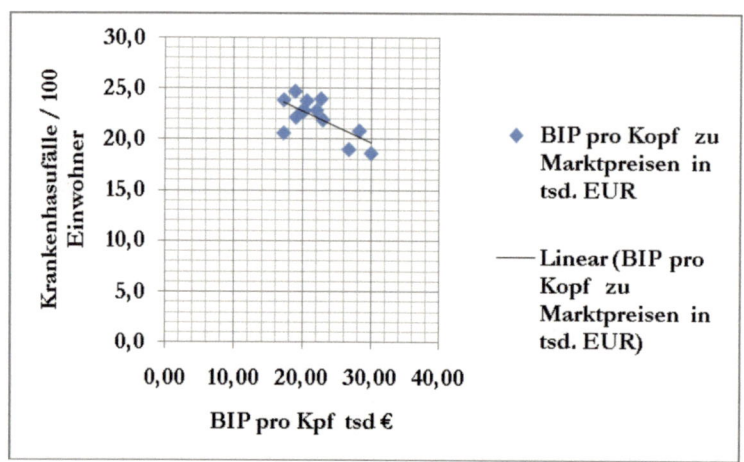

Abb. 25: Lineare Korrelation zwischen Krankenhausfällen pro 100 Einwohner und erwirtschaftetem Bruttoinlandsprodukt pro Kopf in den Kreisen. Datenquelle: Statistisches Landesamt Freistaat Sachsen 2010. Eigene Darstellung.

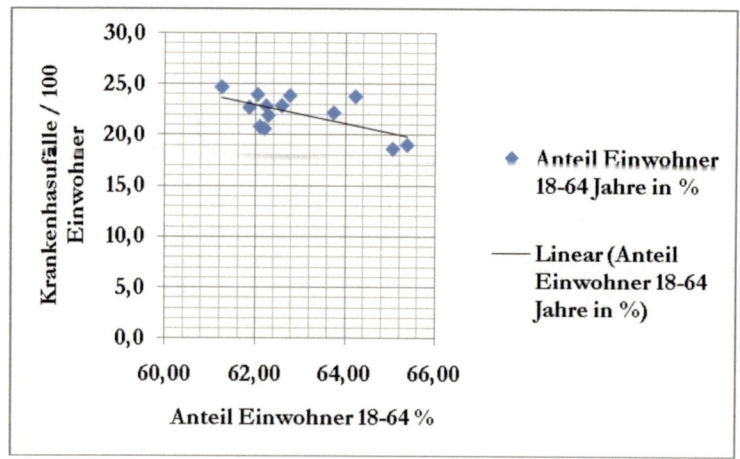

Abb. 26: Lineare Korrelation zwischen Krankenhausfällen pro 100 Einwohner und Anteil der Einwohner zwischen 18 und 64 Jahren. Datenquelle: Statistisches Landesamt Freistaat Sachsen 2010. Eigene Darstellung.

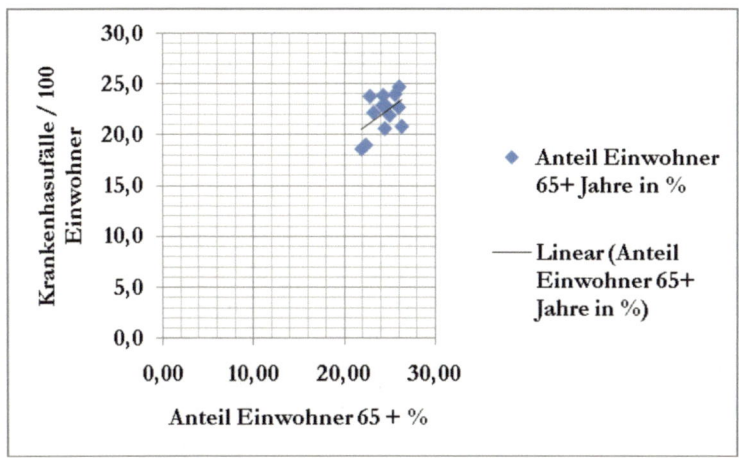

Abb. 27: Lineare Korrelation zwischen Krankenhausfällen pro 100 Einwohner und Anteil der Einwohner zwischen über 64 Jahren. Datenquelle: Statistisches Landesamt Freistaat Sachsen 2010. Eigene Darstellung.

In der Regressiosnanalyse wurde die Variabel Anteil der Einwohner unter 18 Jahren auf Grund der gewählten Grenzen für Datenintegrität automatisch vom Analyseprogramm SPSS 15® ausgeschlossen (vgl. Anhang). Die Varianzanlayse der Modelle zeigt eine Signifikanz für die Modelle mit fünf ($p = 0,013$) und allen sechs Variablen ($p = 0,037$). Die Analyse der Regressionskoeffizienten weist für das Modell mit fünf beeinflussenden Variablen den stärksten Einfluss ($\beta = 1,226$ und $p = 0,023$) für die Erwerbstätigenqote auf, jedoch entgegen der Erwartung mit einem direkten Einfluss. Den nächst schwächeren, aber noch signifikanten Einfluss übt die Arbeitslosenquote ($\beta = 1,002$ und $p = 0,035$) aus. Der Anteil der Einwohner im Alter zwischen 18 und 64 Jahren übt mit einem p-Wert von 0,009 und einem Regressionskoeffizienten -0,892 Einfluss aus. Im sechs Variablen umfassenden Modell wird der Einfluss der Erwerbstätigenquote mit $\beta = 1,227$ bei einem p von 0,036 angegeben. Die anderen Variablen sind nicht signifikant. Allerdings ist für alle Variablen mit einem $\beta > 1$ keine gesicherte Aussage auf Grund von Multikollinearität, also der Beeinflussung der Variablen untereinander, möglich.

Wie für die Stadtstaaten und das Saarland sind die Ergebnisse für Sachsen auf Grund der geringen Zahl an Bezirken und dabei relativ weiten Streuung unsicher.

6.1.12. Sachsen-Anhalt

Die Korrelationsanalyse der Variablen für Sachsen-Anhalt zeigt eine starke negative Korrelation der Zielgröße Krankenhausfälle pro 100 Einwohner mit der Erwerbstätigenquote (Abb. 28). Der Korrelationskoeffizient beträgt hier -0,898 bei einem p-Wert von ≤ 0,001. Erwartungsgemäß besteht ebenfalls eine negative Korrelation zum verfügbaren Haushaltseinkommen pro Kopf (Abb. 29). Für diese Variable liegen der Korrelationskoeffizient bei -0,522 und der P-Wert bei 0,028. Alle anderen Variablen korrelieren nicht signifikant.

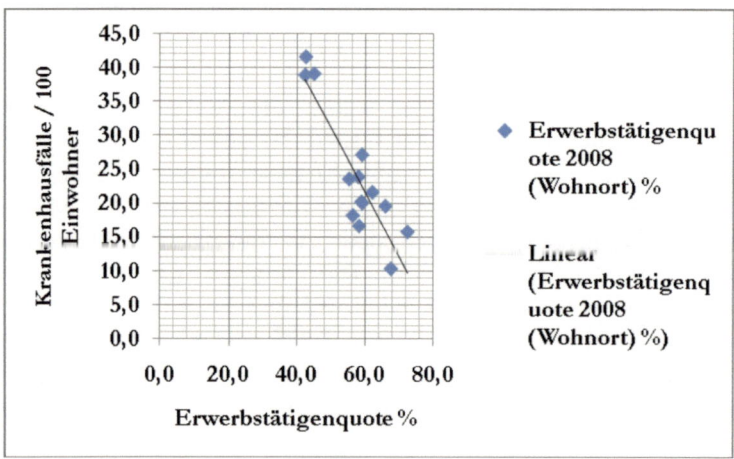

Abb. 28: Lineare Korrelation zwischen Krankenhausfällen pro 100 Einwohner und Erwerbstätigenquote. Datenquelle: Statistisches Landesamt Sachsen-Anhalt 2010. Eigene Darstellung.

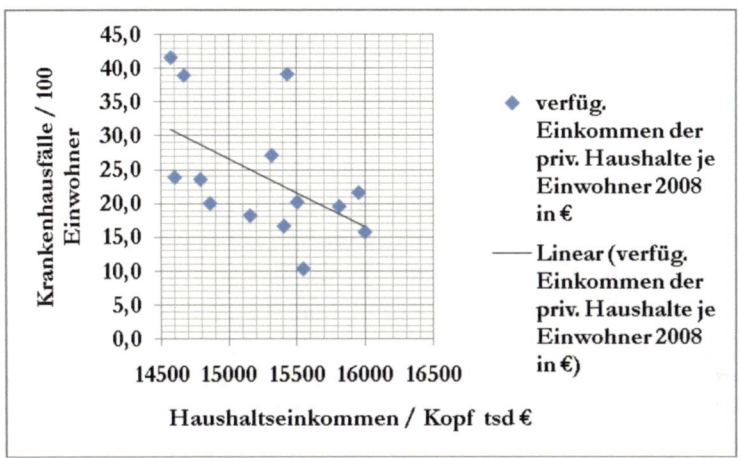

Abb. 29: Lineare Korrelation zwischen Krankenhausfällen pro 100 Einwohner und verfügbarem Haushaltseinkommen pro Kopf. Datenquelle: Statistisches Landesamt Sachsen-Anhalt 2010. Eigene Darstellung.

Die Varianzanalyse der Regressionsmodelle zeigt, dass alle gebildeten Modelle anwendbar sind (vgl. Anhang). Die Signifikanz liegt zwischen p ≤ 0,001 und p = 0,001 für alle Modelle. Bei der Betrachtung des Einflusses der verschiedenen Variablen innerhalb der Regressionsmodelle zeigt sich jedoch, dass der Einfluss der Erwerbstätigenquote in allen Modellen der Stärkste und gleichzeitig auch einzig Signifikante ist. Die Regressionskoeffizienten liegen zwischen β = 1,010 und 1,267. Die p-Werte liegen in allen Modellen unterhalb von 0,001. An den standardisierten Regressionskoeffizienten, die größer als 1 sind, ist aber zu erkennen, dass Multikollinearität vorliegt und keine verlässliche Aussage mehr möglich ist. Die Variable Anteil der Einwohner über 64 Jahren wurde auf Grund der Ausschlusskriterien der Datenintegrität nicht von SPSS 15® berücksichtigt.

Die Ergebnisse der Korrelationsanalyse entsprechen für die Erwerbstätigenquote und für das Einkommen pro Kopf, auch wenn hier eine breitere Streuung vorliegt, den Erwartungen. In der Regressionsanalyse zeigt sich in der Signifikanz aller sechs gebildeten Modelle, dass der additive Einfluss der Variablen auf das Ergebnis den Erwartungen entspricht. Die Beurteilung der Stärke der einzelnen Einflüsse innerhalb der Modelle ist wegen der Multikollinearität nicht möglich.

6.1.13. Schleswig-Holstein

Im Datensatz für das Land Schleswig-Holstein erreichen in der Korrelationsanalyse nur die Variablen Anteil der Einwohner zwischen 18 und 64 und Anteil der Einwohner älter als 64 Jahre eine statistische Signifikanz. Die Korrelation des Anteils der 18 bis 64 Jährigen (Abb. 30) ist erwartungsgemäß eine Negative mit einem Koeffizienten von -0,538 auf einem Signifikanzniveau von p = 0,019. Zwischen dem Anteil der über 64 Jährigen (Abb. 31) und der Zielgröße der Krankenhausfälle pro 100 Einwohner besteht eine positive Korrelation mit einem Koeffizienten von 0,500 auf einem Signifikanzniveau von p = 0,029.

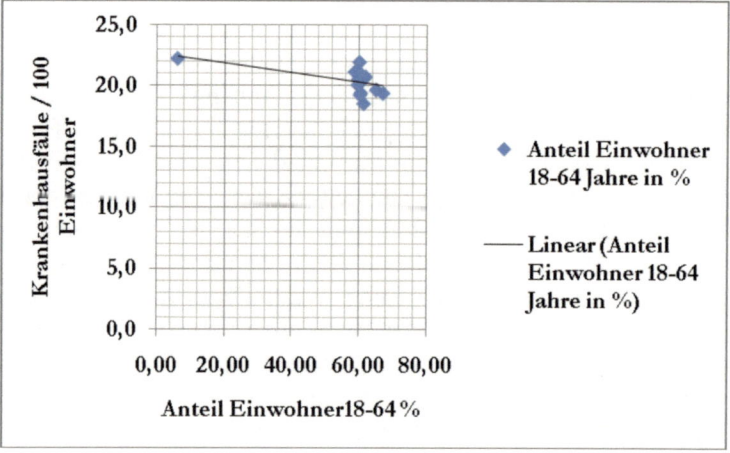

Abb. 30: Lineare Korrelation zwischen Krankenhausfällen pro 100 Einwohner und Anteil der Einwohner zwischen 18 und 64 Jahren. Datenquelle: Statistisches Amt für Hamburg und Schleswig-Holstein 2010. Eigene Darstellung.

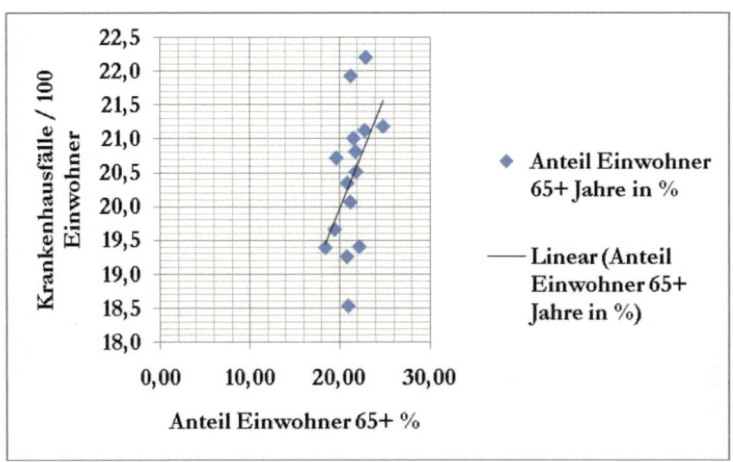

Abb. 31: Lineare Korrelation zwischen Krankenhausfällen pro 100 Einwohner und Anteil der Einwohner zwischen über 64 Jahren. Datenquelle: Statistisches Amt für Hamburg und Schleswig-Holstein 2010. Eigene Darstellung.

Betrachtet man jedoch die grafische Darstellung der linearen Korrelation dieser Parameter, zeigt sich, dass die Streuung der Werte um die Korrelationsgeraden sehr weit ist.

Bei der Analyse der kombinierten Einflüsse der Variablen zeigt die Varianzanalyse der Modelle, dass keines statistisch signifikant ist und somit alle Modelle zu verwerfen sind (vgl. Anhang). Für das Land Schleswig-Holstein sind die Aussagen der These dieser Studie somit wahrscheinlich nicht gültig.

6.1.14. Thüringen

Die Korrelationsanalyse für Thüringen weist eine negative Korrelation der Erwerbstätigenquote (Abb. 32) mit dem Zielparameter auf. Der Koeffizient liegt bei -0,528 auf einem Signifikanzniveau von p = 0,005. Eine positive Korrelation findet sich auf einem Signifikanzniveau von p = 0,008 mit einem Koeffizienten von 0,497 für die Arbeitslosenquote (Abb. 33). Die anderen Variablen korrelieren laut Pearson-Test nicht signifikant.

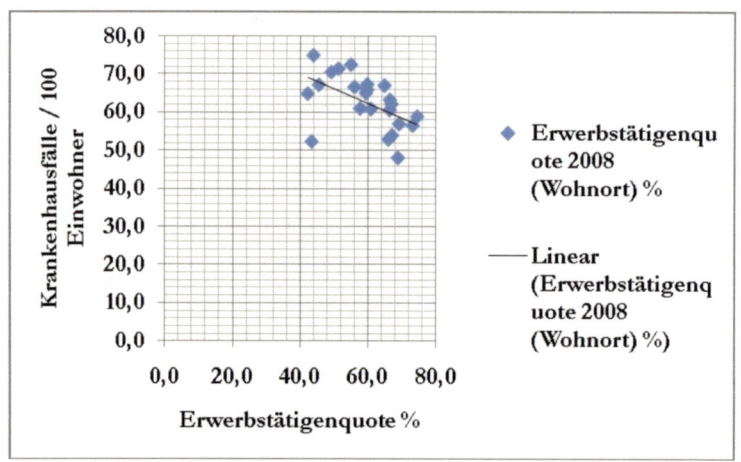

Abb. 32: Lineare Korrelation zwischen Krankenhausfällen pro 100 Einwohner und Erwerbstätigenquote. Datenquelle: Thüringer Landesamt für Statistik 2009. Eigene Darstellung.

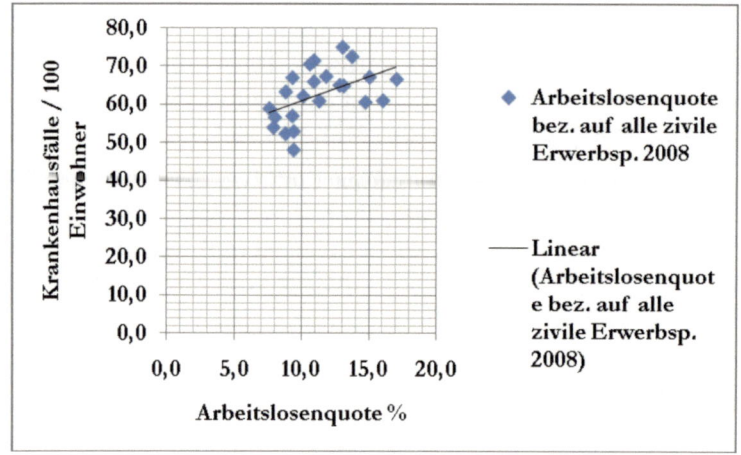

Abb. 33: Lineare Korrelation zwischen Krankenhausfällen pro 100 Einwohner und Arbeitslosenquote. Datenquelle: Thüringer Landesamt für Statistik 2009. Eigene Darstellung.

In der Regressionsanalyse wird das Modell mit mehr als sechs beeinflussenden Variablen nicht mehr berücksichtigt auf Grund der Ein- und Ausschlusskriterien zur F-Wahrscheinlichkeit (vgl. Anhang). In der Varianzanalyse erweisen sich die Modelle mit bis zu fünf beeinflussenden Variablen als statistisch signifikant. Die p-Werte liegen zwischen 0,010 für das Modell mit einer Variablen und 0,031 für das Modell mit fünf Variablen. Als am stärksten beeinflussende Variable stellt sich bei den Regressionskoeffizienten die Erwerbstätigenquote dar. Dies gilt für alle Modelle. Statistische signifikant ist dies aber nur in den Modellen mit einer Variable (β = -0,528, p = 0,010) und mit vier Variablen (β = -0,988, p = 0,012). Der negative standardisierte Regressionskoeffizient zeigt, dass es sich um eine umgekehrte Proportionalität zur Zielgröße handelt.

Die Werte der Korrelationsanalyse für Erwerbstätigen- und Arbeitslosenquote stehen im Einklang mit der Ausgangshypothese. Die Regressionsanalyse zeigt, dass in Summe eine multifaktorielle Beeinflussung der Krankenhausfälle pro 100 Einwohnern entsprechend der Ausgangsthese für bis zu fünf Prädiktoren vorliegt. Der Einfluss innerhalb der Modelle lässt sich nur für die Erwerbstätigenquote in zwei Modellen aufzeigen.

6.2. Bundesrepublik Deutschland

6.2.1. Deutschland gesamt

Betrachtet man nun die Daten aller Kreise und kreisfreien Städte bzw. Regionalverbände in tuto, so findet man in der Korrelationsanalyse für beinahe alle Aussagen der These dieser Untersuchung bestätigende Korrelationen. Die Koeffizienten sind jedoch zum Teil trotz statistischer Signifikanz relativ niedrig. Die Erwerbstätigenquote weist eine negative Korrelation mit einem Koeffizienten von -0,087 bei einem p-Wert von 0,043 auf. Dies zeigt eine leichte, jedoch signifikante negative Korrelation mit der Zielgröße der Krankenhausfälle je 100 Einwohner.

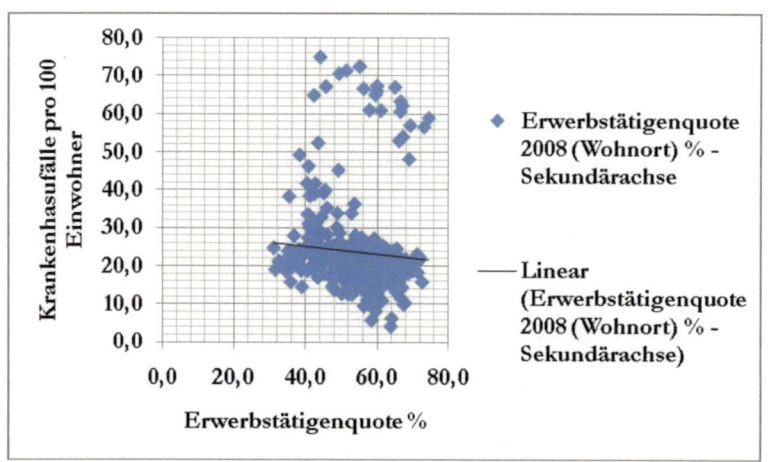

Abb. 34: Lineare Korrelation zwischen Krankenhausfällen pro 100 Einwohner und Erwerbstätigenquote für ganz Deutschland. Eigene Darstellung.

Die grafische Darstellung der Korrelation (Abb. 34) zeigt den relativ geringen Einfluss der Variable auf die Zielgröße. Die Arbeitslosenquote weist eine direkte Korrelation mit einem Koeffizienten von 0,351 bei einem p-Wert von $\leq 0{,}001$ auf.

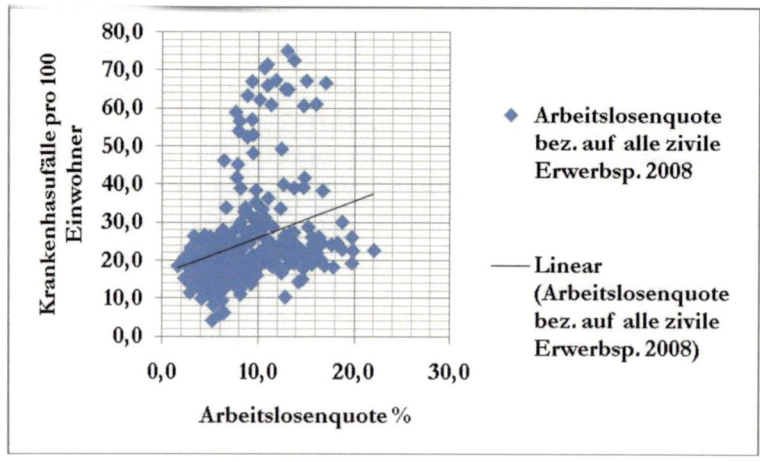

Abb. 35: Lineare Korrelation zwischen Krankenhausfällen pro 100 Einwohner und Arbeitslosenquote für ganz Deutschland. Eigene Darstellung.

Im Schaubild (Abb. 35) ist zu erkennen, dass auch hier eine Reihe von Datenpunkten weit oberhalb der linearen Korrelationsgeraden liegt. Das BIP in den Kreisen und kreisfreien Städten weist keine signifikante Korrelation zur Zielgröße auf. Das verfügbare Haushaltseinkommen pro Kopf jedoch zeigt im Datensatz für ganz Deutschland die größte Korrelation zu den Krankenhausfällen je 100 Einwohnern. Die erwartet negative Korrelation erreicht einen Koeffizienten von -0,377 auf einem Signifikanzniveau von p ≤ 0,001.

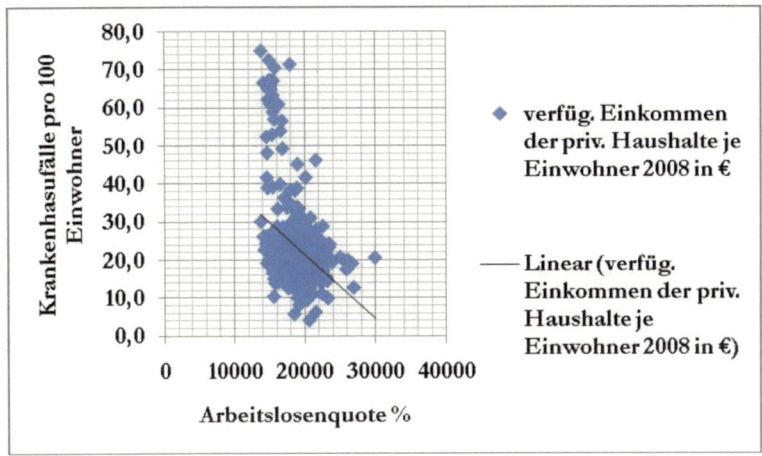

Abb. 36: Lineare Korrelation zwischen Krankenhausfällen pro 100 Einwohner und Arbeitslosenquote für ganz Deutschland. Eigene Darstellung.

Jedoch auch hier liegen im Schaubild der linearen Korrelation (Abb. 36) wieder eine Reihe von Datenpunkten weit oberhalb der linearen Korrelationsgraden. Bei den Variablen der Altersgruppen der Bevölkerung der Kreise und kreisfreien Städte ist die Korrelation bei der Gruppe der unter 18 Jährigen am höchsten (-0,470 bei p ≤ 0,001). Der Anteil der Altersgruppe der 18 bis 64 Jährigen hat einen signifikanten Einfluss auf die Krankenhausfälle pro 100 Einwohner mit einem positiven Korrelationskoeffizineten von 0,256 auf einem Signifikanzniveau von p < 0,001. Der Anteil der Einwohner im Alter von 65 Jahren und älter weist eine Korrelation von 0,306 bei einem p-Wert von < 0,001 auf.

Bei der Varianzanalyse der Regressionsmodelle erweisen sich alle Modelle bis auf das mit nur einer beeinflussenden Variablen als statistisch signifikant. Das Modell mit einer beeinflussenden Variablen, der Erwerbstätigenquote, erreicht nur ein Signifikanzniveau von p = 0,085 und ist somit nicht zu berücksichtigen. Alle anderen sechs Modelle weisen einen p-Wert von < 0,001 auf. In allen sechs relevanten Modellen erreicht der Einfluss der Erwerbstätigenquote nicht die Signifikanzgrenze. Der Einfluss der Arbeitslosenquote auf die Krankenhausfälle pro 100 Einwohner ist in den Modellen mit zwei, drei und vier Einflussvariablen signifikant. Im einzelnen stellt sich der Einfluss der Arbeitslosenquote auf die jeweiligen Modelle wie folgt dar:

bivariates Modell: $\beta = 0{,}390$ und $p = {<}0{,}001$

trivariates Modell: $\beta = 0{,}200$ und $p = 0{,}006$

vier Einflussvariablen: $\beta = 0{,}221$ und $p < 0{,}003$

Das pro Kopf verfügbare Haushaltseinkommen als nächste den Modellen hinzugefügte Variable weist in allen Modellen beeinflussten Modellen einen signifikanten Einfluss auf. Die p-Werte liegen in allen relevanten Modellen unterhalb von 0,001. Die Regressionskoeffizienten weisen folgende Einflüsse im jeweiligen Modell aus:

trivariates Modell: $\beta = -0{,}264$ und $p < 0{,}001$

vier Einflussvariablen: $\beta = -0{,}302$ und $p < 0{,}001$

fünf Einflussvariablen: $\beta = -0{,}244$ und $p < 0{,}001$

sechs Einflussvariablen: $\beta = -0{,}259$ und $p < 0{,}001$

sieben Einflussvariablen: $\beta = -0{,}257$ und $p < 0{,}001$

Das negative Vorzeichen der standardisierten Regressionskoeffizienten weist auf den reziproken Einfluss hin. Der Einfluss des BIP pro Kopf in den Kreisen und kreisfreien Städten ist nur in dem Modell mit vier Variablen signifikant. Entgegen der Erwartung hat der standardisierte Regressionskoeffizient ein positives Vorzeichen.

vier Einflußvariablen: $\beta = 0{,}148$ und $p = 0{,}010$

Der Einfluss der jeweiligen Altersgruppen ist nur für die unter 18 Jährigen in den Modellen mit fünf und sechs Einflußvariablen signifikant mit einem p-Wert von < 0,001 in beiden Modellen. Die Koeffizienten liegen bei -0,484 bei fünf und bei -0,518 bei sechs Einlfußvariablen und zeigen einen reziproken Einfluss auf die Zielgröße.

Für die Grundgesamtheit aller deutschen Kreise und kreisfreien Städte erweist die Korrelationsanalyse die Hypothese dieser Studie als richtig, außer für das BIP und die Richtung der Korrelation der Zielgröße mit dem Anteil der Einwohner im Erwerbsalter. Die Regressionsnalyse zeigt, dass die multivariate Einflussnahme der Prädiktoren auf die Zielgröße entsprechend der Hypothese gegeben ist. Der Einfluss der einzelnen Variablen in den Modellen entspricht dabei nicht immer der Erwartung. In besonderem Maße gilt dies für das BIP. Die teilweise sehr geringen Korrelationskoeffizienten sind wahrscheinlich durch die in den Schaubildern der linearen Korrelationen erkennbaren, ungefähr gleich großen Punktewolken bedingt, welche weit oberhalb der linearen Geraden liegen.

6.2.2. Kreise mit Krankenhausfällen pro 100 Einwohner unterhalb Median Gesamtdeutschland

Der Median der Krankenhausfälle pro 100 Einwohner für ganz Deutschland liegt bei 21,1 Fällen je 100 Einwohner. 196 Kreise und kreisfreie Städte Deutschlands liegen mit ihren Werten unterhalb des Median. Dies entspricht 47,34 %. Hierzu zählen im einzelnen 10 von 18 Bezirken Brandenburgs, Berlin, 43 von 44 Bezirken Baden-Württembergs, 49 von 96 Kreisen und kreisfreien Städten Bayerns, 15 von 26 Bezirken Hessens, 3 von 18 Kreisen und kreisfreien Städten Mecklenburg-Vorpommerns, 19 von 46 Bezirken Niedersachsens, 21 von 54 Kreisen und kreisfreien Städten NRWs, 10 von 36 Bezirken Rheinland-Pfalz, 11 von 15 Bezirken Schleswig-Holsteins, 3 der sechs Kreise und Regionalverbände des Saarlandes, 4 von 13 Bezirken Sachsens und 7 der 14 Bezirke Sachsen-Anhalts. Die Länder Hamburg, Bremen und Thüringen weisen keine Kreise oder Städte mit weniger als 21,1 stationären Krankenhausfällen pro 100 Einwohner auf. Berücksichtigt wurden nur die Kreise und Städte, für die auch Daten zu den Krankenhausfällen vorlagen. Für 22 Kreise und kreisfreie Städte liegen hierzu den Landesämtern keine Daten vor.

In der Korrelationsanalyse dieses Datensatzes erweist sich einzig das BIP pro Kopf (Abb. 37) und der Anteil der unter 18 Jährigen an der Bevölkerung als signifikanten Einfluss nehmende Variablen. Der Korrelationskoeffizient beträgt 0,139 bei einem p-Wert von 0,026 für das BIP. Der Korrelationskoeffizient des Anteils der Einwohner unter 18 Jahren liegt bei -0,119 mit einem p-Wert von 0,049. Alle anderen Variablen erreichen nicht das notwendige Signifikanzniveau von = 0,050 oder kleiner.

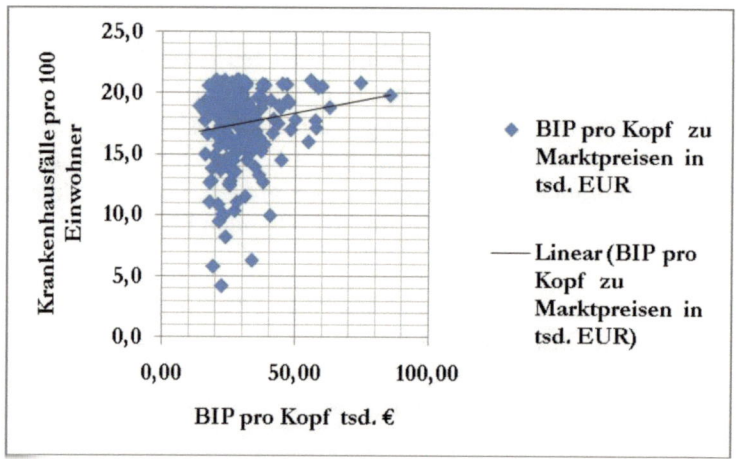

Abb. 37: Lineare Korrelation zwischen Krankenhausfällen pro 100 Einwohner und in den Kreisen erwirtschaftetes Bruttoinlandsprodukt pro Kopf für die Kreise mit Inanspruchnahme unterhalb des Median ganz Deutschlands. Eigene Darstellung.

Das Diagramm der linearen Korrelation zwischen den beiden Größen weist eine sehr breite Streuung im Bereich bis 50 Tsd. € auf. Entgegen der Ausgangsthese liegt hier eine positive Korrelation vor.

Die Varianzanalyse der Regressionsmodelle zeigt, dass keines der möglichen sieben Modelle die Signifikanzgrenze erreicht und somit alle Modelle als nicht zutreffend verworfen werden müssen (vgl. Anhang).

In den Kreisen und kreisfreien Städten mit einer unter dem Median liegenden Inanspruchnahme der stationären Krankenhausleistungen entspricht das Ergebnis der Korrelations- und der Regressionsanalyse nicht der Ausgangshypothese. Lediglich eine positive lineare Korrelation zwischen Zielgröße und BIP ist darstellbar und entspricht in ihrer Ausrichtung nicht der Erwartung.

6.2.3. Kreise mit Krankenhausfällen pro 100 Einwohner oberhalb Median Gesamtdeutschland

Die Gruppe der Kreise und kreisfreien Städte, deren stationäre Krankenhausfälle pro 100 Einwohner oberhalb des Median liegen umfasst 195 Bezirke. Dies sind 8 der 18 Bezirke Brandenburgs, ein Bezirk aus Baden-Württemberg, 47 Kreise und kreisfreie Städte der 96 bayrischen Bezirke, Bremen und Bremerhaven, 11 der 26 Bezirke Hessens, Hamburg, 15 der 18 Kreise und kreisfreien Städte Mecklenburg-Vorpommerns, 9 der 54 niedersächsischen Bezirke, 29 der 54 Kreise und kreisfreien Städte Nordrhein-Westfalens, 26 der 36 rheinland-pfälzischen Bezirke, 4 von 15 Kreisen und kreisfreien Städten Schleswig-Holsteins, drei der sechs saarländischen Bezirke, 9 der 13 Kreise und kreisfreien Städte Sachsens, 7 von 14 Bezirken Sachsen-Anhalts sowie alle 23 Bezirke Thüringens. Auch hier wurden nur die Kreise und Städte, für die auch Daten zu den Krankenhausfällen vorlagen berücksichtigt.

In dieser Subgruppe zeigt die Korrelationsanalyse eine mit $p < 0,001$ signifikante, positive Korrelation der Arbeitslosenquote zur Zielgröße der Krankenhausfälle pro 100 Einwohner. Der Korrelationskoeffizient beträgt 0,268.

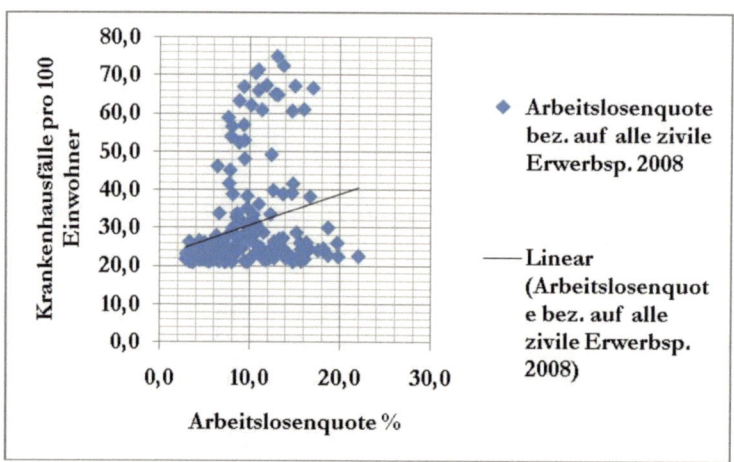

Abb. 38: Lineare Korrelation zwischen Krankenhausfällen pro 100 Einwohner und Arbeitslosenquote für die Kreise mit Inanspruchnahme oberhalb des Median ganz Deutschlands. Eigene Darstellung.

Im Bereich einer Arbeitslosenquote zwischen 8 und 18 % liegt hier eine breite Streuung der Werte vor (Abb. 38). Das verfügbare Einkommen pro Kopf erreicht ebenfalls eine mit $p < 0,001$ signifikante, erwartungsgemäß negative, Korrelation. Der Koeffizient liegt in diesem Fall bei -0,379

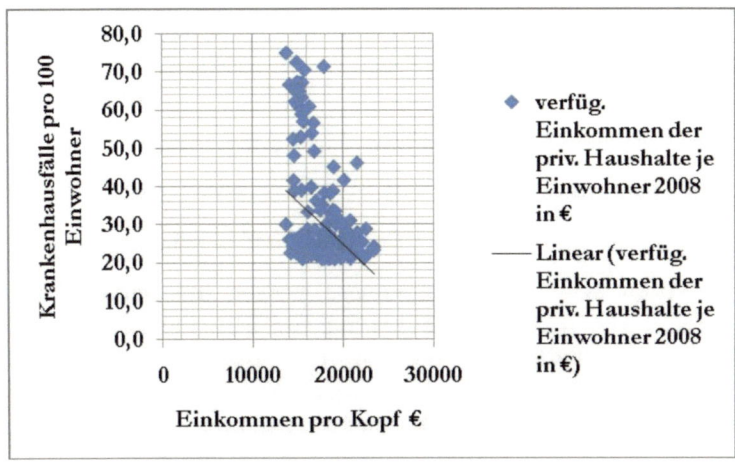

Abb. 39: Lineare Korrelation zwischen Krankenhausfällen pro 100 Einwohner und verfügbarem Haushaltseinkommen pro Kopf für die Kreise mit Inanspruchnahme oberhalb des Median ganz Deutschlands. Eigene Darstellung.

Auch hier ist im Bereich von 13.000,-€ bis 18.000,-€ eine große Gruppe Werte oberhalb der linearen Korrelationsgeraden zu erkennen (Abb. 39). Betrachtet man die Anteile der Altersgruppen so findet man für die Gruppe der unter 18 Jährigen eine erwartungsgemäß negative Korrelation mit einem Koeffizienten von -0,468 und für die Gruppe der 18 bis 64 Jährigen eine positive Korrelation mit einem Koeffizienten von 0,380 bei einem p-Wert von < 0,001. Für die Gruppe der Einwohner über 64 Jahren besteht eine schwächere, positive Korrelation mit einem Koeffizienten von 0,187 bei einem p-Wert von 0,004.

Die Varianzanalyse der Regressionsmodelle zeigt, dass das univariate Modell auf Grund nicht ausreichender Signifikanz verworfen werden muss (vgl. Anhang). Alle anderen Modelle weisen eine Signifikanz von $p < 0,001$ auf. Der Einfluss der Erwerbstätigenquote ist in allen Modellen außer dem mit vier Einflussvariablen signifikant mit folgenden Werten:

bivariates Modell:	$\beta = 0{,}235$ und $p = 0{,}002$
vier Einflussvariablen:	$\beta = 0{,}232$ und $p = 0{,}009$
fünf Einflussvariablen:	$\beta = 0{,}211$ und $p = 0{,}011$
sechs Einflussvariablen:	$\beta = 0{,}183$ und $p = 0{,}032$
sieben Einflussvariablen:	$\beta = 0{,}188$ und $p = 0{,}030$

Entgegen der Ausgangshypothese weisen die standardisierten Regressionskoeffizienten eine positive Einflussnahme der Erwerbstätigenquote auf die Zielgröße aus. Die Arbeitslosenquote beeinflusst nur das bivariate Modell signifkant ($\beta = 0{,}359$ und $p < 0{,}001$). Der Einfluss des verfügbaren Haushaltseinkommens pro Kopf beeinflusst die Modelle mit drei und vier Einflussvariablen signifikant. Bei den beiden Modellen ist dieser Einfluss auch der größte innerhalb der Modelle.

trivariates Modell:	$\beta = -0{,}295$ und $p = 0{,}004$
vier Einflussvariablen:	$\beta = -0{,}389$ und $p < 0{,}001$

Sobald die Altersgruppen den Modellen hinzugefügt werden, verliert das Haushaltseinkommen pro Kopf seine Signifikanz als beeinflussender Faktor der Modelle. Das BIP als Variable erreicht nur im Modell der vier Einflussvariablen statistische Signifikanz ($\beta = 0{,}223$ und $p = 0{,}009$). Entgegen der Erwartung besteht für den Einfluss des BIP eine positive Korrelation. Unter den Anteilen der Altersklassen an der Bevölkerung der Kreise und kreisfreien Städte erreicht nur die Gruppe der unter 18 Jährigen einen relevanten Einfluss und dies in den Modellen der fünf und sechs Variablen. In beiden Fällen ist dieser Einfluss dann auch der jeweils größte innerhalb des Modells.

fünf Einflussvariablen:	$\beta = -0{,}523$ und $p < 0{,}001$
sechs Einflussvariablen:	$\beta = -0{,}473$ und $p < 0{,}001$

Die Einflüsse der anderen Altersgruppen sind in keinem Modell signifikant. Im Modell mit allen sieben Einflussvariablen erreicht lediglich die Erwerbstätigenquote überhaupt noch das geforderte Signifikanzniveau.

Auch in dieser Klasse weist die Korrelationsanalyse in Teilen eine Überstimmung mit der Ausgangshypothese auf (Arbeitslosenquote, Einkommen pro Kopf). Die Regressionsanalyse bestätigt die Hypothese, dass die Variabeln in Kombination miteinader einen signifkanten Einfluss auf die Zielgröße haben. Der Einfluss innerhalb der Modelle ist vor allem für die Erwerbstätigenquote signifikant.

6.2.4. Kreise mit weniger als 24,0 Krankenhausfällen pro 100 Einwohner

Klassifiziert man die Daten entlang einer Grenze der Inanspruchnahme von 24 Krankenhausfälle pro 100 Einwohnern, diese Grenze zum Zwecke der Vergleichbarkeit der Daten mit anderen Untersuchungen gewählt (vgl. Augurzky, Boris et al 2009, S. 24 und Augurzky, Boris et al. 2010, S. 23), ergibt sich für die Gruppe unterhalb der Grenze folgendes Bild. 304 der 414 kreisfreien Städte und Kreise, entsprechend 73,43 %, werden dieser Klassse zugeordnet. Berücksichtigt wurden nur die Kreise und Städte, für die auch Daten zu den Krankenhausfällen vorlagen. In der Korrelationsanaylse erreicht die Erwerbstätigenquote einen Korrelationskoeffizienten von -0,186 bei $p = 0,001$; erwartungsgemäß also eine negative Korrelation.

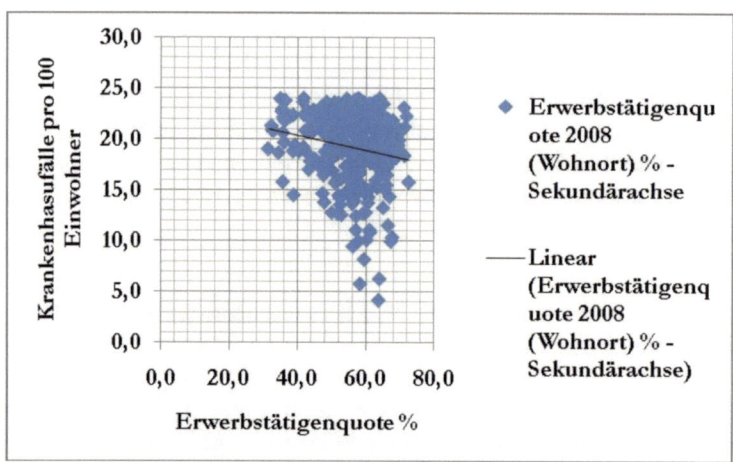

Abb. 40: Lineare Korrelation zwischen Krankenhausfällen pro 100 Einwohner und Erwerbstätigenquote in den Kreisen mit weniger als 24 Krankenhausfällen pro 100 Einwohner. Eigene Darstellung.

Das Schaubild der linearen Regression (Abb. 40) verdeutlicht den relativ geringen Korrelationskoeffizienten in der breiten Streuung. Die Arbeitslosenquote korreliert positiv mit der Zielgröße bei einem Koeffizienten von 0,169 mit p = 0,002.

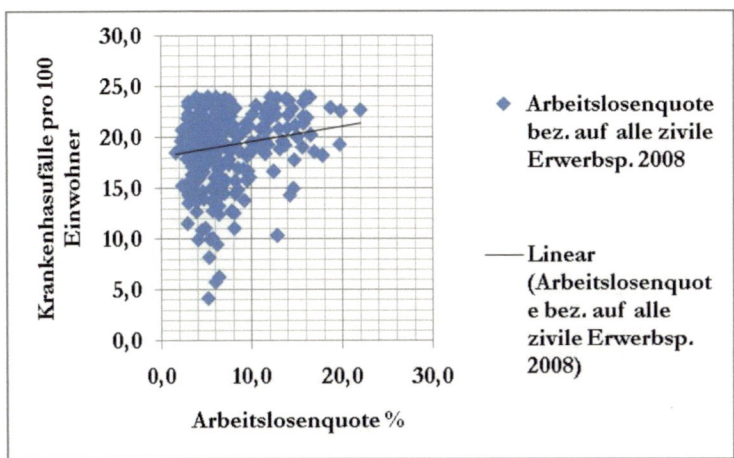

Abb. 41: Lineare Korrelation zwischen Krankenhausfällen pro 100 Einwohner und Arbeitslosenquote in den Kreisen mit weniger als 24 Krankenhausfällen pro 100 Einwohner. Eigene Darstellung.

Auch bei dieser Variablen liegt die Streuung wieder relativ weit um die lineare Korrelationsgeraden (Abb. 41). Das verfügbare Einkommen korreliert dann wieder erwartungsgemäß negativ mit einem Koeffizienten von -0,203 bei einem p-Wert von < 0,001.

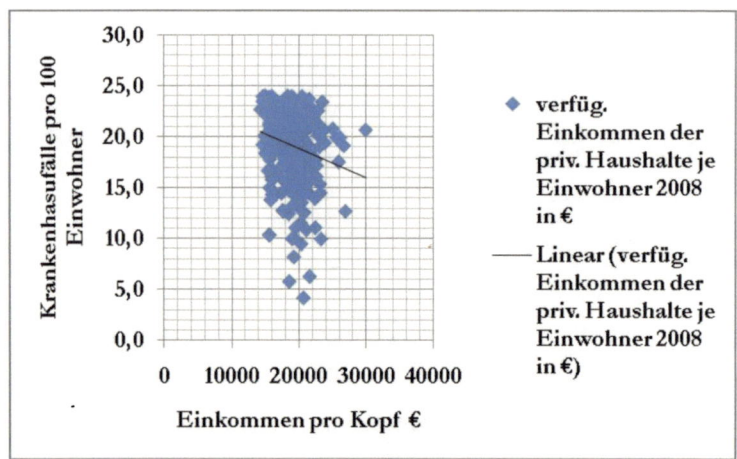

Abb. 42: Lineare Korrelation zwischen Krankenhausfällen pro 100 Einwohner und verfügbarem Haushaltseinkommen pro Kopf in den Kreisen mit weniger als 24 Krankenhausfällen pro 100 Einwohner. Eigene Darstellung.

Das Schaubild zur linearen Korrelationsgeraden zeigt wiederum die weite Streuung (Abb. 42). Das BIP erreicht keine statistische Signifikanz in seiner Korrelation zur Zielgröße. Der Anteil der Einwohner unter 18 Jahren korreliert mit einem Koeffizineten von -0396 bei einem p = 0,047. Der Anteil der 18 bis 64 Jährigen erreicht ebenfalls keine Signifikanz in der Korrelation. Die Menge der Einwohner mit 65 Jahren und älter weist hingegen wieder einen Korrelationskoeffizienten von 0,120 bei einem p-Wert von 0,018 auf.

Die Regressionsmodelle erreichen alle das geforderte Signifikanzniveau mit p-Werten von < 0,001 bis 0,002. Die Arbeitslosenquote, das BIP und die drei Altersklassen erreichen in keinem der Modelle einen p-Wert von ≤ 0,050. Somit muss deren Einfluss innerhalb der Modelle auf die Zielgröße als unsicher gelten. Innerhalb der Regressionsmodelle stellen sich nur die Erwerbstätigenquote und das Einkommen pro Kopf als statistisch signifikant mit folgenden Werten dar. Erwerbstätigenquote:

univariates Modell:	$\beta = -0{,}186$ und $p = 0{,}001$
bivariates Modell:	$\beta = -0{,}140$ und $p = 0{,}023$
trivariates Modell:	$\beta = -0{,}153$ und $p = 0{,}013$
vier Einflussvariablen:	$\beta = -0{,}144$ und $p = 0{,}033$
fünf Einflussvariablen:	$\beta = -0{,}149$ und $p = 0{,}029$
sechs Einflussvariablen:	$\beta = -0{,}150$ und $p = 0{,}028$

Im Modell mit allen sieben Einflussvariablen erreicht die Erwerbstätigenquote keine Signifikanz mehr. Verfügbare Einkommen:

trivariates Modell:	$\beta = -0{,}184$ und $p = 0{,}021$
vier Einflussvariablen:	$\beta = -0{,}193$ und $p = 0{,}022$
fünf Einflussvariablen:	$\beta = -0{,}192$ und $p = 0{,}023$
sechs Einflussvariablen:	$\beta = -0{,}188$ und $p = 0{,}026$
sieben Einflussvariablen:	$\beta = -0{,}213$ und $p = 0{,}012$

In der Korrelationsanalyse entsprechen die Ergebnisse von Erwerbstätigenquote, Arbeitslosenquote und Einkommen pro Kopf der Ausgangshypothese, die restlichen Variablen jedoch nicht. Die Regressionsanalyse bestätigt mit der Gültigkeit aller Modelle die These zum additiven Einfluss der Variablen in dieser Klasse. Maßgeblich für die Gültigkeit aller Modelle sind jedoch der Einfluss der Erwerbstätigenquote und des Einkommens.

6.2.5. Kreise mit 24,0 oder mehr Krankenhausfällen pro 100 Einwohner

Die Ergebnisse dieser Klasse werden bei den klassifizierten Daten unter 6.3.7 dargestellt.

6.3. Klassifizierte Daten

6.3.1. Kreise und kreisfreie Städte mit weniger als 17 stationären Krankenhausfällen pro 100 Einwohner

Folgende Anzahl an Bezirken der jeweiligen Länder wurde dieser Klasse zugeordnet:

Brandenburg	4	von	18	=	22,23 %
Baden-Württemberg	17	von	44	=	38,36 %
Bayern	5	von	96	=	5,21 %
Hessen	13	von	26	=	50,00 %
Niedersachsen	12	von	46	=	26,09 %
Nordrhein-Westfalen	11	von	54	=	20,37 %
Sachsen-Anhalt	3	von	14	=	21,43 %

Berlin, Bremen, Hamburg, Mecklenburg-Vorpommern, Rheinland-Pfalz, Schleswig-Holstein, das Saarland, Sachsen und Thüringen weisen keine Bezirke mit weniger als 17 Fällen Inanspruchnahme stationärer Krankenhausleistungen pro 100 Einwohner auf.

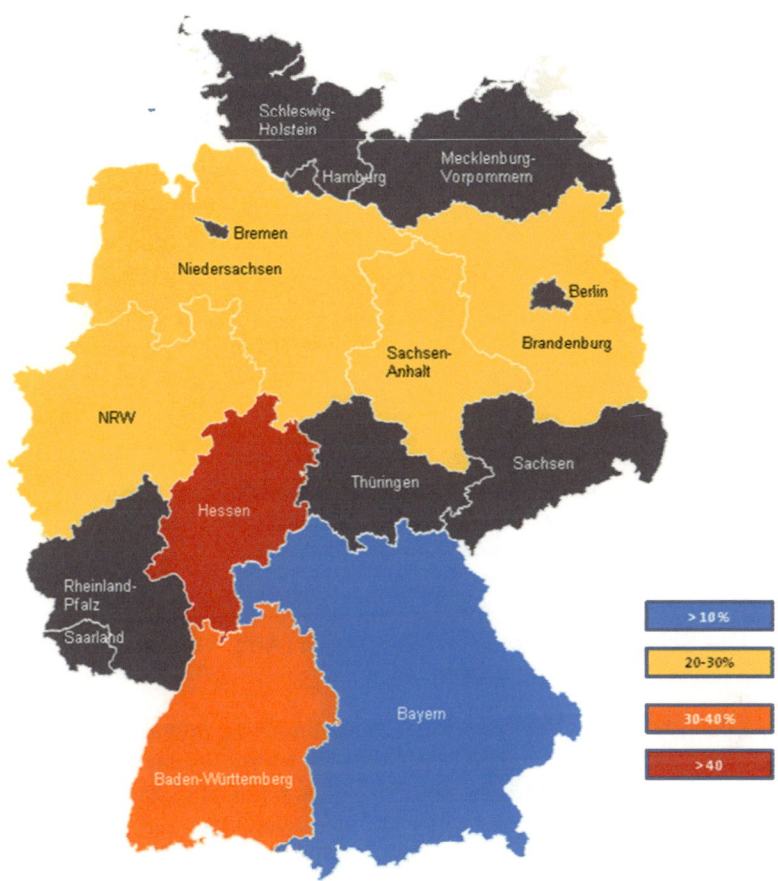

Abb. 43: Prozentualer Anteil der Kreise und kreisfreien Städte mit weniger als 17 Krankenhausfällen/100 Einwohner. Eigene Darstellung.

In der Korrelationsanalyse dieser Klasse findet sich nur das BIP mit einem statistisch signifikanten Koeffizienten von 0,280 bei einem p-Wert von 0,10. Entgegen der Ausgangshypothese liegt eine positive Korrelation zur Zielgröße vor.

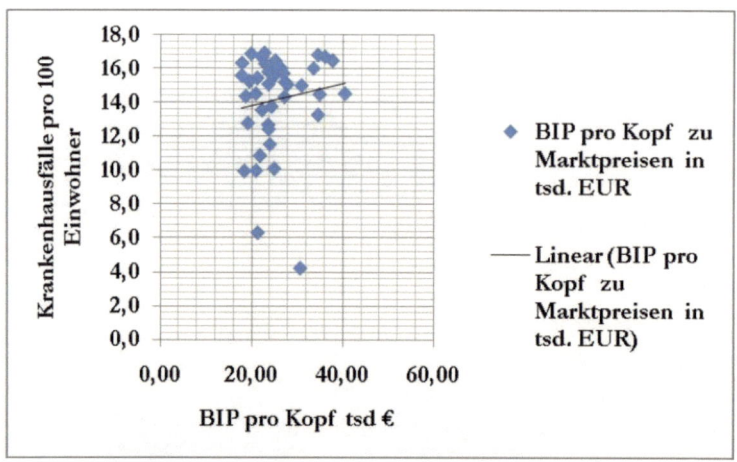

Abb. 44: Lineare Korrelation zwischen Krankenhausfällen pro 100 Einwohner und BIP pro Kopf in den Kreisen mit weniger als 17 Krankenhausfällen pro 100 Einwohner. Eigene Darstellung.

Das Schaubild der linearen Korrelation (Abb. 44) zeigt allerdings eine weite Streuung um die Geraden.

Die Varianzanalyse der Regressionsmodelle weist das Modell mit fünf und das mit sieben Variablen als statistisch signifikant aus. Die anderen fünf Modelle sind zu verwerfen. Im Modell mit 5 Variabeln ist einzig das BIP als Einflussgröße auf die Krankenhausfälle pro 100 Einwohner sigifikant mit β = 0,393 bei p = 0,006. Für das Modell mit sieben Variablken werden folgende Parameter als signifikant beeinflussend ausgewiesen:

Einkommen pro Kopf (β = -0,376 bei p = 0,036), Anteil der Einwohner unter 18 Jahren (β = 0,378 bei p = 0,013) und Anteil der Einwohner mit 65 Jahren und Älter (β = 0,432 bei p = 0,039). Der Einfluss aller anderen Variablen ist nicht signifikant.

In dieser Klasse lässt sich der additive Einfluss aller Variablen in der Regressionsanalyse gut erkennen. Erst in der Kombination aus fünf oder sieben Variablen ergibt sich ein messbarer Einfluss auf die Zielgröße. Die Korrelationsanalyse steht im Widerspruch zur These dieser Studie durch das nicht Erreichen des Signifikanzniveaus aller Variablen bis auf das BIP. Das BIP weist dann eine positive, anstelle der erwartet negativen Korrelation auf. Dies spricht dafür, dass die These dieser Untersuchung für diese Klasse zu verwerfen ist.

6.3.2. Kreise und kreisfreie Städte 17 bis 17,99 stationären Krankenhausfällen pro 100 Einwohner

Folgende Anzahl an Bezirken der jeweiligen Länder wurde dieser Klasse zugeordnet:

Brandenburg	1	von	18	=	5,56 %
Baden-Württemberg	17	von	44	=	38,36 %
Bayern	2	von	96	=	2,08 %
Niedersachsen	3	von	46	=	6,52 %
Nordrhein-Westfalen	2	von	54	=	3,70 %
Rheinland-Pfalz	1	von	36	=	2,78 %

Berlin, Bremen, Hamburg, Hessen, Mecklenburg-Vorpommern, Schleswig-Holstein, das Saarland, Sachsen, Sachsen-Anhalt und Thüringen stellen keine Kreise oder kreisfreien Städte für diese Klasse.

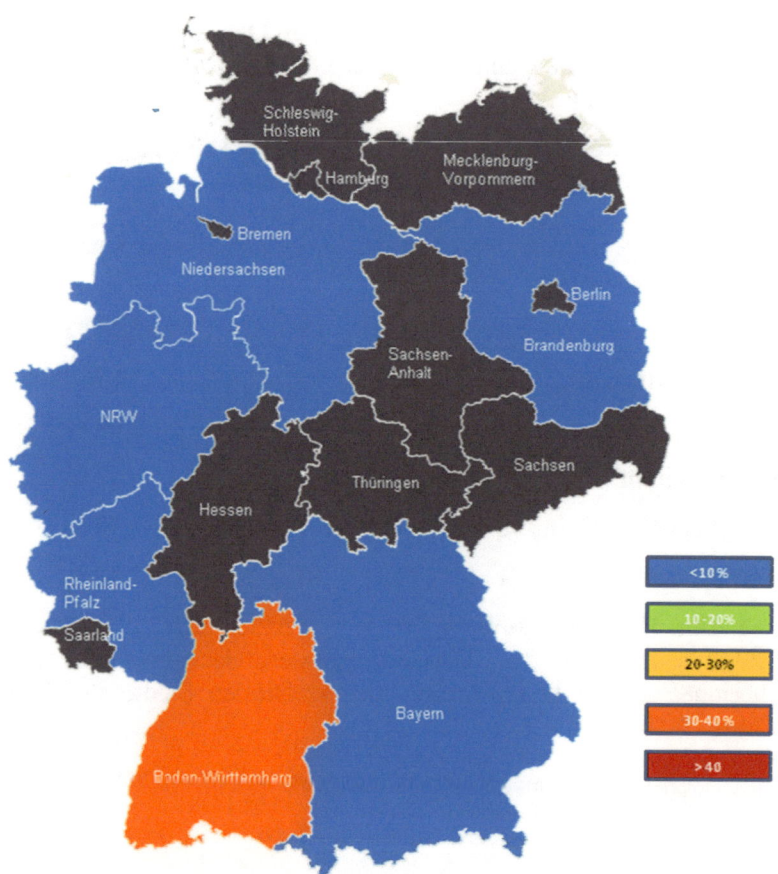

Abb. 45: Prozentualer Anteil der Kreise und kreisfreien Städte 17 bis 17,99 Krankenhausfällen/100 Einwohner. Eigene Darstellung.

Einzig Baden-Württemberg weist einen höheren Anteil an Bezirken in dieser Klasse auf. Als einzige beeinflussende Variabel erlangt in der Korrelationsanalyse der Anteil der Einwohner unter 18 Jahren einen gerade noch signifikanten Einfluss mit einem Koeffizienten von 0,309 bei p = 0,048 (vgl. Anhang).

Alle sieben Regressionsmodelle erreichen in der Varianzanalyse kein ausreichendes Signifikanznievau und sind daher zu verwerfen.

Die Ergebnisse dieser Klasse unterstützt die Ausgangshypothese, wie auch die der vorigen Klassse, nicht.

6.3.3. Kreise und kreisfreie Städte mit 18 bis 18,99 stationären Krankenhausfällen pro 100 Einwohner

In dieser Klasse stellt sich die Verteilung der Bezirke der Länder wie folgt dar:

Brandenburg	2	von	18	=	11,12 %
Baden-Württemberg	5	von	44	=	11,36 %
Bayern	8	von	96	=	8,34 %
Niedersachsen	3	von	46	=	6,52 %
Nordrhein-Westfalen	3	von	54	=	5,55 %
Rheinland-Pfalz	4	von	36	=	11,12 %
Schleswig-Holstein	1	von	15	=	6,67 %
Saarland	1	von	6	=	16,67 %
Sachsen	1	von	13	=	7,69 %
Sachsen-Anhalt	1	von	14	=	7,14 %
Mecklenburg-Vorpommern	2	von	18	=	11,12 %

Berlin, Bremen, Hamburg, Hessen, und Thüringen stellen keine Kreise oder kreisfreien Städte für diese Klasse.

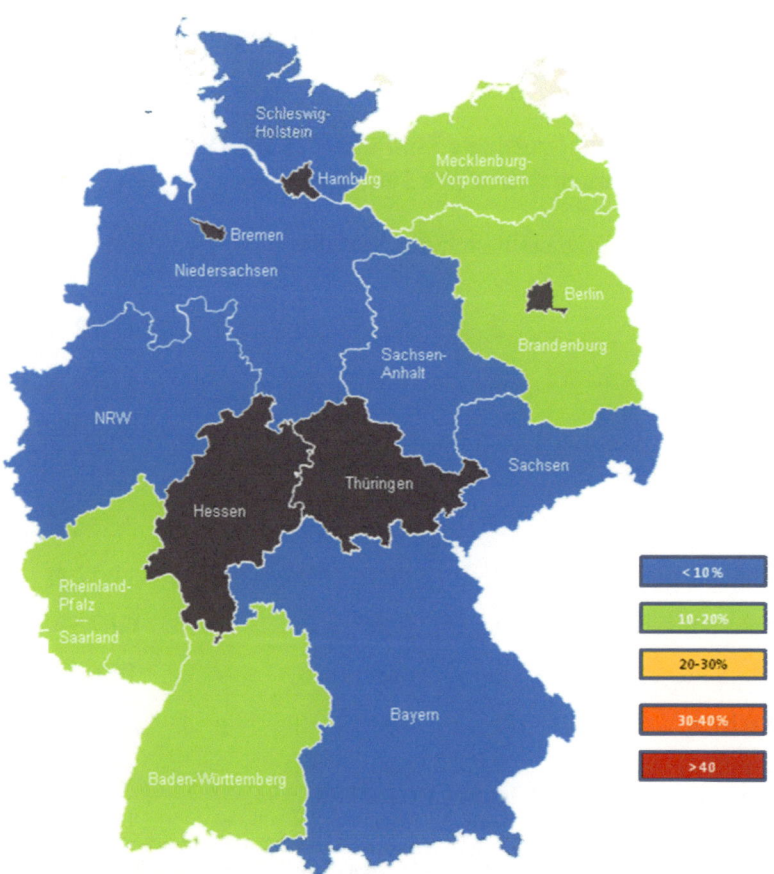

Abb. 46: Prozentualer Anteil der Kreise und kreisfreien Städte 18 bis 18,99 Krankenhausfällen/100 Einwohner. Eigene Darstellung.

Kein Bundesland stellt mehr als 17% seiner Bezirke in dieser Klasse. In dieser Gruppe sind signifikante Korrelationen der Krankenhausfälle pro 100 Einwohner mit dem verfügbaren Einkommen, Korrelationskoeffizient 0,438 bei p = 0,004, mit dem BIP pro Kopf, Korrelationskoeffizient 0,383 bei p = 0,011, und mit dem Anteil der Altersgruppe der über 64 Jährigen, Korrelationskoeffizient 0,285 bei p = 0,046, zu verzeichnen.

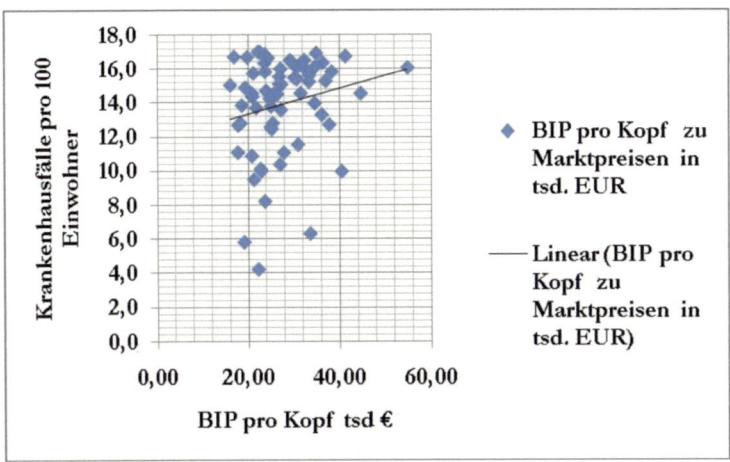

Abb. 47: Lineare Korrelation zwischen Krankenhausfällen pro 100 Einwohner und BIP pro Kopf in den Kreisen mit 18 bis 18,99 Krankenhausfällen pro 100 Einwohner. Eigene Darstellung.

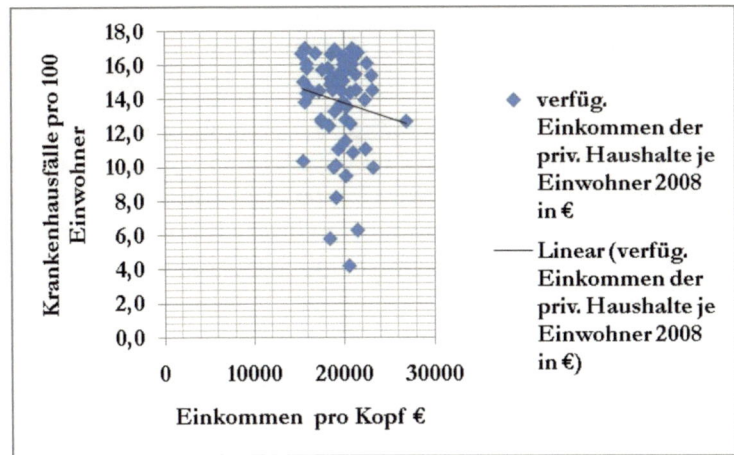

Abb. 48: Lineare Korrelation zwischen Krankenhausfällen pro 100 Einwohner und verfügbarem Haushaltseinkommen pro Kopf in den Kreisen mit 18 bis 18,99 Krankenhausfällen pro 100 Einwohner. Eigene Darstellung.

Allerdings zeigen die grafischen Darstellungen der Korrelationsgeraden von BIP und Einkommen (Abb. 47 und 48), dass eine große

Streuung vorliegt. Entgegen der Erwartung besteht rechnerisch eine positive Korrelation zum BIP.

In der Varianzanalyse der Regressionsmodelle erreichen die Modelle mit 3 Variablen (p = 0,006), mit 4 Variablen (p = 0,013), mit 5 Variablen (p = 0,028) und mit 6 Variablen (p = 0,048) statistische Signifikanz. Die anderen drei Modelle sind zu verwerfen. Innerhalb des Modells mit 3 Variablen übt das verfügbare Einkommen den stärksten Einfluss aus (β = 0,658 und p = 0,001) und die Arbeitslosenquote den Zweitstärksten (β = 0,406 und p = 0,021). Die Erwerbstätigenquote erreicht nicht die notwendige Signifikanz. Das Modell mit 4 Einflußvariablen wird einzig vom verfügbaren Monatseinkommen nachweislich beeinflusst (β = 0,572 bei p = 0,021). Alle anderen Einflußvariablen dieses Modells liegen mit den p-Werten oberhalb von 0,50 und üben somit keinen nachweislichen Einfluss aus. Gleiches gilt für das Modell der fünf Variablen. Hier liegt der standardisierte Regressionskoeffizient des Einkommens pro Kopf bei 0,597 mit p = 0,021. Ebenfalls das Modell mit sechs Variablen wird einzig signifikant vom Pro-Kopf-Einkommen beeinflusst (β = 0,625 bei p = 0,020). Die Regressionskoeffizienten der Erwerbstätigenquote sind in allen signifikanten Modellen positiv.

Die Korrelationsanalyse bestätigt die Hypothese der Studie für das Einkommen pro Kopf und die Altersgruppe der Rentner. Das BIP verhält sich jedoch in dieser Gruppe wieder in seiner Korrelation positiv anstatt negativ. Die Regressionsanalyse gibt ein indifferentes Bild mit Einkommen pro Kopf und Arbeitslosenquote als stärksten Einflußvariablen.

6.3.4. Kreise und kreisfreie Städte 19 bis 19,99 stationären Krankenhausfällen pro 100 Einwohner

Der Anteil der Kreise und kreisfreien Städte dieser Klasse auf die Bundesländer sieht wie folgt aus:

Brandenburg	3	von	18	=	16,67 %
Baden-Württemberg	2	von	44	=	4,55 %
Bayern	12	von	96	=	12,50 %
Hessen	1	von	26	=	3,85 %

Nordrhein-Westfalen	4	von	54	=	7,41 %
Rheinland-Pfalz	1	von	36	=	2,78 %
Schleswig-Holstein	4	von	15	=	26,67 %
Saarland	1	von	6	=	16,67 %
Sachsen	1	von	13	=	7,69 %
Sachsen-Anhalt	1	von	14	=	7,14 %
Mecklenburg-Vorpommern	1	von	18	=	5,56 %

In Berlin, Bremen, Hamburg, Niedersachsen und Thüringen liegt in keinem Kreis oder kreisfreier Stadt die Zahl der Krankenhausfälle pro 100 Einwohner zwischen 19 und 19,99.

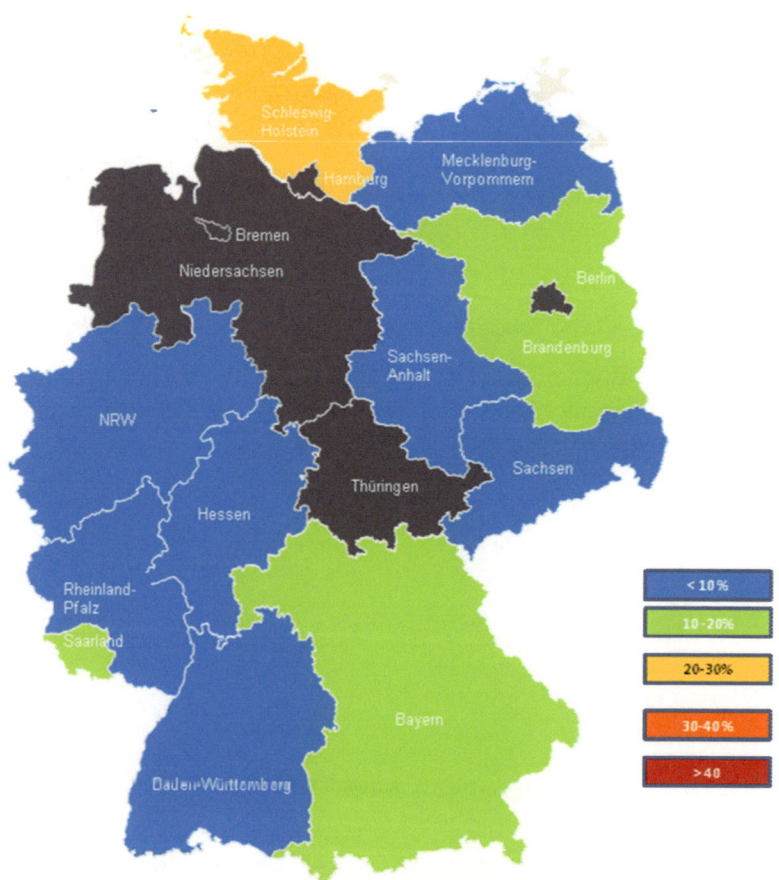

Abb. 49: Prozentualer Anteil der Kreise und kreisfreien Städte 19 bis 19,99 Krankenhausfällen/100 Einwohner. Eigene Darstellung.

Auch hier ist in der geografischen Verteilung kein Muster zu erkennen. Die Korrelationsanalyse der Variablen dieser Gruppe mit der Zielgröße der stationären Krankenhausfälle pro 100 Einwohner kommt zu folgendem Ergebnis: Die Erwerbstätigenquote korreliert mit einem Koeffizienten von 0,422 bei einem p-Wert von 0,006 mit der Zielgröße.

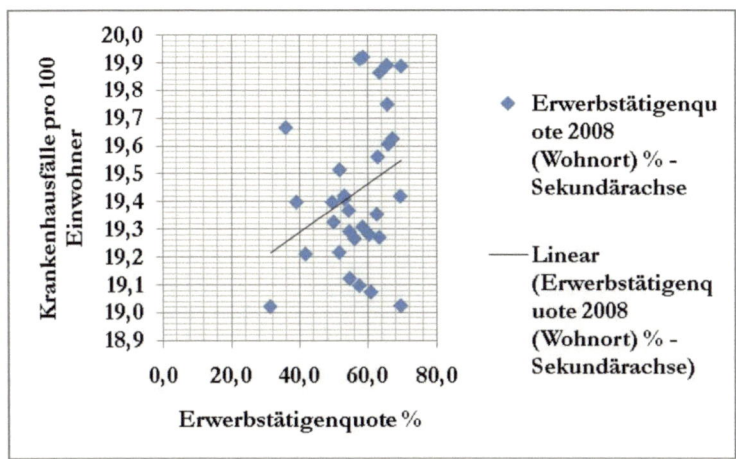

Abb. 50: Lineare Korrelation zwischen Krankenhausfällen pro 100 Einwohner und Erwerbstätigenquote in den Kreisen mit 19 bis 19,99 Krankenhausfällen pro 100 Einwohner. Eigene Darstellung.

Die Korrelation ist entgegen der Hypothese positiv (Abb. 50). Das verfügbare Einkommen pro Kopf korreliert mit einem Koeffizienten von 0,295 bei p = 0,043 mit der Zielgröße. Hier liegt ebenfalls eine positive Korrelation (Abb. 51) vor. Gleiches gilt für das BIP pro Kopf (0,348 bei p = 0,020).

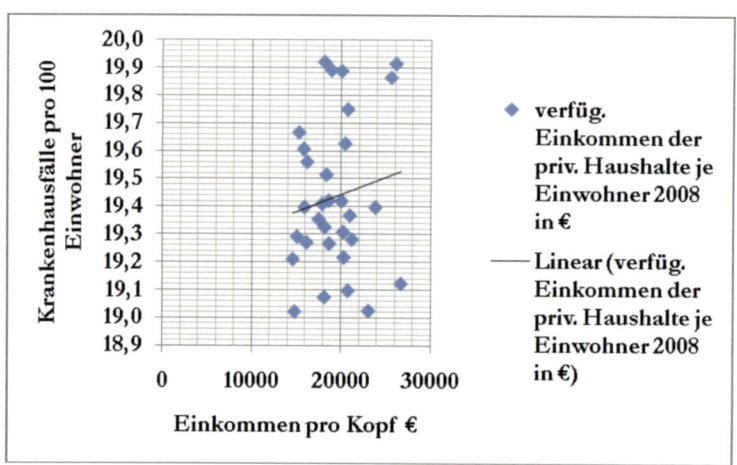

Abb. 51: Lineare Korrelation zwischen Krankenhausfällen pro 100 Einwohner und verfügbarem Haushaltseinkommen pro Kopf in den Kreisen mit 19 bis 19,99 Krankenhausfällen pro 100 Einwohner. Eigene Darstellung.

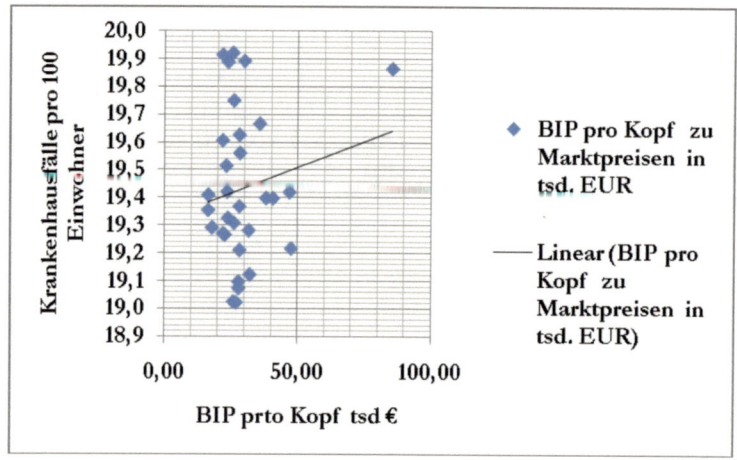

Abb. 52: Lineare Korrelation zwischen Krankenhausfällen pro 100 Einwohner und BIP pro Kopf in den Kreisen mit 19 bis 19,99 Krankenhausfällen pro 100 Einwohner. Eigene Darstellung.

Der Anteil der Einwohner unter 18 Jahren korreliert ebenfalls (0,290) mit der Zielgröße auf signifikantem Niveau (p = 0,046). Die anderen Variablen erweisen sich in der Korrelationsanalyse nicht als signifikant beeinflussend für die Zielgröße.

In der Varianzanalyse der Regressionsmodelle haben nur das univariate (p = 0,021) und das bivariate Modell (p = 0,033) den Signifikanztest bestanden. Die anderen Modelle sind zu verwerfen. Der standardisierte Regressionskoeffizient der Erwerbslosenquote im univariaten Modell liegt bei β = 0,422 auf einem Signifikanzniveau von p = 0,010. Im bivariate Modell übt die Erwerbslosenquote den größeren Einfluss (β = 0,388 bei p = 0,010) aus. Die Arbeitslosenquote erreicht innerhalb dieses Modells keine signifikante Beeinflussung mehr (β = 0,123 bei p = 0,462).

Die Schaubilder zur Korrelationsanalyse und die Ergebnisse der Regressionsanalyse zeigen, dass hier zwar statistische Signifikanzen vorliegen, die Ergebnisse aber auf Grund der Breite der Streuung eher zu verwerfen sind. Die breite der Streuung bedingt auch die gegenseitige Aufhebung der Einflüsse innerhalb der multivariaten Regressionsmodelle.

6.3.5. Kreise und kreisfreie Städte mit 20 bis 21,99 stationären Krankenhausfällen pro 100 Einwohner

Zwischen 20 und 22 stationäre Krankenhausfälle pro 100 Einwohner weisen pro Bundesland folgender Anteil der Kreise und kreisfreien Städte auf.

Brandenburg	2	von	18	=	16,67 %
Berlin	1	von	1	=	100 %
Baden-Württemberg	2	von	44	=	4,55 %
Bayern	35	von	96	=	36,46 %
Hessen	1	von	26	=	3,85 %
Nordrhein-Westfalen	2	von	54	=	3,70 %
Niedersachsen	3	von	46	=	6,52 %
Rheinland-Pfalz	12	von	36	=	33,34 %
Schleswig-Holstein	8	von	15	=	53,34 %

Saarland	1	von	6	=	16,67 %
Sachsen	3	von	13	=	23,08 %
Sachsen-Anhalt	3	von	14	=	21,43 %
Mecklenburg-Vorpommern	1	von	18	=	5,56 %

Die Bundesländer Bremen, Hamburg, und Thüringen liegen in keinem Kreis oder kreisfreier Stadt mit der Zahl der Krankenhausfälle pro 100 Einwohner zwischen 20 und 20,99.

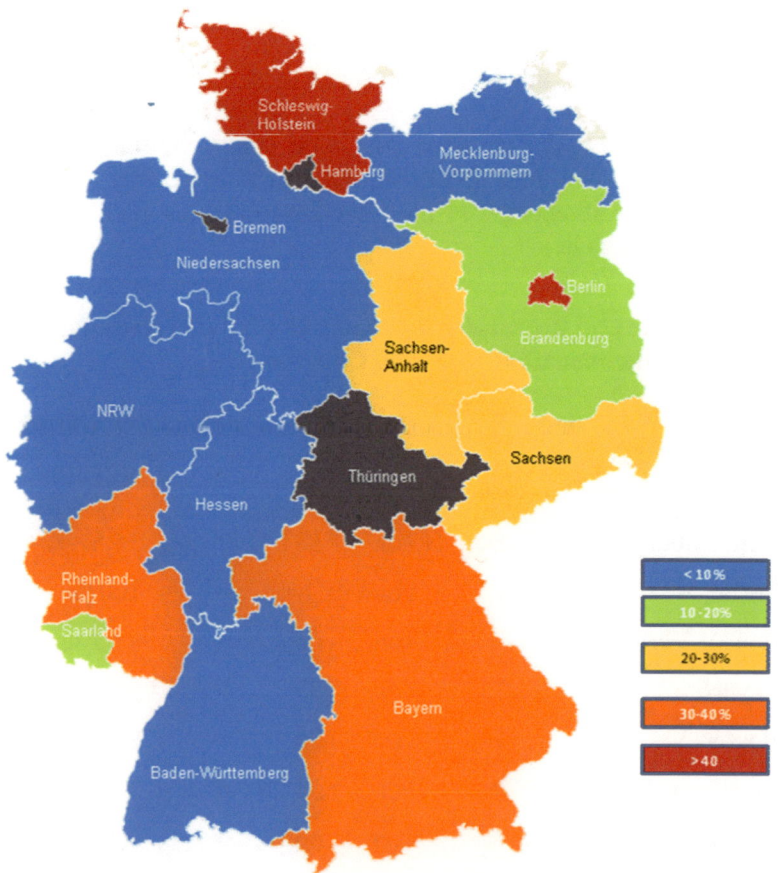

Abb. 53: Prozentualer Anteil der Kreise und kreisfreien Städte 20 bis 21,99 Krankenhausfällen/100 Einwohner. Eigene Darstellung.

Die Korrelationsanalyse ergab in dieser Klasse für keine Einflussgröße eine signifikante Korrelation mit der Anzahl der stationären Krankenhausfälle. In der Varianzanalyse der Regressionsmodelle erreichte keines der sieben Modelle eine ausreichende Signifikanz, um als Erklärungsmodell zu dienen (vgl. Anhang). In der geografischen Verteilung stellen Schleswig-Holstein und Berlin die Spitzenreiter.

Die Ergebnisse dieser Klasse sind mit der Ausgangshypothese nicht in Einklang zu bringen.

6.3.6. Kreise und kreisfreie Städte 22 bis 23,99 stationären Krankenhausfällen pro 100 Einwohner

In dieser Klasse sieht die Verteilung der Kreise und kreisfreien Städte auf die Bundesländer wie folgt aus:

Brandenburg	4	von	18	=	22,23 %
Bayern	18	von	96	=	18,75 %
Hessen	4	von	26	=	15,38 %
Nordrhein-Westfalen	7	von	54	=	12,96 %
Niedersachsen	1	von	46	=	2,17 %
Rheinland-Pfalz	10	von	36	=	27,78 %
Schleswig-Holstein	1	von	15	=	6,67 %
Saarland	3	von	6	=	50,00 %
Sachsen	7	von	13	=	53,85 %
Sachsen-Anhalt	2	von	14	=	14,29 %
Mecklenburg-Vorpommern	6	von	18	=	33,34 %

Die Bundesländer Baden-Württemberg, Berlin, Bremen, Hamburg, und Thüringen stellen keine Kreise oder kreisfreien Städte in dieser Klasse.

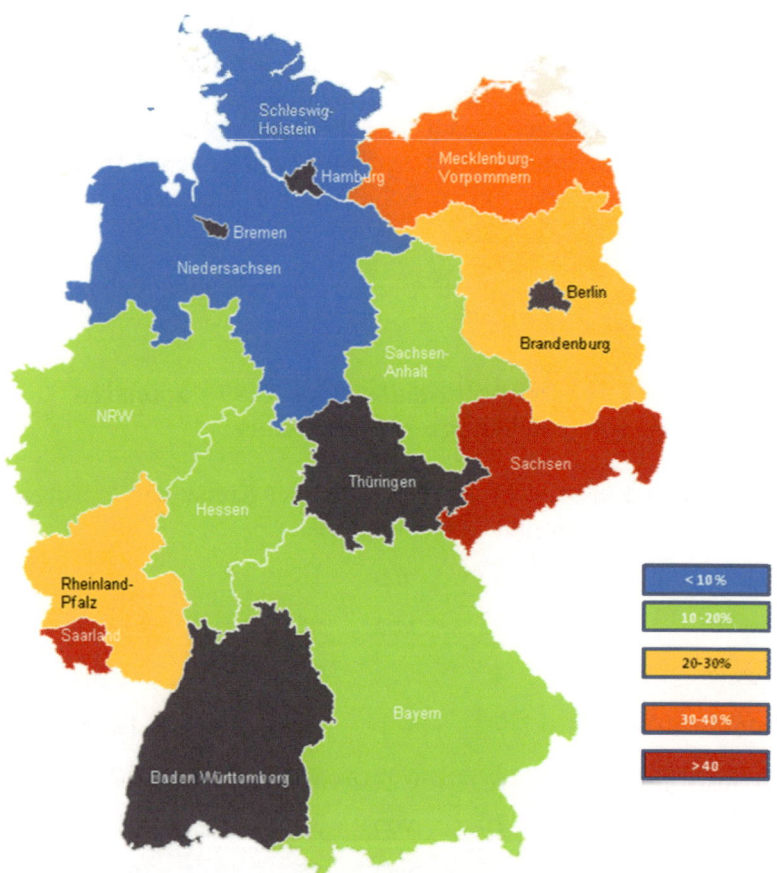

Abb. 54: Prozentualer Anteil der Kreise und kreisfreien Städte 22 bis 23,99 Krankenhausfällen/100 Einwohner. Eigene Darstellung.

Die Korrelationsanalyse der Variablen in dieser Klasse ergab lediglich für den Anteil der über 64 Jährigen eine statistisch relevante Korrelation mit der Zielgröße. Der Korrelationskoeffizient beträgt 0,243 bei einem p-Wert von 0,024.

Die Ergebnisse der Varianzanalyse der Regressionsmodelle erreichten bei keinem Modell die Signifikanzgrenze von p = 0,050. Somit konnte keines der Regressionsmodelle die Ergebnisse erklären (vgl. Anhang). Das Saarland, Sachsen und Mecklenburg-Vorpommern führen die geografische Verteilung an; jedoch auch hier ist kein Muster zu erkennen.

6.3.7. Kreise und kreisfreie Städte mit 24 oder mehr stationären Krankenhausfällen pro 100 Einwohner

In dieser Klasse sieht die Verteilung der Kreise und kreisfreien Städte auf die Bundesländer wie folgt aus:

Brandenburg	2	von	18	=	11,10 %
Bayern	18	von	96	=	15,63 %
Hamburg	1	von	1	=	100 %
Hessen	7	von	26	=	26,92 %
Nordrhein-Westfalen	21	von	54	=	38,89 %
Niedersachsen	6	von	46	=	13,04 %
Rheinland-Pfalz	8	von	36	=	22,22 %
Sachsen	1	von	13	=	53,85 %
Sachsen-Anhalt	4	von	14	=	28,57 %
Mecklenburg-Vorpommern	8	von	18	=	44,44 %
Thüringen	23	von	23	=	100 %

Die Bundesländer Baden-Württemberg, Berlin, Bremen, Hamburg, Saarland und Schleswig-Holstein stellen keine Kreise oder kreisfreien Städte in dieser Klasse. Es wurden insgesamt 98 Kreise und kreisfreie Städte zugeordnet. Berücksichtigt wurden auch hier nur die Kreise und Städte, für die auch Daten zu den Krankenhausfällen vorlagen. Die Klasse beinhaltet somit 23,67 % der Bezirke Deutschlands.

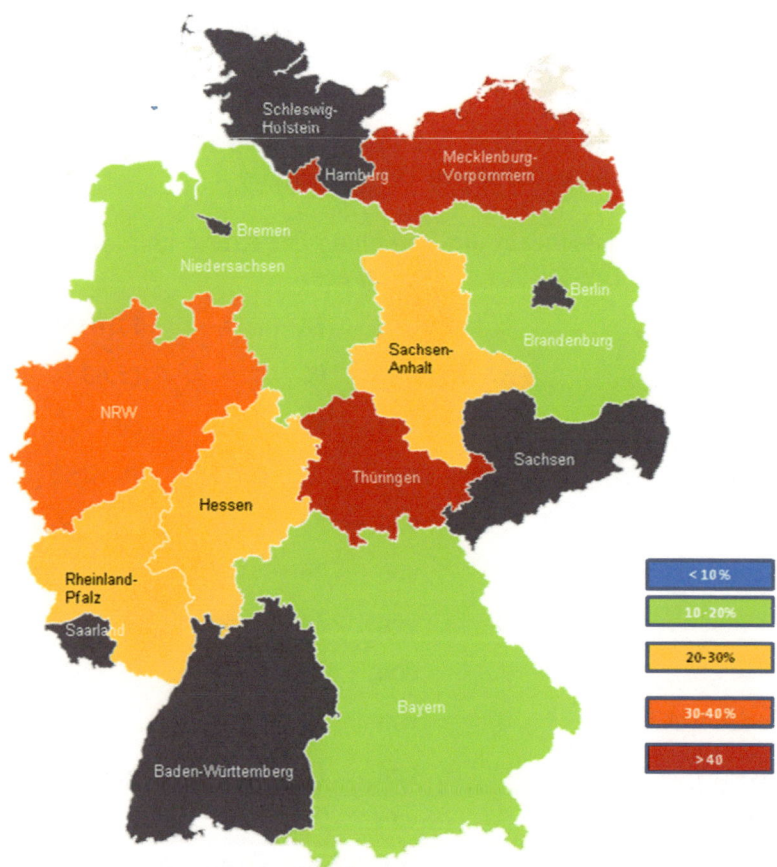

Abb. 55: Prozentualer Anteil der Kreise und kreisfreien Städte 24 oder mehr Krankenhausfällen/100 Einwohner. Eigene Darstellung.

In der Klasse der Kreise und kreisfreien Städte mit 24 oder mehr Krankenhausfällen pro 100 Einwohner konnten in der Korrelationsanalyse folgende Beeinflussungen der Zielgröße festgestellt werden: Eine positive Korrelation entgegen der Ausgangshypothese mit einem Koeffizienten von 0,365 bei einem p-Wert von < 0,001 zeigte die Erwerbstätigenquote (Abb. 56). Jedoch, ist hierbei zu beachten, dass im Schaubild der linearen Korrelation zwei nahezu getrennte Punktewolken zu erkennen sind. Betrachtet man die Punktewolke oberhalb von 50 Krankenhausfällen pro 100 Einwohner (Abb. 56 a) und die unterhalb (Abb. 56 b) getrennt, so ist in beiden eine negative Korrelation zu erkennen.

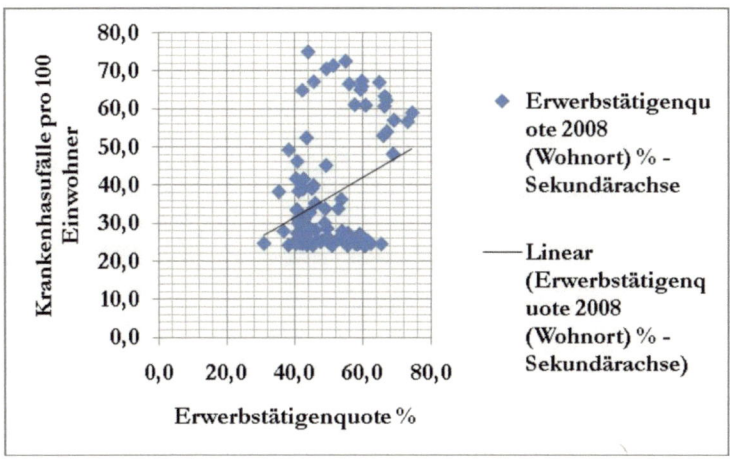

Abb. 56: Lineare Korrelation zwischen Krankenhausfällen pro 100 Einwohner und Erwerbstätigenquote in den Kreisen mit 24 oder mehr Krankenhausfällen pro 100 Einwohner. Eigene Darstellung.

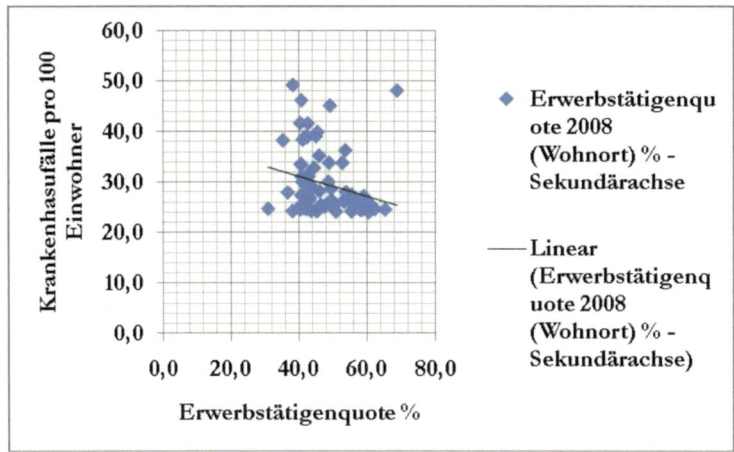

Abb. 56a: Lineare Korrelation zwischen Krankenhausfällen pro 100 Einwohner und Erwerbstätigenquote in den Kreisen mit 24 oder mehr Krankenhausfällen pro 100 Einwohner – nur Kreise bis 50 Fälle / 100 Einwohner. Eigene Darstellung.

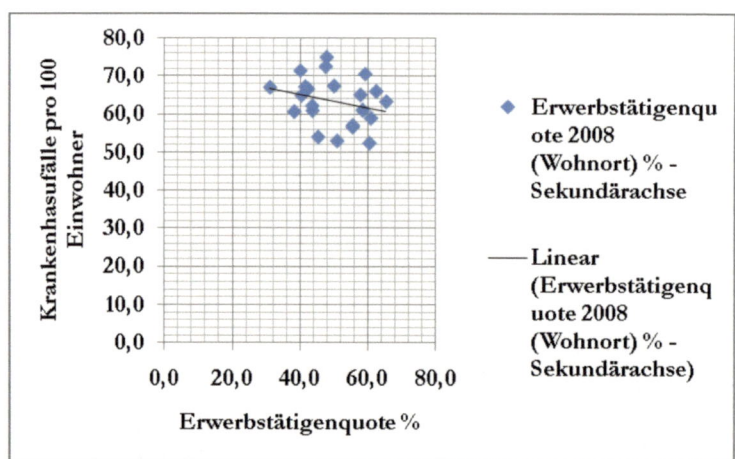

Abb. 56b: Lineare Korrelation zwischen Krankenhausfällen pro 100 Einwohner und Erwerbstätigenquote in den Kreisen mit 24 oder mehr Krankenhausfällen pro 100 Einwohner – nur Kreise ab 50 Fälle / 100 Einwohner. Eigene Darstellung.

Die Arbeitslosenquote weist erwartungsgemäß eine positive Korrelation mit einem Koeffizienten von 0,279 bei einem p-Wert von 0,002 auf.

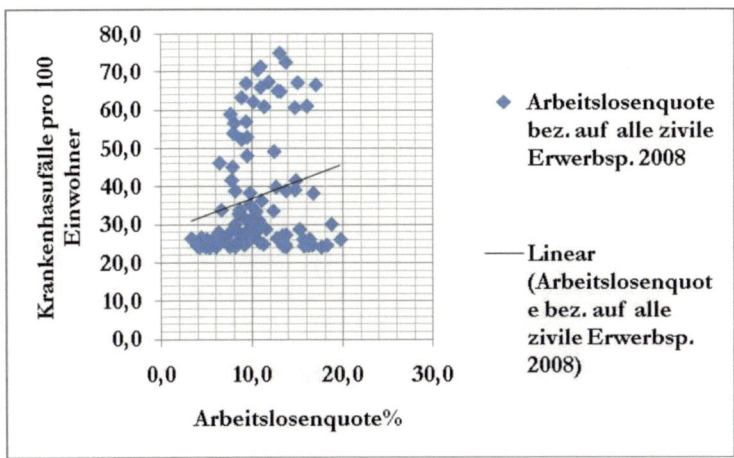

Abb. 57: Lineare Korrelation zwischen Krankenhausfällen pro 100 Einwohner und Arbeitslosenquote in den Kreisen mit 24 oder mehr Krankenhausfällen pro 100 Einwohner. Eigene Darstellung.

Das verfügbare Einkommen korreliert negativ mit der Zielgröße (-0,351 bei $p < 0,001$). Der Anteil der jungen Einwohner unter 18 Jahren korreliert ebenfalls negativ mit der Zielgröße mit einem Koeffizienten von -0,449 bei $p < 0,001$.

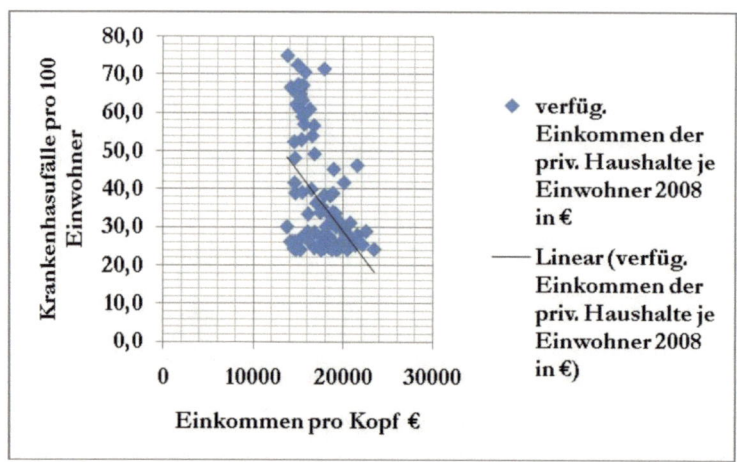

Abb. 58: Lineare Korrelation zwischen Krankenhausfällen pro 100 Einwohner und verfügbarem Haushaltseinkommen pro Kopf in den Kreisen mit 24 oder mehr Krankenhausfällen pro 100 Einwohner. Eigene Darstellung.

Der Anteil der Einwohner zwischen und 18 und 64 Jahren weist eine positive Korrelation mit einem Koeffizienten von 0,512 bei p <0,001 auf. Der Anteil der über 64 Jährigen korreliert ebenfalls positiv (0,245 bei p = 0,007). Lediglich das BIP pro Kopf zeigt keine signifikante Korrelation zur Zielgröße.

Alle sieben Regressionsmodelle erreichen in der Varianzanalyse einen p-Wert von < 0,001 und sind somit signifikant. Im univariaten Modell liegt der standardisierte Regressionskoeffizient für die Erwerbstätigenquote bei 0,365 mit p =< 0,001. Im bivariate Modell ist der Einfluss der Erwerbstätigkeit mit β = 0,410 größer als der der Arbeitslosenquote mit β = 0,334. Beide Variablen erreichen einen p-Wert von < 0,001. Das trivariaten Modell wird nur von der Erwerbstätigenquote (β = 0,367 und p < 0,001) und der Arbeitslosenquote (β = 0,256 und p = 0,014) signifikant beeinflusst. Das Modell mit vier Einflussvariablen wird am stärksten von der Erwerbstätigenquote (β = 0,405 bei p < 0,001) beeinflusst. Das verfügbare Einkommen pro Kopf übt den zweitstärksten Einfluss innerhalb dieses Modells aus (β = -0,308 bei p = 0,019). Als weitere Variable besitzt nur noch die Arbeitslosenquote mit β = 0,220 und p = 0,034 einen signifikanten Einfluss auf die Zielgröße. Das Modell der fünf Einflussvariab-

len wird signifikant beeinflusst von der Erwerbstätigenquote mit
β = 0,442 bei p < 0,001 und von dem Anteil der Einwohner unter 18
Jahren mit β = -0,424 bei p < 0,001. Die drei anderen Variablen sind
in ihrem Einfluss auf die Zielgröße nicht statistisch signifikant. Auf
das Modell der sechs Variablen üben folgende Parameter einen
nachweislichen Einfluss aus: Die Erwerbstätigenquote (β = 0,328,
p = 0,001), der Anteil der Einwohner unter 18 Jahren (β = -0,301,
p = 0,013) und der Anteil der Einwohner zwischen 18 und 64 Jahren
(β = 0,301, p = 0,004). Das Modell mit allen sieben Einflussvariablen wird relevant von Zweien beeinflusst. Dies sind der Anteil der
Einwohner zwischen 18 und 64 Jahren (β = 0,616, p < 0,001) und
der Anteil der über 64 Jährigen (β = 0,394, p = 0,007).

Für die Gruppe der Kreise und kreisfreien Städte, die eine Quote
von 24 oder mehr Krankenhausfällen pro 100 Einwohnern aufweisen, wird in der Korrelationsanalyse für die Variablen Arbeitslosenquote, Einkommen pro Kopf und Anteil der über 64 Jährigen die
Erwartung bestätigt. Die Ergebnisse für die Erwerbstätigenquote
und den Anteil der Erwerbsbevölkerung sind in ihrer Ausrichtung
entgegengesetzt der Erwartung ausgefallen. Eine Ursache hierfür
scheint darin zu liegen, dass die Daten Thüringens als einzige alle
eine Inanspruchnahme von mehr als 50 stationären Krankenhausfällen pro 100 Einwohner aufweisen. Diese Daten lassen sich auch in
den Darstellungen der linearen Korrelationsgeraden gut erkennen.
Betrachtet man diese einmal getrennt vom Rest der Gruppe, wie für
die Erwerbstätigenquote geschehen, so sind deren Ergebnisse wieder
im Einklang mit der Ausgangshypothese dieser Studie. Die kombinierte Wirkung aller Variablen auf die Zielgröße kommt hier wieder
in der Signifikanz aller Regressionsmodelle zum Ausdruck. Innerhalb der Modelle entspricht der Einfluss der einzelnen Prädiktoren
im wesentlichen den Ergebnissen der Korrelationsanalyse. Insgesamt ist auch wieder die breite Streuung der Werte bei einer Interpretation zu berücksichtigen.

6.3.8. Analyse der Medianwerte der klassifizierten Daten

Um Extremwerte in den klassifizierten Daten, welche die Ergebnisse beeinflussen zu nivellieren, wurde eine Analyse der Medianwerte der jeweiligen Klassen durchgeführt.

Klasse Fälle / 100 Einwohner	Median Fälle / 100 Einwohner (Wohnort) %	Erwerbstätigenquote 2008 Erwerbsp. 2008	Arbeitslosenquote bez. auf alle zivile Erwerbsp. 2008	verfüg. Einkommen der priv. Haushalte je Einwohner 2008 in €	BIP pro Kopf zu Marktpreisen in Tsd. EUR	Anteil Einwohner 0-17 Jahre in %	Anteil Einwohner 18-64 Jahre in %	Anteil Einwohner 65+ Jahre in %
>24	28,8	49,3	9,7	17612,0	26,9	15,5	63,2	21,7
22-24	23,1	54,3	7,1	18023,0	24,0	16,7	62,2	21,4
20-22	21,1	57,6	5,1	19062,0	26,2	17,9	61,9	20,7
19-20	19,4	57,7	5,6	18655,0	26,8	18,0	62,2	20,0
18-19	18,6	58,8	5,0	19502,0	26,9	18,1	62,2	19,5
17-18	17,7	57,9	4,5	20480,0	29,8	18,4	62,0	19,1
<17	14,5	57,1	5,7	19712,0	25,6	18,0	61,9	19,8

Tab. 2: Medianwerte der jeweiligen Klasse der Fälle pro 100 Einwohner für ganz Deutschland. Eigene Darstellung.

Als abhängige Variable wurde in der Korrelationsanalyse und in der Regressionsanalyse jeweils der Medianwert der stationären Krankenhausfälle pro 100 Einwohner in den jeweiligen Klassen gewählt. In der Korrelationsanalyse zeigten sich folgende signifikante Ergebnisse:

Die Erwerbstätigenquote weist einen Korrelationskoeffizienten von -0,844 bei einem p-Wert von 0,009 auf. Wie erwartet stellt sich einen starke, negative Korrelation (Abb. 60) dar. Die Arbeitslosenquote weist eine annähernd gleichstarke, positive Korrelation (Abb. 61) mit einem Koeffizienten von 0,847 bei einem p-Wert von 0,008 auf. Das verfügbare Pro-Kopf-Einkommen der Haushalte zeichnet sich wieder durch eine ähnlich starke, positive Korrelation (Abb. 62) aus mit einem Koeffizienten von -0,844 bei einem p-Wert von 0,009. Lediglich das BIP pro Kopf hat keine nachweise Korrelation zur Zielgröße. Der Anteil unter 18 Jährigen korreliert negativ mit der Zielgröße der Krankenhausfälle pro 100 Einwohner (-0,911 bei p = 0,002). Die Anteile der 18 bis 64 Jährigen (0,875 bei p = 0,005) und der über 64 Jährigen (0,861 bei p = 0,006) weisen wieder eine positive Korrelation mit der Zielgröße auf.

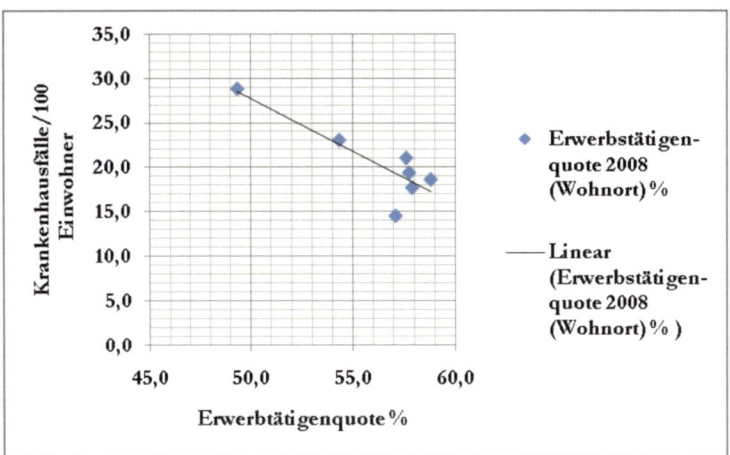

Abb. 59: Lineare Korrelation zwischen Krankenhausfällen pro 100 Einwohner und Erwerbstätigenquote für die Medianwerte der klassifizierten Daten ganz Deutschlands. Eigene Darstellung.

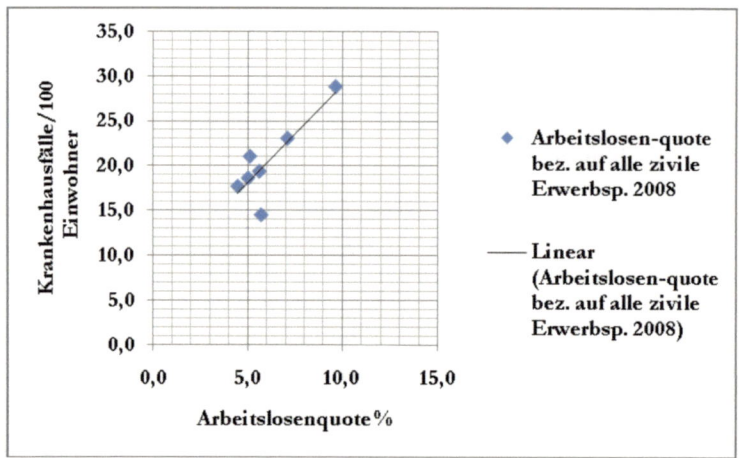

Abb. 60: Lineare Korrelation zwischen Krankenhausfällen pro 100 Einwohner und Arbeitslosenquote für die Medianwerte der klassifizierten Daten ganz Deutschlands. Eigene Darstellung.

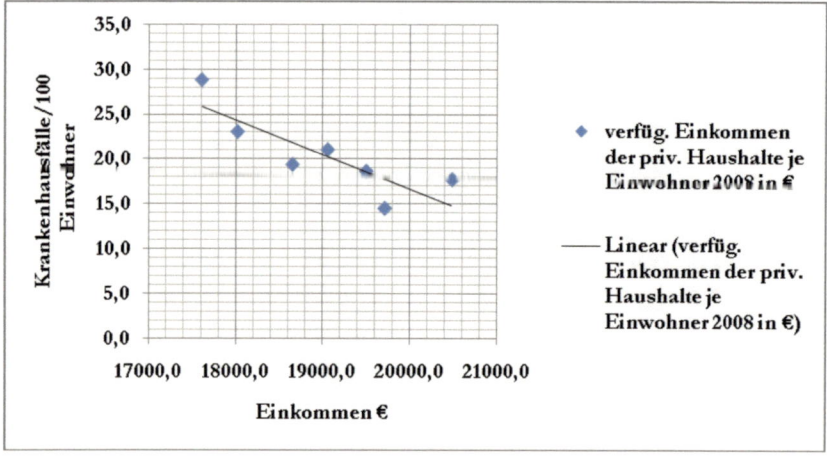

Abb. 61: Lineare Korrelation zwischen Krankenhausfällen pro 100 Einwohner und verfügbarem Haushaltseinkommen pro Kopf für die Medianwerte der klassifizierten Daten ganz Deutschlands. Eigene Darstellung.

Die Varianzanalyse der Regressionsmodelle mit den Median-Daten zeigt, dass nur das univariate Modell mit p = 0,013 eine ausreichende Signifikanz hat, um als Erklärungsmodell zu dienen. Die

Erwerbstätigenquote hat in diesem Modell einen standardisierten Regressionskoeffizienten von β = -0,862 bei p = 0,013.

Die Medianwertanalyse zeigt in den Korrelationen eine vollkommene Übereinstimmung der Ergebnisse mit der Hypothese dieser Untersuchung außer bei der Aussage über das BIP. Die zwangsläufig geringe Datenmenge dieser Gruppe bedingt das Ergebnis der Regressionsanalyse (vgl. Anhang ANOVA).

7. Interpretation und Diskussion der Ergebnisse

Die Analyse der einzelnen Bundesländer und Stadtsaaten stellt den ersten Schritt der Auswertung dar. Deshalb sollen zunächst diese Ergebnisse näher betrachtet werden.

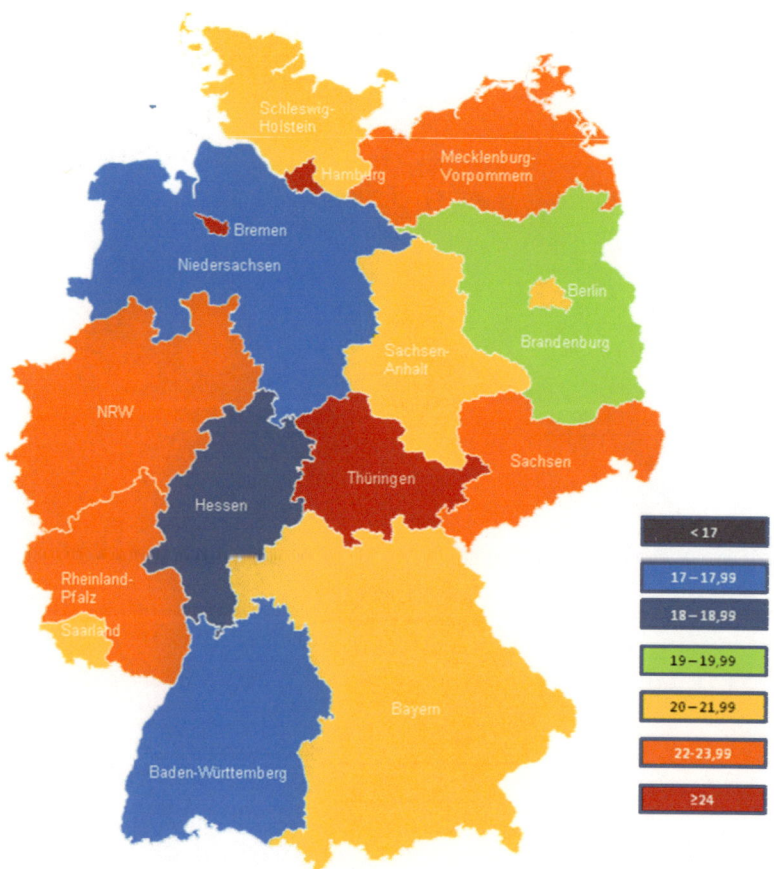

Abb. 62: Medianwerte der Krankenhausfälle pro 100 Einwohner der Bundesländer 2008 (Brandenburg 2007). Eigene Darstellung.

Vergleicht man die Darstellung der geografischen Verteilung der Inanspruchnahme stationärer Krankenhausleistungen dieser Studie mit dem Krankenhaus Rating Report 2010 (vgl. Augurzky, Boris et al. 2010, S. 23) oder der Studie Effizienzreserven im Gesundheitswesen (vgl. Augurzky, Boris et al. 2009, S. 24) so ist eine Änderung der Verteilung der Regionen mit einer erhöhten Inanspruchnahme festzustellen. Eine genauere grafische Darstellung der Ergebnisse für 2008 wäre hier zwar hilfreich, jedoch konnte das hierfür erforderliche Programm aus Lizenzgründen nicht genutzt werden. Es ist jedoch zu erkennen, dass das Verteilungsmuster dieser Untersuchung näher an den Ergebnissen aus 2005 (vgl. Augurzky, Boris et al. 2009 S. 24) als an den Ergebnissen des Krankenhaus Rating Reports aus 2007 (vgl. Augurzky, Boris et al. 2010, S. 23) liegt. Die Gründe hierfür dürften nach den Ergebnissen dieser Untersuchung in den Ursachen für Arbeitslosigkeit, sinkende Haushaltseinkommen pro Kopf und Erwerbstätigenquote liegen. Diese könnten sich von 2007 bis 2008 vor dem Hintergrund der einsetzenden Wirtschaftskrise verändert haben, müssen aber, um fundierte Aussagen treffen zu können, in weiterführenden Arbeiten untersucht werden.

Die Ergebnisse der Länder Bayern, Brandenburg, Baden-Württemberg, Hessen, Mecklenburg-Vorpommern, Thüringen und Sachsen-Anhalt bestätigen ganz oder in Teilen die Ausgangsthese dieser Studie (siehe 4). In den Korrelationsanalysen dieser Länder kann der vorhergesagte Zusammenhang der Zielgröße mit den sozialen Einflussfaktoren Arbeitslosenquote, Erwerbstätigenquote und verfügbares Haushaltseinkommen pro Kopf auf der Ebene der Kreise und kreisfreien Städte nachgewiesen werden. Die These zum BIP lässt sich ein keinem Bundesland oder auch einer anderen Subgruppe nachweisen. Der Einfluss der demografischen Faktoren lässt sich auch in der angenommen Weise bestätigen, jedoch ist der Anteil der unter 18 Jährigen und der 18 bis 64 Jährigen in seinem Einfluss nicht einheitlich (Wechsel zwischen positiver und negativer Korrelation) und Bedarf einer weitergehenden Untersuchung. Eine besondere Stellung unter den Ländern dieser Gruppe nimmt Thüringen ein, das mit einem Median der Krankenhausfälle pro 100 Einwohnern für 2008 von 63,2 Fällen mit großem Abstand den Spitzenreiter stellt (vgl. Datenquellen: Thüringer Landesamt für Statistik 2009, vgl. Rohdaten im Anhang 1.16 Thüringen). Ein Grund für diese in ganz Thüringen hohe Inanspruchnahme im Vergleich zum restlichen Bundesgebiet ergab sich aus dem vorliegenden Datenmaterial nicht.

Die Daten der Länder Saarland, Niedersachsen und der Stadtstaaten weisen keine signifikanten Korrelationen zur Zielgröße auf. Nordrhein-Westfalen, Rheinland-Pfalz, Schleswig-Holstein und Sachsen zeigen nur schwach ausgeprägte, wenige, oder (BIP in Sachsen) der These widersprechende Korrelationen.

Die Regressionsanalyse der Modelle in den Bundesländern bestätigt die These, dass die Summe der Einflüsse der Variablen die Anzahl der stationären Krankenhausfälle pro 100 Einwohner beeinflusst. Lediglich in Niedersachsen konnte keines der Modelle eine ausreichende Signifikanz erreichen, was an der großen Zahl der 18 von 45 Kreisen liegen mag, für die keine Daten zu den Krankenhausfällen pro 100 Einwohner vorliegen. In allen anderen Bundesländern bestätigten sich zwischen einem (Brandenburg, Baden-Württemberg) und allen sieben Modellen (Bayern, Hessen, Mecklenburg-Vorpommern, Sachsen-Anhalt) der vorhergesagte, summarische Einfluss.

Die Ergebnisse für alle Kreise und kreisfreien Städte Deutschlands bestätigen die These der Studie, ausgenommen für das BIP. Auch die Gesamtbeeinflussung der Zielgröße durch die Kombination der Variablen lässt sich in allen sieben untersuchten Modellen nachweisen. Sowohl bei der Unterteilung der Grundgesamtheit entlang des Median, als auch in die beschriebenen Klassen, unterstützen die Ergebnisse erst bei einer deutlich über dem Median von 21,1 Krankenhausfällen pro 100 Einwohnern liegenden Inanspruchnahme die unter Punkt 4 beschriebene These dieser Untersuchung. Dies spricht dafür, dass die Grundannahmen nur bei einer deutlich erhöhten Inanspruchnahme der stationären Krankenhausleistungen auf Kreisebene Gültigkeit haben. Die deutlichen Korrelationen in der Medianwertanalyse der klassifizierten Daten, außer für das BIP, sprechen ebenfalls für die Richtigkeit der Hypothese. Betrachtet man in dieser Gruppe die numerischen Werte der Prädiktoren (vgl. Tab II S. 63), so ist ein deutlicher Sprung ab einer Inanspruchnahme stationärer Krankenhausleistungen von 22 Fällen pro 100 Einwohner aufwärts zu erkennen. Dieser Sachverhalt spricht ebenfalls dafür, dass die These dieser Studie als Erklärung für das Inanspruchnahmeverhalten eher am oberen Rand der Inanspruchnahme, als in der Mitte und am unteren Rand greift.

Es bleibt also festzuhalten, dass in Kreisen oder kreisfreien Städten mit einer erhöhten Inanspruchnahme stationärer Krankenhausleistungen eine positive Korrelation der Krankenhausfälle pro 100 Einwohner mit der Arbeitslosenquote und dem Anteil der über 64 Jährigen besteht. Eine negative Korrelation besteht in diesen Bezirken mit der Erwerbstätigenquote und dem verfügbaren Haushaltseinkommen pro Kopf. Das in den Kreisen und kreisfreien Städten erwirtschaftete BIP pro Kopf scheint keinen Einfluss auf die Inanspruchnahme der stationären Krankenhausleistungen zu haben. Für den Anteil der unter 18 Jährigen und der 18 bis 64 Jährigen kann keine einheitliche Einflussnahme belegt werden.

Nun liegt es nahe, die Aussage zu treffen, dass Arbeitslose, Rentner und Menschen mit geringem Einkommen häufiger oder eher ein Krankenhaus aufsuchen und damit einen kausalen Zusammenhang zu implizieren. Dies ist jedoch nicht richtig. Diese Untersuchung hat nur statistische Zusammenhänge untersucht und beschrieben. Weder die eingangs zitierte Untersuchung der Gmünder Ersatzkasse (vgl. Robert Koch-Institut 2006, S. 87 und Grobe, Thomas D. et al. 2003, S 16ff) noch die Gesundheitsberichterstattung des Bundes (vgl. Nöthen, Manuela 2009, S. 9 und vgl. Grobe, Thomas D. et al. 2003, S. 17-20) nennen kausale Zusammenhänge. Lediglich die Berliner Senatsverwaltung nennt in ihrer Gesundheitsberichterstattung für 2006 (vgl. Senatsverwaltung Berlin 2006) gesundheitsrelevantes Verhalten als Ursache für eine verstärkte Inanspruchnahme des Gesundheitssystems. Es müsste, um eine fundierte Aussage zur Ursache für das erhöhte Inanspruchnahmeverhalten in den detektierten Gruppen machen zu können, eine Untersuchung des gesundheitsrelevanten Verhaltens im Vergleich zu einer Kontrollgruppe durchgeführt werden. In der Einleitung der Expertise des Robert Koch-Instituts zum 2. Armuts- und Reichtumsbericht der Bundesregierung (vgl. Lampert, Thomas et al. 2005, S.6) wird ein klarer Zusammenhang zwischen Gesundheitsrisiko und Qualifikation bzw. Sozialstatus hergestellt. Diese Studie untersucht die einzelnen Prädiktoren, stellt aber keinen geografischen Bezug her.

Ebenso scheint die Bildung einen nicht unerheblichen Einfluss auf das Gesundheitsverhalten und die Inanspruchnahme von Gesundheitsleistungen zu haben (vgl. Robert-Koch-Institut 2010, S. 124), welcher noch nicht hinreichend geklärt ist. Erst unter Einbeziehung dieser Faktoren kann von einem erwiesenen oder widerlegten kausalen Zusammenhang gesprochen werden. Ebenfalls in dieser Untersuchung nicht berücksichtig wurden die Patientenwanderung innerhalb Deutschland zwischen den Bundesländern und von und in das Ausland (vgl. Robert Koch-Institut 2006, S. 164). Mit eine Ursache für die Veränderung in der Inanspruchnahme stationärer Krankenhausleistungen gegenüber den Ergebnissen des Krankenhaus Rating Reportes (vgl. Augurzky, Boris et al. 2010) und der Studie zu den Effizienzreserven im Gesundheitswesen (vgl. Augurzky, Boris et al. 2009) wird wohl in der Verschiebung stationärer Leistungen in den ambulanten Sektor im Rahmen der Einführung des DRG-Systems liegen (vgl. Offermanns, Matthias et al. 2006, S. 250 ff).

Literaturverzeichnis

Augurzky, Boris; Gülker, Rosemarie; Korlop, Sebastian; Schmidt, Christoph M.; Schmidt, Hartmut; Schmitz, Hendrik; Terkatz, Stefan (2010): Licht und Schatten. Essen: RWI (Krankenhaus-Rating-Report, 2010).

Augurzky, Boris; Tauchmann, Harald; Werbelow; Felder, Stefan (2009): Effizienzreserven im Gesundheitswesen. Essen: RWI (Materialien / RWI, 49).

Burgdorf, Friederike; Schreyögg, Jonas; Keller, Wolfram; Wietersheim, Jörn von; Deter, Hans-Christian und the German Study Group on Psychosocial Intervention Crohn's Disease (2007): Prädiktoren für die medizinische Inanspruchnahme am Beispiel von Patienten mit der Diagnose Morbus Crohn. Ergebnisse einer multizentrischen, prospektiv randomisierten Studie. In: Medizinische Klinik, Jg. 102, H. 10, S. 1-7, zuletzt geprüft am 30.09.2010.

Fromm, Sabine; Baur, Nina (2008): Datenanalyse mit SPSS für Fortgeschrittene. Ein Arbeitsbuch. 2. überarbeitete und erweiterte Auflage. Wiesbaden: VS Verlag für Sozialwissenschaften / GWV Fachverlage GmbH Wiesbaden.

Grobe, Thomas D.; Schwartz, Friedrich W. (2003): Arbeitslosigkeit und Gesundheit. Gesundheitsberichterstattung des Bundes. Herausgegeben von Robert Koch-Institut. (Heft 13). Online verfügbar unter http://infomed.mds-ev.de/sindbad.nsf/05abb98a3b032c6ac1257359 00420e8a/795277e463b89b2180256cd900517e10/$FILE/GBE_13_ Alo-u-Gesundheit.pdf, zuletzt aktualisiert am 21.01.2003, zuletzt geprüft am 02.11.2010.

Lampert, Thomas; Ziese, Thomas (2005): Armut, soziale Ungleichheit und Gesundheit. Expertise des Robert Koch-Instituts zum 2. Armuts- und Reichtumsbericht der Bundesregierung. Herausgeben von Robert Koch-Institut. Online verfügbar unter http://www.bmas.de/portal/988/property=pdf/armut__soziale__ungl eichheit__und__gesundheit.pdf, zuletzt aktualisiert am 29.03.2005, zuletzt geprüft am 26.11.2010.

Müller, Michael; Böhm, Karin; RKI (2009): Ausgaben und Finanzierung des Gesundheitswesens. In: Gesundheitsberichterstattung des Bundes, H. 45, zuletzt geprüft am 30.09.2010.

Nöthen, Manuela; Böhm, Karin (2009): Krankheitskosten. In: Gesundheitsberichterstattung des Bundes, H. 48, zuletzt geprüft am 30.09.2010.

Offermanns, Matthias; Müller Udo (2006): Die Entwicklung der Krankenhausinan-spruchnahme bis zum Jahr 2010 und die Konsequenzen für den medizinischen Bedarf der Krankenhäuser. Studie des Deutschen Krankenhausinstituts (DKI). Herausgegeben von Deutsches Krankenhausinstitut e.V. Online verfügbar unter http://www.bvmed.de/stepone/data/downloads/b3/af/00/DKIGutacht enKHInanspruchnahme.pdf, zuletzt aktualisiert am 06.12.2006, zuletzt geprüft am 30.09.2010.

Ramroth, Heribert; Specht-Leible, Norbert; König, Hans-Helmut; Mohrmann, Matthias; Brenner Hermann (2006): Inanspruchnahme stationärer Krankenhausleistungen durch Pflegeheimbewohner. In: Deutsches Ärzteblatt, Jg. 103, H. 41, S. 2710-2713, zuletzt geprüft am 30.09.2010.

Razum, Oliver; Zeeb, Hajo; Meesmann, Uta; Schenk, Liane; Bredehorst, Maren; Brzoska, Patrick; Dercks, Tanja; Glodny Susanne; Menkhaus, Björn; Salman, Ramazan; Saß, Anke-Christine; Ulrich, Ralf (2008): Schwerpunktbericht der Gesundheitsberichterstattung des Bundes. Migration und Gesundheit. In: Gesundheitsberichterstattung des Bundes, zuletzt geprüft am 30.09.2010.

Regionalatlas der Statistischen Ämter des Bundes und der Länder I: im Internet unter http://ims.destatis.de/indikatoren/Default.aspx, Themenbereich Gesundheit und Soziales, Indikator Krankenhausbetten, Jahr 2007; zuletzt geprüft am 01.11.2010

Regionalatlas der Statistischen Ämter des Bundes und der Länder II: im Internet unter http://ims.destatis.de/indikatoren/Default.aspx, Themenbereich Bevölkerung, Indikator ausländische Bevölkerung, Jahr 2008; zuletzt geprüft am 01.11.2010

Robert Koch-Institut (Hg.) (2010): Beiträge zur Gesundheitsberichterstattung des Bundes. Daten und Fakten: Ergebnisse der Studie »Gesundheit in Deutschland aktuell 2009«, zuletzt aktualisiert am 16.09.2010, zuletzt geprüft am 30.09.2010.

Robert-Koch-Institut (Hg.) (2006): Gesundheit in Deutschland. Gesundheitsberichterstattung des Bundes. Herausgegeben von Bundesministerium für Gesundheit, zuletzt aktualisiert am 04.07.2006, zuletzt geprüft am 30.09.2010.

Schneider, Markus; Müller, Udo; Hofmann, Uwe (2000): Zukunftsorientierte Praxisstudie für die Krankenhausplanung in Nordrhein-Westfalen. Gutachten für die Krankenhausgesellschaft Nordrhein-Westfalen und die Ärztekammern Nordrhein und Westfalen-Lippe. Herausgegeben von I+G Gesundheitsforschung GmbH&Co und BASYS GmbH. Online verfügbar unter http://www.aekno.de/downloads/aekno/praxisstudie.pdf, zuletzt aktualisiert am 16.01.2001, zuletzt geprüft am 30.09.2010.

Senatsverwaltung für Gesundheit, Soziales und Verbraucherschutz Berlin (Hg.) (2006): Alters- und geschlechtsspezifische Inanspruchnahme von Krankenhausbehandlungen in Berlin. Referat Gesundheitsberichterstattung, Epidemiologie, gemeinsames Krebsregister, sozialstatistisches Berichtswesen, Gesundheits- und Sozialinformationssysteme, zuletzt aktualisiert am 24.07.2006, zuletzt geprüft am 30.09.2010.

Datenquellen

Amt für Statistik Berlin-Brandenburg I (Hg.) (2009): Statistischer Bericht: Krankenhäuser im Land Berlin 2008 – Teil I Grunddaten. Online verfügbar unter http://www.statistik-berlin-brandenburg.de/, zuletzt geprüft am 04.11.2010.

Amt für Statistik Berlin-Brandenburg (Hg.) (2009): Statistischer Bericht: Krankenhäuser im Land Brandenburg 2007 – Teil II Diagnosen der Krankenhauspatienten. Online verfügbar unter http://www.statistik-berlin-brandenburg.de/, zuletzt geprüft am 04.11.2010.

Bayrisches Landesamt für Statistik (Hg.) (2010): GENESIS-Online Datenbank Abfrage: Diagnosestatistik, Regierungsbezirke, entlassene Patienten, durchschnittliche Verweildauer, Geschlecht, Herkunft des Patienten, Berichtsjahr 2008. Online verfügbar unter https://www.statistikdaten.bayern.de/genesis/online;jsessionid=D16 45DEE75E3551653AB2C1375CF96BC?operation=statistikAbrufta bellen&levelindex=0&levelid=1288883664490&index=5, zuletzt geprüft am 04.11.2010.

Hessisches Statistisches Landesamt I (Hg.) (2010): Statistik-Hessen.de: Patientenbewegung in hessischen Krankenhäusern 2008. Online verfügbar unter http://www.statistik hessen.de/themenauswahl/gesundheitswesen-soziales/regionaldaten/patientenbewegung-in-hessischen-krankenhaeusern/index.html, zuletzt aktualisiert am 29.10.2010, zuletzt geprüft am 04.11.2010.

Hessisches Statistisches Landesamt II (Hg.) (2010): Regionaldatenbank der Statistischen Ämter des Bundes und der Länder, Erwerbstätigenrechnung der Länder „Erwerbstätige in den kreisfreien Städten und Landkreisen der Bundesrepublik Deutschland 1991 bis 2008 Reihe 2, Band1. Online verfügbar unter http://www.statistik-hessen.de/erwerbstaetigenrechnung, zuletzt geprüft am 03.11.2010.

Information und Technik Nordrhein-Westfalen, Geschäftsbereich Statistik (Hg.) (2009): Krankenhäuser und Vorsorge- oder Rehabilitationseinrichtungen in Nordrhein-Westfalen 2008. Online verfügbar unter https://webshop.it.nrw.de/webshop/gratis/A419%20200800.pdf, zuletzt aktualisiert am 24.11.2009, zuletzt geprüft am 04.11.2010.

Landesbetrieb für Statistik und Kommunikationstechnologie Niedersachsen (Hg.) (2010): Diagnosedaten der Krankenhäuser in Niedersachsen 2008. Online verfügbar unter http://www.lskn.niedersachsen.de/live/live.php?navigation_id=2564 4&article_id=87713&_psmand=40, zuletzt aktualisiert am 04.01.2010, zuletzt geprüft am 04.11.2010.

RDB I: Regionaldatenbank der Statistischen Ämter des Bundes und der Länder, Abfrage: Bevölkerungsstand, Bevölkerung nach Geschlecht und Altersgruppe – Stichtag 31.12.2008 – regionale Tiefe: Kreise und Kreisfreie Städte, Fortschreibung des Bevölkerungsstandes. Online verfügbar unter https://www.regionalstatistik.de/genesis/online;jsessionid=726A4C B18A26B547A6E3A8D037D5F0A9, zuletzt geprüft am 04.11.2010.

RDB II: Regionaldatenbank der Statistischen Ämter des Bundes und der Länder, Abfrage: Arbeitslose nach ausgewählten Personengruppen sowie Arbeitslosenquote – Jahresdurchschnitt 2008 – regionale Tiefe: Kreise und kreisfreie Städte, Arbeitsmarktstatistik der Bundesanstalt für Arbeit. Online verfügbar unter https://www.regionalstatistik.de/genesis/online;jsessionid=726A4C B18A26B547A6E3A8D037D5F0A9?operation=statistikAbruftabell en&levelindex=0&levelid=1288875388908&index=2, zuletzt geprüft am 04.11.2010.

RDB III: Regionaldatenbank der Statistischen Ämter des Bundes und der Länder, Abfrage: Bruttoinlandsprodukt/Bruttowertschöpfung – Jahressumme 2008 – regionale Tiefe: Kreise und kreisfreie. Städte. Online verfügbar unter https://www.regionalstatistik.de/genesis/online;jsessionid=726A4C B18A26B547A6E3A8D037D5F0A9?operation=begriffsRecherche&suchanweisung=BIP&suchanweisung_language=de&x=0&y= 0, zuletzt geprüft am 04.11.2010.

Statistisches Amt für Hamburg und Schleswig-Holstein (Hg.) (2010): Statistische Berichte: Die Krankheiten der Krankenhauspatientinnen und -patienten in Hamburg und Schleswig-Holstein 2008 – Ergebnisse der Diagnosestatistik –. Online verfügbar unter http://www.statistik-nord.de/publikationen/publikationen/statistische-berichte/gesundheit-und-soziales/?type=0%25252525252525252525523header#c1358, zuletzt aktualisiert am 14.04.2010, zuletzt geprüft am 04.11.2010.

Statistisches Amt Mecklenburg-Vorpommern (2010): Patienten und Krankenhäuser. Auf Anfrage erstellte Excel-Datei. Herausgegeben von Dezernat 42 Alice Mangel.

Statistisches Amt Saarland (Hg.) (2009): Die Diagnosen der Krankenhauspatienten im Saarland 2008. Online verfügbar unter http://www.saarland.de/62530.htm, zuletzt aktualisiert am 11.12.2009, zuletzt geprüft am 04.11.2010.

Statistisches Landesamt Baden-Württemberg (Hg.) (2009): Krankenhausstatistik Baden-Württemberg 2008. Online verfügbar unter http://www.statistik.baden-wuerttemberg.de/Veroeffentl/Statistische_Berichte/3213_08001.pdf, zuletzt aktualisiert am 03.11.2009, zuletzt geprüft am 04.11.2010.

Statistisches Landesamt Bremen (Hg.) (2010): Bremen in Zahlen 2010. 14. Gesundheitswesen 2008 Seite 36. Online verfügbar unter http://www.statistik.bremen.de/sixcms/detail.php?gsid=bremen65.c.2319.de#biz, zuletzt geprüft am 04.11.2010.

Statistisches Landesamt Freistaat Sachsen (Hg.) (2010): Statistischer Bericht Diagnosen der stationär behandelten Patienten im Freistaat Sachsen 2008. Online verfügbar unter https://www.statistik.sachsen.de/pls/web_shop/ws_home.sweethome?p_pa=@sid=301881691893012196900592191150749665611||sel_cat=stat__Ber_||A||segment1=stat__Ber_||segment2=A||segment3=IV@, zuletzt aktualisiert am 11.02.2010, zuletzt geprüft am 04.11.2010.

Statistisches Landesamt Rheinland-Pfalz (Hg.) (2009): Kreisfreie Städte und Landkreise in Rheinland-Pfalz 2008 – Ein Vergleich. Gesundheitswesen. Online verfügbar unter http://www.statistik.rlp.de/regionaldaten/regionen-im-vergleich/, zuletzt geprüft am 04.11.2010.

Statistisches Landesamt Sachsen-Anhalt (Hg.) (2010): Gesundheitswesen: Krankenhäuser, Vorsorge- und Rehabilitationseinrichtungen – Grunddaten und Kosten – Jahr 2008. Online verfügbar unter http://www.stala.sachsen-anhalt.de/Internet/Home/Veroeffentlichungen/Veroeffentlichungen/Statistische_Berichte/index.php?category=6A401, zuletzt aktualisiert am 29.07.2010, zuletzt geprüft am 04.11.2010.

Thüringer Landesamt für Statistik (Hg.) (2009): Statistischer Bericht: Patienten in Krankenhäusern und Vorsorge- oder Rehabilitationseinrichtungen in Thüringen 2008 nach Diagnosen. Online verfügbar unter http://www.statistik.thueringen.de/seite.asp?aktiv=sho01&startbei=public/web_shop/gesamtSearchOne.asp?sit=3&wgID=2&katID=1&ukatID=4, zuletzt aktualisiert am 07.12.2009, zuletzt geprüft am 04.11.2010.

Appendix

1. Rohdaten

1.1. Baden-Württemberg

	Kreisfreie Städte Landkreise	Krankenhausfälle je/100 Einwohner 2008	Erwerbstätigenquote 2008 (Wohnort) %	Arbeitslosenquote bez. auf alle zivilen Erwerbspers. 2008	verfüg. Einkommen der priv. Haushalte je Einwohner 2008 in €	BIP pro Kopf zu Marktpreisen in tsd. EUR	BIP zu Marktpreisen in Mio. EUR	Anteil Einwohner 0-17 Jahre in %	Anteil Einwohner 18-64 Jahre in %	Anteil Einwohner 65+ Jahre in %	Einwohner 0-17 Jahre	Einwohner 18-64 Jahre	Einwohner 65+ Jahre	Einwohner 2008	Krankenhausfälle 2008	Sozialversicherungspfl. Beschäftigte 2008 (Wohnort)	Sozialversicherungspfl. Beschäftigte 2008 (Arbeitsort)
BW	Stuttgart	17,6	44,1	5,3	22509	57,37	14,85	66,30	18,85	34,43	89100	397854	113114	600068	106540	200301	64603
BW	Böblingen	16,7	64,5	4,0	21610	41,28	18,77	62,44	18,80	15,39	69962	232791	70074	372827	62317	137157	103357
BW	Esslingen	17,1	64,3	3,4	22209	33,01	18,13	62,20	19,67	16,99	93308	320128	101210	514646	88209	189399	141702
BW	Göppingen	17,7	61,2	4,0	20917	26,67	18,33	61,28	20,38	6,80	46722	156173	51938	254853	45126	89560	66515
BW	Ludwigsburg	17,3	66,1	3,7	22309	32,14	18,53	62,44	19,03	16,58	95584	322138	98176	515898	89115	191613	149585
BW	Rems-Murr-Kreis	17,8	62,7	3,8	22044	27,37	18,54	63,63	19,83	11,39	77155	256553	82547	416255	73975	148445	112379
BW	Heilbronn Stadt	17,5	48,5	6,0	25921	43,35	17,15	62,64	20,24	5,29	20934	76477	24717	122098	21399	40824	84633
BW	Heilbronn Kreis	16,5	66,1	3,9	20078	32,30	19,55	62,57	17,88	10,05	64457	206312	58974	327743	54363	122369	93454
BW	Hohenlohekreis	17,6	64,7	3,2	21004	33,65	19,46	62,29	18,24	3,68	21312	68212	19975	109459	19236	41766	29070
BW	Schwäbisch Hall	15,2	59,3	3,3	18644	33,55	19,86	62,09	18,05	6,31	37563	134140	28765	189158	28710	69122	43030
BW	Main-Tauber-Kreis	17,1	57,1	4,0	18854	31,54	18,16	61,17	20,67	4,26	24502	82548	27889	134939	19602	47844	29446
BW	Heidenheim	16,3	56,9	4,3	20056	29,73	18,54	60,30	21,38	3,95	24620	80061	28392	132773	21639	46621	28790
BW	Ostalbkreis	16,0	57,1	3,7	20031	32,39	19,47	61,40	19,13	10,16	61065	192526	59985	313576	50225	110032	68880
BW	Baden-Baden	20,8	44,7	6,1	25019	44,95	14,50	59,03	26,47	2,46	7941	32337	14499	54777	11373	17081	7401
BW	Karlsruhe Stadt	17,0	43,3	6,4	20528	48,12	14,81	65,75	19,45	13,99	43044	191153	56539	290736	49461	95393	30628
BW	Karlsruhe Kreis	17,2	63,4	3,6	20432	29,92	18,08	62,47	19,45	12,91	77999	269492	83890	431381	74142	155533	118000
BW	Rastatt	18,2	64,6	3,5	20052	33,46	17,79	61,96	20,25	7,60	18411	147708	43590	41305	22711	85827	60975
BW	Heidelberg	14,5	38,9	6,0	21402	44,63	13,30	70,21	16,48	6,50	19374	102260	24008	145842	21145	40355	16351
BW	Mannheim	17,8	43,8	7,5	17813	49,80	15,39	65,47	19,14	15,51	47911	203835	59956	311342	55466	101182	35040
BW	Neckar-Odenwald Kreis	19,9	58,7	4,3	18128	25,30	18,38	62,12	19,50	3,76	27343	92409	29011	148763	29634	51336	35968
BW	Rhein-Neckar-Kreis	16,0	62,8	4,2	20799	27,09	17,50	62,78	19,71	14,50	93486	336068	105530	535284	85487	186296	149874
BW	Pforzheim	21,2	47,4	7,2	20822	36,95	17,07	61,92	21,01	4,43	20453	74210	25176	119839	25428	41930	43852
BW	Calw	18,5	61,3	3,9	20115	22,7	19,11	61,52	19,37	3,61	30331	97626	30745	158702	29420	56555	40712
BW	Enzkreis	18,8	65,0	3,0	21714	23,78	19,18	61,66	19,16	4,64	37457	119840	38018	195315	30744	74457	55550
BW	Freudenstadt	17,8	58,7	3,8	20611	32,33	19,24	61,62	19,14	3,92	23335	74723	23214	121272	21633	44167	26984
BW	Freiburg i. Breisgau	15,8	35,7	7,1	18345	38,26	15,04	68,72	16,23	8,40	33042	150964	35659	219665	34712	63498	17017
BW	Breisgau-Hochschwarzwald	16,0	57,9	3,9	20965	22,56	18,91	61,44	19,66	5,64	47288	153680	49166	250132	42392	82189	62716
BW	Emmendingen	18,6	64,0	3,3	19427	23,28	18,90	62,21	18,90	3,67	29795	98079	29032	156967	19367	35555	43052
BW	Ortenaukreis	18,3	60,3	3,7	20160	32,91	18,86	61,61	19,53	13,74	78755	257201	81567	417613	76637	152727	99245
BW	Rottweil	19,3	60,4	3,3	21353	31,49	19,61	60,35	20,04	4,44	27663	83139	28271	27199	14073	51413	33792
BW	Schwarzwald Baar-Kreis	17,7	55,8	3,9	21501	32,33	18,99	60,46	21,45	6,75	37751	126177	44763	37034	20691	75605	40771
BW	Tuttlingen	17,8	61,0	3,3	21787	35,40	19,87	60,89	19,24	4,78	26849	82289	20693	24016	13514	51282	31129
BW	Konstanz	16,5	47,7	4,5	19973	29,22	16,89	63,00	20,11	8,07	46666	174020	55554	45528	27624	84682	47084
BW	Lörrach	17,5	47,2	4,3	19930	27,79	18,59	61,89	19,53	6,19	41378	137756	43462	38504	23295	60464	40352
BW	Waldshut	17,2	45,4	3,9	19577	25,31	19,22	60,01	20,77	4,26	32775	101493	33385	30113	16683	46789	28574
BW	Reutlingen	18,0	58,9	3,9	21327	30,13	18,56	62,04	19,40	8,47	52166	174372	54542	43408	28108	101045	66611
BW	Tübingen	14,6	55,0	3,9	19796	25,60	18,04	66,46	15,50	5,60	39448	145343	33991	31672	21869	72623	47882
BW	Zollernalbkreis	18,0	57,3	4,6	21473	29,16	18,36	61,06	20,58	5,55	34930	116198	39166	34213	19029	68309	40777
BW	Ulm	17,2	46,8	4,8	22631	57,68	16,18	65,47	18,35	7,02	19682	79639	22527	28881	12164	41843	15119
BW	Alb-Donau-Kreis	15,1	65,5	2,7	19513	26,79	20,34	63,63	18,02	5,10	38729	117354	34320	28713	19000	70917	5371
BW	Biberach	15,3	63,3	2,3	18868	36,79	20,23	61,87	17,57	7,00	36916	117113	33267	28871	18930	70337	49412
BW	Bodenseekreis	16,3	56,0	3,4	21011	36,31	18,12	61,56	20,31	7,54	37653	127911	42202	33943	20766	71973	44427
BW	Ravensburg	15,6	55,0	3,0	20167	33,40	19,61	62,17	18,22	9,24	54510	171877	50387	42040	22474	94537	6030
BW	Sigmaringen	17,5	56,8	4,1	18654	29,58	20,04	61,36	18,60	3,90	26395	80806	24404	23105	13105	45188	29673

1.2. Bayern

	Kreisfreie Städte, Landkreise	Krankenhausfälle/1.000 Einwohner 2008	Erwerbstätigenquote bez. auf alle zivile Erwerbspers. 2008 (Wohnort) %	Arbeitslosenquote der priv. Haushalte zu Einwohner 2008 in %	verfüg. Einkommen Medianpreisen in EUR	BIP pro Kopf zu Medianpreisen in EUR	Anteil Einwohner 17 Jahre in %	Anteil Einwohner 18-64 Jahre in %	Anteil Einwohner 65+ Jahre in %	BIP zu Medianpreisen in Mrd. EUR	Einwohner 0-17 Jahre	Einwohner 18-64 Jahre	Einwohner 65 + Jahre	Krankenhausfälle 2008	Sozialversicherungsp pfl. Beschäftigte 2008 (Wohnort)	Sozialversicherungsp pfl. Beschäftigte 2008 (Ausgepend)
BY	Ingolstadt, kreisfreie Stadt	20,55	49,0	4,0	18634	59,83	17,39	63,76	18,85	7,41	21549	79012	23364	25467	123925	44340
BY	München, Landeshauptstadt	21,05	47,2	5,4	23145	55,60	14,66	67,63	17,71	73,78	194513	897257	235037	275909	1326807	499723
BY	Rosenheim, Kreisfreie Stadt	19,40	49,6	6,1	23834	40,57	16,30	63,91	19,79	2,46	9898	38800	12013	11776	60711	20105
BY	Altötting, Landkreis	23,42	61,3	4,0	19334	44,31	18,20	61,28	20,51	4,70	19692	66297	22193	35333	38144	100015
BY	Berchtesgadener Land, Land	21,12	46,5	3,7	19062	27,27	16,53	60,55	22,92	2,79	16885	61864	23578	102162	28225	18389
BY	Bad Tölz-Wolfratshausen, L	21,07	58,2	3,2	22720	27,60	18,43	61,36	20,21	3,54	22280	74163	24426	25465	120697	29302
BY	Dachau, Landkreis	20,88	70,6	2,7	21478	22,08	19,10	63,79	17,10	3,02	37269	872609	23397	28555	136801	43585
BY	Ebersberg, Landkreis	20,16	66,0	2,7	22707	24,96	22,07	62,77	3,17	25058	78878	21149	25624	127605	45197
BY	Eichstätt, Landkreis	18,49	68,8	1,6	18704	22,00	20,34	62,90	16,86	2,75	25262	78502	21047	23076	124811	46793
BY	Erding, Landkreis	19,89	69,7	2,4	20040	23,50	20,49	64,07	2,95	25728	80432	19384	24968	125544	48302
Reg.-Bez. Oberbayern	Freising, Landkreis	19,42	69,5	2,5	20034	46,85	19,20	65,99	4,12	7,76	31793	109273	24518	32154	165982	50111
	Fürstenfeldbruck, Landkreis	21,32	65,3	3,4	22277	20,43	17,89	62,10	12335	36110	1438	51172	125330	24205	60707
	Garmisch-Partenkirchen, Ln	23,61	48,5	4,2	20887	24,47	16,70	59,80	2,51	15172	20328	26414	86478	26722
	Landsberg am Lech, Landkre	19,31	58,5	3,1	20228	25,86	20,16	62,24	1,60	2,94	22956	70760	20023	11739	29508
	Miesbach, Landkreis	20,53	57,5	3,6	23596	29,72	17,54	61,18	22,28	2,83	17086	16702	26508	23076	329635
	Mühldorf a.Inn, Landkreis	22,19	60,0	4,6	19714	30,66	18,81	64,07	1,56	3,38	20743	21563	28711	244683	29278
	München, Landkreis	19,86	63,5	3,0	25576	85,37	17,99	62,38	7,76	27,11	57112	198972	62309	244683	192018
	Neuburg-Schrobenhausen, L	20,05	62,4	2,5	18957	29,40	19,55	62,45	2,08	17831	50951	16406	18282	91180	25324
	Pfaffenhofen a.d.Ilm, Landkr	19,63	67,2	2,2	20438	27,88	19,38	63,82	1,99	3,25	22623	74496	19603	22908	43483
	Rosenheim, Landkreis	19,10	57,5	3,2	20759	27,66	19,14	61,79	6,87	47330	153411	47337	47409	248245	35062
	Starnberg, Landkreis	20,66	53,7	2,0	29938	38,60	18,33	60,06	2,60	4,99	23808	78001	28652	26826	129861	61893
	Traunstein, Landkreis	21,57	55,2	3,3	19908	30,49	18,18	60,43	5,20	31020	103094	28632	139986	39061	50770
	Weilheim-Schongau, Landkr	21,78	58,4	3,1	20635	29,43	19,40	60,89	59,71	25401	79724	36480	36795	56495	37669
BY	Landshut, kreisfr Stadt	19,22	51,7	5,2	20290	47,50	15,27	62,77	2,97	9538	39297	13751	12030	60606	31521
BY	Passau, kreisfr Stadt	21,78	36,3	6,4	19637	59,19	13,40	64,88	3,72	6794	32907	11016	11047	21546	10818
BY	Straubing, kreisfr Stadt	24,15	45,3	6,0	20479	47,30	14,82	63,55	2,10	3,00	28277	9626	10746	50717	4143
BY	Deggendorf, Landkreis	20,88	59,5	4,3	17759	31,03	17,00	63,47	3,64	20992	74438	24488	44496	14268	14811
Reg.-Bez. Niederbayern	Freyung-Grafenau, Landkreis	24,58	57,7	4,6	16819	28,11	18,18	62,59	1,76	14550	50103	13591	117273	41063	28713
	Kelheim, Landkreis	21,33	64,0	3,3	19150	25,11	19,67	62,72	3,23	2,84	22250	70946	19914	19678	80044	109909
	Landshut, Landkreis	21,84	67,8	2,9	19389	19,77	20,06	64,06	4,04	94190	26038	24073	13136	41868	30546
	Passau, Landkreis	21,77	59,4	4,5	17946	23,38	18,08	62,27	4,39	33002	117044	30029	32434	148513	45520
	Regen, Landkreis	23,00	56,3	4,9	17113	25,32	17,19	62,81	40,00	2,02	13707	50083	15946	40912	187963	47774
	Rotal-Inn, Landkreis	24,94	59,1	3,9	18706	27,00	18,76	61,01	3,20	22256	72373	25993	29582	79756	26356
	Straubing-Bogen, Landkreis	20,62	64,8	3,3	17947	21,64	19,47	62,87	2,11	19019	61421	17262	29145	118629	18493
	Dingolfing-Landau, Landkrei	21,93	66,4	3,2	19142	41,89	18,87	60,83	3,82	17190	57257	19986	97702	109810	29711
BY	Amberg, kreisfr Stadt	22,61	45,2	7,7	18581	46,56	15,08	62,23	22,09	2,05	6908	274159	9732	44059	33618	28415
BY	Regensburg, kreisfr Stadt	20,86	44,0	6,3	19253	74,23	14,34	66,70	9,91	19441	89055	25329	91116	14197	5731
BY	Weiden i.d.OPf., kreisfr Stadt	24,32	43,6	7,5	19513	49,18	16,79	60,96	12,36	2,08	7087	25735	9397	11027	133535	4624
Reg.-Bez. Oberpfalz	Amberg-Sulzbach, Landkreis	22,48	43,2	4,3	17537	21,11	18,59	61,95	19,46	2,24	19794	20670	42219	13354	48552	12941
	Cham, Landkreis	23,04	60,1	4,1	17404	28,67	17,91	62,70	19,39	3,69	23115	80940	29337	106224	45598	28050
	Neumarkt i.d.OPf., Landkreis	22,26	61,0	3,0	19231	30,79	19,71	62,61	37,68	3,95	25258	80217	25055	28520	128139	28044
	Neustadt a.d. Waldnaab, Lan	23,24	62,7	4,3	17939	22,13	18,86	62,96	2,18	18564	61282	18581	129092	46273	31946
	Regensburg, Landkreis	18,69	69,8	2,7	19280	20,23	19,08	64,13	18,79	3,48	34878	117232	30702	22879	34563	27149
	Schwandorf, Landkreis	24,61	62,3	4,3	17805	27,60	18,19	62,34	19,47	3,96	26077	89359	33571	128130	54562	59164
BY	Tirschenreuth, Landkreis	25,39	50,1	5,3	17444	25,29	17,87	60,87	21,26	1,92	13576	46233	16144	19295	68503	20192

BY		Bamberg, krsfr. Stadt	25,36	42,3	6,4	19138	56,23	14,79	63,53	21,68	3,94	10351	44467	15171	17751	69989	21916	76,79
BY		Bayreuth, krsfr. Stadt	22,35	38,8	7,5	19726	49,49	13,97	65,58	20,45	3,61	10388	47833	14914	16298	72935	21869	63,98
BY		Coburg, krsfr. Stadt	22,84	44,7	8,2	21788	61,17	15,37	61,32	23,31	2,53	6349	25337	9630	9438	41316	13797	46,89
BY		Hof, krsfr. Stadt	24,74	41,4	9,1	18437	36,87	15,42	60,64	23,93	1,74	7291	28669	11315	11697	47275	14477	50,95
BY		Bamberg, Landkreis	21,21	71,4	3,6	18565	19,15	19,28	63,77	16,96	2,77	27860	92157	24507	30632	144524	55685	475,05
BY	Reg. Bez. Oberfranken	Bayreuth, Landkreis	21,80	64,5	4,5	18207	19,21	18,11	61,79	20,10	2,05	19364	66086	21502	23313	106932	38380	306,19
BY		Coburg, Landkreis	20,44	67,0	5,0	20604	24,15	17,60	61,31	21,09	2,16	15756	54872	18875	18298	89563	34243	257,24
BY		Forchheim, Landkreis	20,96	69,7	3,6	19722	19,76	18,96	62,90	18,14	2,04	21483	71256	20550	23745	113289	43329	355,01
BY		Hof, Landkreis	23,24	56,8	5,8	19968	27,02	16,69	59,24	24,06	2,77	17108	60707	24660	23819	102475	34287	238,79
BY		Kronach, Landkreis	23,66	62,6	4,5	21487	29,20	16,28	61,56	22,16	2,09	11657	44086	15866	16946	71609	26615	181,96
BY		Kulmbach, Landkreis	25,72	59,3	6,0	19604	28,30	16,82	61,45	21,74	2,14	12711	46430	16432	19443	75593	26770	180,40
BY		Lichtenfels, Landkreis	25,33	61,3	5,3	18836	29,74	17,26	61,74	21,00	2,04	11841	42367	14409	17383	68617	25009	170,72
BY		Wunsiedel i. Fichtelgeb., Landkreis	26,03	53,3	6,7	18542	26,99	15,48	59,10	25,41	2,12	12146	46360	19933	20418	78439	26041	157,33
BY		Ansbach, krsfr. Stadt	25,13	47,5	5,5	19548	47,63	16,74	61,23	22,03	1,93	6770	24771	8913	10167	40454	14670	51,38
BY		Erlangen, krsfr. Stadt	18,85	51,2	3,9	20072	62,65	16,00	64,98	19,02	6,58	16798	68213	19969	19785	104980	39586	142,13
BY		Fürth, krsfr. Stadt	22,53	63,5	7,3	22802	40,57	16,99	64,22	18,79	4,63	19379	73260	21432	28702	114071	43121	292,71
BY		Nürnberg, krsfr. Stadt	20,72	43,2	8,0	19066	46,63	14,83	64,53	20,65	23,48	74675	324983	103980	104330	502638	171222	465,68
BY		Schwabach, krsfr. Stadt	20,68	57,6	4,9	21000	29,75	17,50	61,81	20,70	1,15	6783	23963	8025	8016	38771	13581	87,54
BY	Reg. Bez. Mittelfranken	Ansbach, Landkreis	20,80	64,4	3,4	18264	26,16	19,52	61,49	18,98	4,75	35415	111561	34441	37732	181417	67499	40,93
BY		Erlangen-Höchstadt, Landkreis	19,02	69,6	2,3	19722	25,68	18,71	63,47	17,82	3,37	24528	83206	23363	24939	131097	50594	405,80
BY		Fürth, Landkreis	20,84	68,7	3,6	21696	21,38	17,09	62,94	19,97	2,45	19567	72065	22864	23866	114496	42164	364,56
BY		Nürnberger Land, Landkreis	21,41	64,8	3,4	22348	28,04	17,46	61,57	20,97	4,35	29193	102910	35049	35793	167152	60432	479,23
BY		Neustadt(Aisch)-Bad Windsh., Landkreis	23,44	65,0	3,0	18564	23,35	19,05	61,52	19,42	2,30	18769	60605	19135	23090	98509	36476	275,69
BY		Roth, Landkreis	20,15	64,2	3,1	20000	22,73	18,82	62,20	18,98	2,84	23492	77634	23685	25144	124811	45512	346,39
BY		Weißenburg-Gunzenhs., Landkreis	23,06	59,5	4,2	18788	24,91	18,89	60,57	20,53	2,32	17573	56337	19099	21446	93009	33001	223,14
BY		Aschaffenburg, krsfr. Stadt	16,03	51,7	5,9	20949	54,80	16,53	63,35	20,12	3,77	11366	43550	13831	11023	68747	23853	117,06
BY		Schweinfurt, krsfr. Stadt	30,04	41,0	8,1	18116	76,61	15,54	60,33	24,12	4,11	8329	32332	12927	16097	53588	16854	51,06
BY		Würzburg, krsfr. Stadt	18,80	38,7	5,7	19924	44,34	12,06	68,56	19,38	5,92	16100	91526	25875	25098	133501	38934	127,42
BY		Aschaffenburg, Landkreis	14,37	66,8	3,0	20746	25,53	18,39	62,52	19,09	4,43	31950	108598	33159	24954	173707	63702	524,14
BY	Reg. Bez. Unterfranken	Bad Kissingen, Landkreis	23,17	59,4	4,6	18577	25,00	17,49	60,09	22,42	2,64	18503	63553	23714	24505	105770	36458	264,15
BY		Rhön-Grabfeld, Landkreis	19,07	60,9	4,0	18128	27,66	18,61	61,35	20,03	2,32	15617	51473	16805	16001	83895	29089	219,96
BY		Haßberge, Landkreis	24,52	65,3	3,9	17872	24,58	18,70	62,54	18,76	2,11	16070	53729	16115	21062	85914	31697	243,87
BY		Kitzingen, Landkreis	21,09	62,4	3,5	20856	28,26	18,61	62,28	19,11	2,51	16558	55414	17004	18766	88976	31581	239,23
BY		Miltenberg, Landkreis	15,51	66,0	3,7	19594	28,62	19,09	61,74	19,17	3,48	24753	80040	24855	20102	129648	46964	385,79
BY		Main-Spessart, Landkreis	19,89	65,5	2,6	18905	29,66	17,92	61,89	20,19	3,84	23197	80109	26133	25747	129439	49172	356,68
BY		Schweinfurt, Landkreis	23,08	71,1	3,0	18311	17,70	18,49	61,60	19,90	2,02	21089	70253	22697	26324	114039	42995	380,59
BY		Würzburg, Landkreis	17,90	67,4	2,8	19140	21,35	18,14	63,47	18,38	3,42	29081	101729	29463	28695	160273	57443	500,60
BY		Augsburg, krsfr. Stadt	21,99	46,2	7,4	17488	43,40	15,77	63,64	20,59	11,43	41530	167579	54204	57910	263313	90080	314,82
BY		Kaufbeuren, krsfr. Stadt	25,33	49,9	5,9	19988	31,57	17,26	59,85	22,89	1,33	7245	25116	9605	10629	41966	14224	67,07
BY		Kempten (Allgäu), krsfr. Stadt	18,97	49,6	4,6	20691	43,62	16,89	60,45	22,66	2,71	10492	37563	14080	11789	62135	22361	84,55
BY		Memmingen, krsfr. Stadt	21,84	48,4	3,9	22116	50,66	17,60	60,78	21,61	2,08	7226	24952	8872	8964	41050	14935	49,14
BY	Reg. Bez. Schwaben	Aichach-Friedberg, Landkreis	18,72	64,5	3,1	21188	23,17	19,64	62,72	17,64	2,96	25084	80104	22529	23907	127717	45694	366,89
BY		Augsburg, Landkreis	19,75	65,7	3,2	20723	25,74	19,26	62,02	16,19	6,19	46292	149033	44969	47456	240294	86302	717,23
BY		Dillingen a.d.Donau, Landkreis	18,65	65,7	2,9	20695	36,20	20,14	61,39	17,95	2,47	19001	58393	16934	17595	94328	35543	266,04
BY		Günzburg, Landkreis	18,67	65,0	2,8	19727	36,30	19,58	62,10	18,32	4,40	23724	75239	22202	22619	121165	45488	332,17
BY		Neu-Ulm, Landkreis	11,52	66,4	2,9	20231	30,94	18,51	62,54	18,95	5,10	30496	103054	31221	18989	164771	62090	473,29
BY		Lindau (Bodensee), Landkreis	13,56	52,5	3,3	20366	27,19	18,55	59,81	21,64	2,18	14842	47865	17320	10848	80027	25893	161,11
BY		Ostallgäu, Landkreis	20,91	58,4	2,8	19403	27,74	19,71	60,71	19,57	3,72	28439	81426	26247	28044	134112	46400	318,61
BY		Unterallgäu, Landkreis	20,70	62,3	3,1	20833	28,16	20,11	60,05	19,85	3,55	27259	81403	26907	28065	135569	47946	365,44
BY		Donau-Ries, Landkreis	20,73	62,4	2,5	20985	37,31	19,46	61,63	18,91	4,83	25204	79842	24504	20857	129550	47735	336,89
BY		Oberallgäu, Landkreis	17,79	58,5	3,2	19850	25,23	18,59	60,85	20,57	3,80	27969	91564	30953	20769	150486	51727	362,87

1.3. Berlin

	Kreisfreie Städte Landkreise	Kreisfreie Städte Landkreise	Krankenhausfälle/100 Einwohner (Wohnort) 2008	Arbeitslosenquote bez. auf alle zivile Erwerbsp. 2008	BIP pro Kopf zu Marktpreisen 0-17 Jahre in %	Anteil Einwohner 18-64 Jahre in %	Anteil Einwohner 65+ Jahre in %	BIP zu Marktpreisen in Mrd. EUR	Einwohner 0-17 Jahre	Einwohner 18-64 Jahre	Einwohner 65 + Jahre	verfüg. Einkommen der priv. Haushalte je Einwohner 2008 in €	Krankenhausfälle 2008	Einwohner 2008 (Wohnort)	Sozialversicherungspfl. Beschäftigte 2008 (Wohnort)	Sozialversicherungspfl. Beschäftigte 2008 (Auspendler)
BE	Berlin	Fälle 2008	20,9	32,6	13,9	25,8	14,3	66,9	18,8	88,58	491235,0	2295767,0	644673,0	15736	716.081	3431675	983895	134361

1.4. Brandenburg

		Kreisfreie Städte Landkreise	Krankenhausfälle/100 Einwohner 2007	Erwerbstätigenquote 2007 (Wohnort) %	Arbeitslosenquote bez. auf alle zivile Erwerbsp. 2007	BIP pro Kopf zu Marktpreisen je Einwohner 2007 in €	BIP pro Kopf zu Marktpreisen in tsd. EUR	Anteil Einwohner 0-17 Jahre in %	Anteil Einwohner 18-64 Jahre in %	Anteil Einwohner 65+ Jahre in %	BIP zu Marktpreisen in Mrd. EUR	Einwohner 0-17 Jahre	Einwohner 18-64 Jahre	Einwohner 65 + Jahre	KH-Fälle 2007	Einwohner 2007	Sozialversicherungspfl. Beschäftigte 2007 (Wohnort)	Sozialversicherungspfl. Beschäftigte 2007 (Auspendler)
BB		Frankfurt (Oder), kreisfr. Stadt	24,0	41,9	16,0	14935	28,60	12,13	66,03	21,40	1,78	7548	41099	13322	14924	62244	20166	5880
BB	Stat. Reg. Brandenburg Nordost	Barnim, Landkreis	15,0	60,3	14,6	15610	16,06	13,93	66,59	19,94	2,85	24017	118186	35386	26023	177482	60983	4595
BB		Märkisch-Oderland, Landkreis	17,8	61,5	14,7	15594	16,85	13,54	66,12	20,26	3,04	25963	126815	38862	34089	191787	65016	5294
BB		Oberhavel, Landkreis	14,3	60,7	14,2	15972	20,89	15,06	64,48	20,14	4,21	30367	130981	40597	28880	201575	69349	5320
BB		Oder-Spree, Landkreis	21,2	58,0	14,8	15528	18,23	12,96	64,93	21,87	3,81	24424	122390	41221	39993	188502	64262	4518
BB		Ostprignitz-Ruppin, Landkreis	22,9	51,9	18,7	14719	18,61	13,14	65,09	21,23	1,98	13977	69250	22585	24353	106383	35055	2020
BB		Prignitz, Landkreis	24,1	50,9	17,6	15215	18,95	12,32	62,37	24,35	1,64	10661	53976	21068	20872	86538	27455	1657
BB		Uckermark, Landkreis	22,7	46,8	22,0	14232	20,34	13,03	63,79	22,28	2,77	17742	86878	30338	30858	136185	41584	2216
BB		Brandenb. a.d. Havel, kreisfr. Stadt	24,6	42,2	18,2	14866	22,38	11,48	62,96	25,10	1,64	8412	46144	18398	19048	73289	23044	790
BB		Cottbus, kreisfr. Stadt	18,6	43,0	16,9	15610	29,09	11,60	66,72	21,38	3	11960	68807	22044	19162	103128	33394	1093
BB	Stat. Reg. Brandenburg Südwest	Potsdam, kreisfr. Stadt	16,1	52,7	9,8	15941	30,75	14,17	67,28	19,37	4,6	21201	100657	28975	24004	149613	50788	2558
BB		Dahme-Spreewald, Landkreis	19,6	62,9	10,7	16194	28,09	13,78	64,27	22,00	4,54	22273	103863	35563	31612	161616	44932	2538
BB		Elbe-Elster, Landkreis	19,3	54,6	19,7	15052	17,61	12,53	62,96	23,56	2,09	14863	74709	27950	22889	118655	38090	2674
BB		Havelland, Landkreis	18,9	59,6	13,1	15210	15,38	15,75	64,46	24,76	2,9	24476	100187	30696	29309	155425	53660	3998
BB		Oberspreewald-Lausitz, Landkreis	22,6	53,2	19,8	15118	20,08	11,89	62,80	24,39	2,58	15278	80670	31130	28996	128464	40527	2776
BB		Potsdam-Mittelmark, Landkreis	16,7	64,9	9,6	16899	16,89	15,31	65,30	19,53	3,45	31267	133355	39888	34611	204232	73347	5911
BB		Spree-Neiße, Landkreis	21,9	55,9	16,1	15289	22,90	12,27	64,54	22,27	3,07	16643	86509	29846	29382	134040	44455	3048
BB		Teltow-Fläming, Landkreis	19,3	63,4	11,8	16127	21,67	14,55	65,14	20,22	3,32	23640	105834	32846	31307	162470	59380	4356

1.5. Bremen

Kreisfreie Städte Landkreise	Krankenhaus fälle/100 Einwohner 2008	Erwerbstätigen quote 2008 (Wohnort) %	Arbeitslosenquote bez. auf alle zivile Erwerbsp. 2008	verfüg. Einkommen der priv. Haushalte je Einwohner 2008 in €	BIP pro Kopf zu Marktpreisen in tsd. EUR	Anteil Einwohner 0-17 Jahre in %	Anteil Einwohner 18-64 Jahre in %	Anteil Einwohner 65+ Jahre in %	BIP zu Marktpreisen in Mrd. EUR	Einwohner 0-17 Jahre	Einwohner 18-64 Jahre	Einwohner 65 + Jahre	Krankenhausfälle 2008	Einwohner 2008	Sozialversicherung spfl. Beschäftigte 2008 (Wohnort)	Sozialversicherung spfl. Beschäftigte 2008 (Auspendler)
HB Bremen	27,9	36,7	10,3	21590	43,19	15,21795528	63,53076586	21,25127887	23,64	83297	347742	116321	152718	547360	168443	32586
HB Bremerhaven	38,3	35,3	16,7	18580	33,11	16,37119452	61,70331686	21,92548862	3,79	18746	70654	25106	43816	114506	32370	8072

1.6. Hamburg

Kreisfreie Städte Landkreise	Krankenhausfälle/100 Einwohner 2008	Erwerbstätigenquote 2008 (Wohnort) %	Arbeitslosenquote bez. auf alle zivile Erwerbsp. 2008	BIP pro Kopf zu Marktpreisen in tsd. EUR	verfüg. Einkommen der priv. Haushalte je Einwohner 2008 in €	BIP pro Kopf zu Marktpreisen in tsd. EUR	Anteil Einwohner 0-17 Jahre in %	Anteil Einwohner 18-64 Jahre in %	Anteil Einwohner 65+ Jahre in %	BIP zu Marktpreisen in Mrd. EUR	Einwohner 0-17 Jahre	Einwohner 18-64 Jahre	Einwohner 65 + Jahre	Krankenhausfälle 2008	Einwohner 2008	Sozialversicherung gepfl. Beschäftigte 2008 (Wohnort)	Sozialversicherung gepfl. Beschäftigte 2008 (Auspendler)
HH Hamburg	24,2	38,1	8,1	23455	49,37		15,34	65,85	18,81	87,48	271754	1166992	333354	429151	1772100	584327	91492

1.7 Hessen

	Kreisfreie Städte Landkreise	Krankenhaus fälle/100 Einwohner 2008	Erwerbstätigen quote 2008 (Wohnort) %	Arbeitslosenquote bez. auf alle zivile Erwerbsp. 2008	verfüg. Einkommen der priv. Haushalte je Einwohner 2008 in €	BIP pro Kopf zu Marktpreisen in tsd. EUR	Anteil Einwohner 0-17 Jahre in %	Anteil Einwohner 18-64 Jahre in %	Anteil Einwohner 65+ Jahre in %	BIP zu Marktpreisen in Mrd. EUR	Einwohner 0-17 Jahre	Einwohner 18-64 Jahre	Einwohner 65 + Jahre	Krankenhausfälle 2008	Einwohner 2008	Sozialversicherungs gepfl. Beschäftigte 2008 (Wohnort)	Sozialversicherten gepfl. Beschäftigte 2008 (Auspendler)
HE	Darmstadt	45,1	49,1	7,8	18973	54,40	15,80	65,71	18,49	7,74	22482	93511	26317	64241	142310	48131	21780
HE	Frankfurt a. M.	32,8	44,4	8,5	18678	80,58	15,30	67,42	17,28	53,57	101725	448262	114851	218346	664838	226690	65606
HE	Offenbach	36,3	53,6	11,0	17034	37,19	17,64	64,87	17,48	4,42	20988	77186	20803	43184	118977	38430	25305
HE	Wiesbaden	28,2	46,1	7,6	20510	47,85	16,00	63,92	19,48	13,24	43929	176895	53918	77980	270742	90064	37418
HE	Bergstraße	12,8	59,9	5,7	20277	25,39	17,27	62,33	20,40	6,69	45495	164223	53747	33682	263465	89453	68390
HE	Darmstadt-Dieburg	4,2	63,6	5,2	20628	22,16	17,86	63,61	18,52	6,40	51576	183653	53472	12149	288703	100477	83252
Reg. Bez. Darmstadt	Groß-Gerau	13,3	65,0	6,4	19065	36,13	17,76	63,48	18,76	9,16	45028	160972	47576	33648	253576	92592	72892
HE	Hochtaunuskreis	12,7	59,1	3,9	26923	37,74	17,95	60,56	21,49	8,52	40521	136707	48509	28630	225737	74977	58539
HE	Main-Kinzig-Kreis	15,1	61,0	5,6	19985	27,29	17,45	62,68	19,87	11,12	71100	255388	80968	61348	407456	148857	107652
HE	Main-Taunus-Kreis	10,0	67,2	4,1	23283	40,43	17,80	61,94	20,26	9,14	40241	140018	45813	22512	226072	82277	69753
HE	Odenwaldkreis	10,0	57,8	5,4	18948	22,84	17,74	61,19	21,07	2,24	17397	60024	20671	9791	98092	32456	24279
HE	Offenbach	6,3	63,9	6,4	21548	33,58	17,17	63,02	19,81	11,31	57834	212276	66708	21209	336818	119999	95118
HE	Rheingau-Taunus-Kreis	10,9	61,2	4,5	21061	20,80	17,42	62,26	20,32	3,82	31965	114246	37276	19924	183487	61870	50428
HE	Wetteraukreis	13,8	60,5	5,6	20066	24,98	17,94	62,46	19,60	7,46	53536	186446	58514	41079	298496	100736	79915
HE	Gießen	27,4	55,5	8,9	18491	30,22	16,59	64,77	18,65	7,72	42343	165347	47609	70076	255299	81916	50428
Reg.Bez. Gießen	Lahn-Dill-Kreis	20,6	57,2	6,3	20383	31,15	18,12	61,36	20,53	7,99	46485	157432	52665	52920	256582	86924	59929
HE	Limburg-Weilburg	16,8	57,3	6,3	19039	23,59	18,70	61,66	19,64	4,07	32297	106481	33960	29062	172738	55604	43580
HE	Marburg-Biedenkopf	23,0	53,2	5,8	17520	30,44	16,90	64,78	18,32	7,66	42542	163121	46137	58007	251800	81585	52268
HE	Vogelsbergkreis	22,7	55,2	6,3	18928	22,09	16,54	64,97	22,49	2,48	18569	68447	25248	25461	112264	36957	29564
HE	Kassel	49,2	38,2	12,4	16828	44,65	15,45	64,11	20,44	8,67	29997	124475	39096	98524	194168	55590	18677
HE	Fulda	23,4	54,3	5,3	18996	31,72	19,17	60,74	20,09	6,93	41882	132666	43873	51123	218421	70676	47871
HE	Hersfeld-Rotenburg	33,8	52,7	6,6	18867	31,41	16,64	60,12	23,24	3,89	20628	74538	28818	41951	123984	39095	26264
Reg.Bez. Kassel	Kassel	10,1	60,2	5,7	19199	22,71	16,90	60,64	22,46	5,43	40430	145079	53727	24157	239236	80232	63702
HE	Schwalm-Eder-Kreis	12,4	57,1	6,4	18449	25,14	17,33	61,14	21,53	4,66	32118	113290	39902	23033	185310	60763	45018
HE	Waldeck-Frankenberg	23,9	54,3	6,1	20405	27,41	17,94	60,27	21,79	4,51	29540	99232	35880	39395	164652	56075	33396
HE	Werra-Meißner-Kreis	19,3	50,0	8,2	18175	23,57	16,05	59,83	24,12	2,49	16971	63261	25500	20432	105732	31635	21246

1.8. Mecklenburg-Vorpommern

	Kreisfreie Städte Landkreise	Krankenhausfälle/100 Einwohner 2008	Erwerbstätigenquote 2008 (Wohnort) %	Arbeitslosenquote bez. auf alle zivile Erwerbsp. 2008	verfüg. Einkommen der priv. Haushalte je Einwohner 2008 in €	BIP pro Kopf zu Marktpreisen in tsd. EUR	Anteil Einwohner 0-17 Jahre in %	Anteil Einwohner 18-64 Jahre in %	Anteil Einwohner 65+ Jahre in %	BIP zu Marktpreisen in Mrd. EUR	Einwohner 0-17 Jahre	Einwohner 18-64 Jahre	Einwohner 65 + Jahre	Krankenhausfälle 2008	Einwohner 2008	Sozialversicherung spfl. Beschäftigte 2008 (Wohnort)	Sozialversicherung spfl. Beschäftigte 2008 (Arbeitsort)
MV	Greifswald	22,78	43,0	14,5	14757	25,93	11,91	69,10	18,99	1,40	6446	37405	10280	12 329	54131	17502	5751
MV	Neubrandenburg	21,35	44,9	15,7	15578	33,11	12,10	66,62	21,26	2,18	7974	43889	14006	14 067	65879	23315	6283
MV	Rostock	19,21	41,8	13,7	14584	28,04	11,32	65,88	22,80	5,64	22766	132486	45844	38 629	201096	65364	18697
MV	Schwerin	22,16	42,9	14,0	15422	31,68	12,06	67,65	23,43	3,03	11520	64646	22385	21 175	95557	31327	9707
MV	Stralsund	24,54	40,3	16,2	14563	29,48	11,69	63,34	24,97	1,71	6763	36653	14450	14 201	57866	17779	5513
MV	Wismar	24,44	43,5	15,7	14486	27,06	11,21	64,15	24,64	1,21	5012	28696	11022	10 934	44730	14190	5271
MV	Bad Doberan	18,13	68,6	9,5	15535	19,91	14,02	64,65	18,78	2,35	16562	76359	22182	21 412	118103	44206	36776
MV	Demmin	26,09	54,8	19,7	14347	18,53	13,38	63,95	22,67	1,52	10945	52301	18542	21 338	81788	26051	18754
MV	Güstrow	26,12	55,7	15,6	14637	19,78	13,72	64,10	22,18	2,00	13876	64839	22435	26 422	101150	33506	22854
MV	Ludwigslust	22,24	71,9	10,1	15770	19,59	14,12	66,05	19,83	2,44	17594	82296	24705	27 706	124595	50216	39346
MV	Mecklenburg-Strelitz	22,04	57,7	15,7	16486	14,74	12,92	65,29	21,79	1,18	10302	52057	17370	17 570	79729	26739	19292
MV	Müritz	24,42	58,4	13,4	14715	20,69	13,35	64,94	21,72	1,36	8775	42695	14279	16 055	65749	23215	15169
MV	Nordvorpommern	23,43	59,0	15,7	14545	16,21	12,96	64,85	22,19	1,75	13992	70015	23956	25 300	107963	36460	27243
MV	Nordwestmecklenburg	18,39	71,2	11,5	14969	15,97	15,05	66,30	18,65	1,88	17732	78091	21961	21 665	117784	45551	38364
MV	Ostvorpommern	26,15	59,1	16,3	14083	16,51	12,91	64,54	22,54	1,76	13802	68981	24092	27 946	106875	36488	26708
MV	Parchim	23,38	63,2	12,2	15700	16,47	13,18	65,37	21,44	1,62	12959	64262	21080	22 978	98301	35546	26534
MV	Rügen	24,21	60,8	13,7	14730	19,92	12,27	65,16	22,57	1,37	8452	44878	15542	16 672	68872	25180	16690
MV	Uecker-Randow	30,07	48,7	18,7	13723	17,52	12,61	64,34	23,05	1,30	9356	47737	17101	22 312	74194	21613	14512

1.9 Niedersachsen

Kreisfreie Städte Landkreise	Krankenhaus fälle/1.000 Einwohner 2008	Erwerbstätigenquote 2008 (Wohnort) %	Arbeitslosenquote bez. auf alle zivile Erwerbsp. 2008	verfüg. Einkommen der priv. Haushalte je Einwohner 2008 in €	BIP pro Kopf zu Marktpreisen in 2008 in €	BIP zu Marktpreisen in Mill. EUR	Anteil Einwohner 0-17 Jahre in %	Anteil Einwohner 18-64 Jahre in %	Anteil Einwohner 65+ Jahre in %	BIP zu Marktpreisen in Mill. EUR	Einwohner 0-17 Jahre	Einwohner 18-64 Jahre	Einwohner 65 + Jahre	Krankenhausfälle 2008	Einwohner 2008	Sozialversicherungspfl. Beschäftigte 2008 (Wohnort)	Sozialversicherungspfl. Beschäftigte 2008 (Ausgeübter)
Braunschweig St	31,5	42,6	9,2	18874	35,69	8,78	14,70	63,97	21,33	8,78	36170	157375	52467	77476	246012	79783	24987
Salzgitter St		41,9	9,6	16769	35,76	3,73	17,20	59,75	23,04	3,73	17963	62397	24063		104423	32651	10882
Wolfsburg St		41,3	7,0	18791	77,05	9,29	15,59	60,69	23,72	9,29	18791	73150	28597		120538	43289	6549
Gifhorn		64,0	6,7	17504	15,87	2,76	20,11	61,83	18,06	2,76	34956	107447	31382		172765	60968	50322
Göttingen	35,2	46,0	9,7	17698	20,64	6,02	15,97	65,00	18,08	6,02	41498	169083	49321	91603	259902	78141	41300
Goslar	21,1	45,4	9,7	18383	23,13	3,38	14,88	59,08	26,04	3,38	21756	86361	38070	30776	146187	42645	23774
Helmstedt		58,7	9,1	18401	18,94	1,80	16,76	60,76	22,48	1,80	19002	57644	21324		94870	30928	24773
Northeim	15,7	51,0	8,2	17765	21,12	3,01	16,96	59,47	23,57	3,01	24141	84642	33538	22538	142321	45485	27149
Osterode a. Harz	18,8	48,1	9,9	18382	30,32	2,41	15,91	57,99	26,10	2,41	12625	46019	20711	14884	79355	24098	14167
Peine		59,0	8,0	17527	19,61	2,60	18,98	60,42	20,60	2,60	25166	80127	27320		132613	46658	33639
Wolfenbüttel		58,1	6,8	18096	16,28	2,01	17,83	60,39	20,78	2,01	22046	74678	26959		123663	39528	32257
Hannover	16,9	50,2	9,1	19092	34,94	39,48	16,42	62,71	20,87	39,48	185519	708498	235780	190794	1127797	368546	199120
Diepholz	8,2	59,4	5,3	19200	23,63	5,07	18,57	60,87	20,56	5,07	39805	130900	44074	17583	214379	72554	45399
Hameln-Pyrmont	21,4	49,0	9,4	17991	26,82	4,19	15,99	58,85	24,19	4,19	26530	92041	37827	33433	156398	49039	27571
Hildesheim	23,0	52,4	8,1	18023	22,39	6,42	17,35	60,61	22,04	6,42	49744	173735	63184	63889	286663	91000	58685
Holzminden		51,5	8,9	17868	23,18	1,74	16,96	58,20	24,84	1,74	12739	43701	18652		75092	22998	15643
Nienburg		55,6	7,3	17224	22,57	2,80	17,84	60,37	20,70	2,80	24856	74782	25641		123881	40101	28832
Schaumburg	14,9	54,2	8,5	18619	19,36	3,15	17,67	59,56	22,77	3,15	28804	97061	37106	24212	162971	52880	38118
Celle		49,7	8,4	20734	23,46	4,23	17,83	59,76	22,41	4,23	33598	107040	39892		180530	54744	34720
Cuxhaven	12,7	51,9	7,8	17658	17,78	3,59	18,02	59,37	22,61	3,59	36417	120034	45703	25573	202154	61531	43299
Harburg	11,1	61,0	4,9	22424	17,70	4,33	20,43	60,90	18,67	4,33	45685	148096	44074	27078	244640	81733	67528
Lüchow-Dannenberg		44,8	12,0	17320	20,29	1,01	17,22	57,35	25,54	1,01	8552	28633	12760		49965	13136	9264
Lüneburg	17,3	54,0	7,5	17609	21,68	3,83	18,37	63,14	18,48	3,83	32433	111454	32625	30569	176512	55755	39568
Osterholz		60,2	5,1	19158	16,56	1,86	18,61	66,99	20,49	1,86	20933	68500	22853		112486	37484	30341
Rotenburg (Wümme)	21,3	57,0	5,4	17612	24,06	3,96	20,09	60,99	18,92	3,96	33063	100090	31141	33055	164403	54821	39067
Soltau-Fallingbostel	14,5	52,1	8,2	17560	26,30	3,72	18,74	61,04	20,22	3,72	26581	84792	28619	20379	140792	45345	27947
Stade	17,6	58,5	7,2	19325	27,26	5,17	19,42	61,56	19,02	5,17	36882	121212	37440	34740	196891	66591	48807
Uelzen	33,8	48,8	8,6	17488	23,44	2,23	17,49	58,31	24,19	2,23	16606	55064	22970	32116	94940	28035	18339
Verden		59,5	6,1	20472	25,17	3,36	19,07	61,50	19,43	3,36	25473	82133	25954		133560	43805	33581
Delmenhorst St		53,0	10,2	17667	21,66	1,62	17,83	20,92	2,15	1,62	13326	45885	15640		74751	24453	15161
Emden St		55,1	11,0	17103	41,62	2,15	17,50	62,28	20,21	2,15	9025	32114	10423		51562	14774	3300
Oldenburg St	38,4	41,1	9,7	17932	37,95	6,08	16,14	65,49	18,36	6,08	24873	104972	29434	61538	160279	49669	16459
Osnabrück St	38,9	41,7	8,1	18899	40,96	6,09	14,95	65,21	19,84	6,09	24415	104673	32598	63507	162286	50724	17410
Wilhelmshaven St		34,2	12,1	16739	34,66	2,82	14,65	61,10	24,26	2,82	11925	49739	19747		81411	21717	6149
Ammerland		54,3	9,2	18435	22,64	2,65	19,64	60,21	20,15	2,65	22999	70304	26162		117102	38038	25565
Aurich	13,8	47,9	9,2	17690	18,59	3,52	19,73	19,93	15,90	3,52	37508	114267	25007	26162	189381	55301	35583
Cloppenburg	14,2	52,4	6,4	16301	24,69	3,88	23,15	60,95	17,34	3,88	36408	94382	22359	22350	157268	54735	31935
Emsland	18,3	50,2	4,6	16080	29,42	9,23	20,72	61,93	17,34	9,23	65940	194360	54425	57541	313824	98827	98444
Friesland	18,6	49,1	7,6	16913	19,63	1,97	18,57	58,99	22,44	1,97	18623	59975	22959	18679	100307	29694	19601
Grafschaft Bentheim	14,7	47,4	4,6	16086	22,42	3,34	20,05	60,56	18,78	3,34	27986	82068	24054	19875	135508	40646	23642
Leer	17,0	48,4	8,5	15795	22,17	3,66	19,96	60,69	19,34	3,66	32925	100114	31908	16479	164947	47093	32743
Oldenburg	5,8	58,2	6,0	18517	19,06	2,40	19,83	61,41	18,76	2,40	24886	77330	23718	7302	125943	41738	31618
Osnabrück	17,7	59,4	4,7	18582	22,86	8,19	20,23	60,86	18,91	8,19	72477	218011	67748	63546	358256	123663	103173
Vechta	24,2	55,4	4,2	19241	31,85	4,28	22,00	60,78	15,21	4,28	29955	84458	20453	32501	134506	47793	35675
Wesermarsch		50,0	8,1	17997	28,06	2,58	19,14	59,60	21,26	2,58	17606	54814	19546		91968	28024	26756
Wittmund		47,2	8,5	16108	19,36	1,11	19,21	60,02	20,77	1,11	11044	34309	11930		57402	16359	10801

1.10. Nordrhein-Westfalen

1.11. Rheinland-Pfalz

	Kreisfreie Städte Landkreise	Krankenhausfälle/ 100 Einwohner 2008	Erwerbstätigenquote 2008 (Wohnen) %-e Sekundarbereichs	verfügb. Einkommen der priv. Haushalte je Einwohner 2008 in €	BIP pro Kopf zu Marktpreisen in tsd. EUR	Anteil Einwohner 0-17 Jahre in %	Anteil Einwohner 18-64 Jahre in %	Anteil Einwohner 65+ Jahre in %	BIP zu Marktpreisen in Mrd. EUR	Einwohner 0-17 Jahre	Einwohner 18-64 Jahre	Einwohner 65+ Jahre	Krankenhausfälle 2008	Einwohner 2008	Sozialversicherungspfl. Beschäftigte 2008 (Wohnen)	Sozialversicherungspfl. Beschäftigte 2008 (Auspendler)
RP	Koblenz, krfr. Stadt	23,6	41,6	7,6	18155	51,13	15,44	62,23	22,34	5,43	16407	66143	23743	25122	106293	32671	11581
RP	Ahrweiler, Landkreis	24,2	55,5	4,9	18763	19,45	17,20	60,16	22,64	2,50	22103	77306	29100	31071	128509	40185	31090
RP	Altenkirchen (Westerw	24,0	60,4	5,3	17568	22,10	18,46	60,70	20,84	2,96	24693	81208	27884	32141	133796	43929	30820
RP	Bad Kreuznach, Landk	23,6	59,3	6,8	18911	24,00	17,45	61,46	21,09	3,76	27332	96282	33046	36949	156660	52199	40712
RP	Birkenfeld, Landkreis	26,5	55,2	7,0	18329	22,32	16,90	60,36	22,74	1,90	14398	51438	19382	22620	85217	27771	18274
Stat. Reg. Koblenz	Cochem-Zell, Landkre	26,6	59,1	4,4	17817	22,17	17,83	59,19	22,98	1,43	11499	38169	14821	17171	64489	20826	17210
RP	Mayen-Koblenz, Land	21,8	60,5	5,9	18243	23,56	17,69	61,92	20,39	5,00	37527	131328	43247	46187	212102	70887	57575
RP	Neuwied, Landkreis	22,8	56,6	6,1	18913	24,87	18,48	60,30	21,22	4,54	33736	110067	38734	41652	182537	60114	43227
RP	Rhein-Hunsrück-Kreis	21,7	61,4	5,1	18491	25,73	18,03	61,18	20,80	2,67	18676	63386	22497	22497	105609	35165	28412
RP	Rhein-Lahn-Kreis	23,5	60,9	4,7	18722	19,56	17,13	60,99	21,88	2,45	16528	76528	27454	29449	125477	41524	34873
RP	Westerwaldkreis	21,9	63,6	4,8	19137	26,24	18,92	61,50	19,57	5,27	37990	123487	39302	44064	200779	69144	58634
Stat. Reg. Trier	Trier, krfr. Stadt	21,3	32,4	6,6	17594	37,84	14,44	67,04	18,51	3,96	15106	70151	19383	22278	104640	27360	6507
RP	Bernkastel-Wittlich, L	23,9	57,5	3,9	18899	25,18	17,92	60,78	21,3	2,83	20148	68346	23958	26508	112452	37421	27732
RP	Eifelkreis Bitburg-Prü	26,4	49,5	3,3	18127	23,28	18,57	60,78	20,6	2,21	17606	57636	19586	25037	94828	26202	20766
RP	Vulkaneifel, Landkreis	26,1	56,3	5,0	18093	19,56	18,41	58,72	22,87	1,44	11449	36528	14228	16264	62201	19475	15548
RP	Trier-Saarburg, Landk	21,7	54,1	3,2	18970	16,64	18,23	62,28	19,4	2,35	25747	87944	27410	30708	141201	40973	35441
RP	Frankenthal (Pfalz), kr	21,2	55,2	7,3	17886	29,21	16,22	61,20	22,38	1,37	7615	28731	10602	9967	46948	15772	10153
RP	Kaiserslautern, krfr. S	18,8	40,4	10,2	16728	36,86	15,08	64,46	20,4	3,59	14693	62809	19934	18299	97436	29715	9690
RP	Landau in der Pfalz, k	18,5	51,5	5,4	18556	34,16	16,46	64,27	17,1	1,47	7081	27642	8285	7944	43008	14206	7935
RP	Ludwigshafen a. Rh., k	20,5	48,0	9,0	16182	58,35	17,05	63,02	19,3	9,54	27866	103020	32581	33461	163467	53591	24881
RP	Mainz, krfr. Stadt	17,9	48,9	6,2	18105	41,63	14,78	67,60	17,52	8,23	29210	133596	34817	35320	197623	66433	30130
Stat. Reg. Rheinh.-Pfalz	Neustadt a.d. Weinstra	21,4	52,2	5,6	19702	23,61	16,42	60,57	23,00	1,27	8813	32501	12344	11498	53658	17204	10794
RP	Pirmasens, krfr. Stadt	27,3	40,7	13,7	17656	32,56	15,67	59,07	25,26	1,35	6482	24429	10447	11301	41358	12981	4438
RP	Speyer, krfr. Stadt	20,4	52,5	6,9	19216	37,19	17,06	62,94	20,00	1,86	8519	31425	9986	10183	49930	17331	8879
RP	Worms, krfr. Stadt	22,5	49,8	7,6	17117	27,76	17,25	60,49	15,25	2,28	14155	52090	15795	18421	82040	27659	13218
RP	Zweibrücken, krfr. St	28,6	49,4	8,2	16866	40,27	16,57	61,09	25,77	1,39	5721	21091	9986	9886	34525	12224	5847
RP	Alzey-Worms, Landkr	21,1	67,2	4,8	18657	20,04	18,79	63,50	17,71	2,51	23336	79527	22181	26977	125244	45118	39049
Rheinh.-Pfalz	Bad Dürkheim, Landk	21,5	61,6	5,5	19807	18,47	17,08	61,32	21,60	2,47	23821	81904	28851	28662	133576	45147	37119
RP	Donnersbergkreis	23,4	64,2	3,8	17489	20,04	18,79	63,50	17,71	1,65	14354	48100	14896	18101	77350	27230	22434
RP	Germersheim, Landkr	20,4	68,2	4,2	18338	28,09	18,50	63,88	17,61	3,53	23239	80241	22123	25677	125603	47287	38583
RP	Kaiserslautern, Landk	19,4	62,7	5,7	17500	16,17	18,28	61,60	20,12	1,73	19598	66030	21564	20745	107192	35950	31213
RP	Kusel, Landkreis	22,1	65,6	6,0	17060	15,90	16,95	60,90	22,14	1,18	12544	45061	16382	16371	73987	25565	22947
RP	Südliche Weinstraße, L	23,0	62,8	4,2	18643	18,88	17,29	60,54	22,17	2,07	18955	67464	23206	25195	109625	37100	31761
RP	Rhein-Pfalz-Kreis	19,0	67,6	3,9	20166	13,77	16,94	62,00	21,05	2,05	25238	92438	31388	28258	149084	47255	47255
RP	Mainz-Bingen, Landkr	18,7	67,1	4,4	21779	23,82	18,36	63,41	8,23	4,80	36980	127722	36708	37590	201410	73038	62105
RP	Südwestpfalz, Landkre	24,0	63,9	5,2	18282	13,56	16,42	60,93	22,65	1,36	16505	61241	22762	24092	100508	34201	29958

1.12. Saarland

Kreisfreie Städte Landkreise	Krankenhausfälle/100 Einwohner 2008	Erwerbstätigenquote 2008 (Wohnort) %	Arbeitslosenquote % bez. auf alle zivile Erwerbsp. 2008	verfüg. Einkommen der priv. Haushalte je Einwohner 2008 in tsd€	BIP pro Kopf zu Marktpreisen in tsd. EUR	Anteil Einwohner 0-17 Jahre in %	Anteil Einwohner 18-64 Jahre in %	Anteil Einwohner 65+ Jahre in %	Anteil Einwohner 0-17 Jahre in %	Anteil Einwohner 18-64 Jahre in %	Anteil Einwohner 65+ Jahre in %	BIP zu Marktpreisen in Mrd. EUR	Sozialversicherungspfl. Beschäftigte 2008 (Wohnort)	Sozialversicherungspfl. Beschäftigte 2008 (Auspendler)	Krankenhausfälle 2008	Einwohner 2008
Regionalverband Saarbrücken	23,1	47,0	10,5	18,396	36,58	15,11	63,12	21,77	50716	211872	73081	12,28	101010	56611	77576	335669
Merzig-Wadern	20,2	50,0	5,2	16,613	21,93	17,12	61,83	21,05	18111	65402	22269	2,32	31577	21346	21341	105782
Neunkirchen	23,8	56,7	7,1	18,695	20,72	15,47	61,76	22,78	21647	86427	31874	2,90	45113	34180	33325	139948
Saarlouis	22,5	57,4	6,1	17,173	33,14	15,91	62,45	21,64	32811	128776	44628	6,83	66358	52049	46343	206215
Saarpfalz-Kreis	18,7	55,0	5,4	20,615	31,52	15,56	61,69	22,75	23456	93024	34305	4,75	50083	32828	28132	150785
St. Wendel	19,0	57,7	4,3	26,102	21,42	16,17	61,99	21,84	14862	56986	20077	1,97	30317	22761	18306	91925

1.13. Sachsen

Direktionsbezirk	Kreisfreie Städte Landkreise	Krankenhausfälle/100 Einwohner 2008	Erwerbstätigenquote 2008 (Wohnort) %	Arbeitslosenquote bez. auf alle zivile Erwerbsp. 2008	verfüg. Einkommen der priv. Haushalte je Einwohner 2008 in €	BIP pro Kopf zu Marktpreisen in tsd. EUR	Anteil Einwohner 0-17 Jahre in %	Anteil Einwohner 18-64 Jahre in %	Anteil Einwohner 65+ Jahre in %	Einwohner 0-17 Jahre	Einwohner 18-64 Jahre	Einwohner 65+ Jahre	BIP zu Marktpreisen in Mrd. EUR	Sozialversicherungspfl. Beschäftigte 2008 (Wohnort)	Einwohner 2008	Krankenhausfälle 2008	Sozialversicherungspfl. Beschäftigte 2008 (Auspendler)
SN	Chemnitz St	20,8	33,1	13,0	16441	28,28	11,55	62,09	26,35	28180	151429	64271	6,90	50793	243880	80711	
SN	Erzgebirgskreis	23,8	35,4	12,8	15494	17,28	12,95	62,76	24,29	48850	236775	91620	6,52	89921	377245	134403	
SN	Chemnitz Mittelsachsen	21,9	36,0	11,5	15838	23,00	12,73	62,28	24,98	42758	209143	83896	7,72	73564	335797	120971	
SN	Vogtlandkreis	22,7	35,4	11,6	16029	20,10	12,15	61,85	26,00	30397	154781	65068	5,03	56774	250246	88703	
SN	Zwickau	23,9	35,0	12,1	15931	22,73	12,37	62,04	25,60	43140	214409	89285	7,93	85519	348834	121946	
SN	Dresden St	18,6	34,5	11,3	15820	30,02	13,06	65,05	21,89	66884	333233	112117	15,38	95471	512234	176480	
SN	Bautzen	22,9	35,5	12,5	15731	20,13	13,21	62,58	24,21	43447	205898	79645	6,62	75242	328990	116776	
SN	Görlitz	24,7	30,9	16,6	15018	18,95	12,70	61,24	26,05	36176	174412	74202	5,40	70253	284790	88105	
SN	Dresden Meißen	22,8	35,6	11,5	15953	22,10	13,17	62,23	24,60	33810	159707	63121	5,67	58580	256638	91367	
SN	Sächsische Schweiz-Osterzgebirge	20,6	35,8	11,6	16165	17,26	13,33	62,20	24,47	34055	158891	62513	4,41	52668	255459	91349	
SN	Leipzig St	19,0	31,4	15,6	**14791**	26,77	12,26	65,38	22,36	63190	337022	115257	13,80	98045	515460	161918	
SN	Leipzig	22,2	35,9	12,7	**16191**	19,06	13,06	63,74	23,21	35501	173272	63090	5,18	60251	271863	97599	
SN	Nordsachsen	23,8	36,4	13,8	**15654**	20,64	12,97	64,22	22,81	27412	135734	48210	4,36	50208	211356	76953	

1.14. Sachsen-Anhalt

Kreisfreie Städte Landkreise	Krankenhaus fälle/100 Einwohner 2008	Erwerbstätigenquote 2008 (Wohnort) %	Arbeitslosenquote bez. auf alle zivile Erwerbsp. 2008	verfüg. Einkommen der priv. Haushalte je Einwohner 2008 in €	BIP pro Kopf zu Marktpreisen in tsd. EUR	Anteil Einwohner 0-17 Jahre in %	Anteil Einwohner 18-64 Jahre in %	Anteil Einwohner 65+ Jahre in %	Einwohner (x1000)	BIP zu Marktpreisen in Mrd. EUR	Einwohner 0-17 Jahre	Einwohner 0-64 Jahre	Einwohner 18-64 Jahre	Einwohner 65 + Jahre	Krankenhausfälle 2008	Einwohner 2008	Sozialversicherun gspfl. Beschäftigte 2008 (Wohnort)	Sozialversicherun gspfl. Beschäftigte 2008 (Ausgendort)
ST Dessau-Roßlau St	39,1	45,0	14,7	15429	24,68	10,92	61,94	27,1	2,19		9685		54936	24072	34698	88693	30097	9821
ST Halle (Saale) St	41,6	42,6	14,8	14572	23,51	12,58	64,42	23,0	5,48		29315		150109	53580	90058	233013	73939	25328
ST Magdeburg	38,9	42,4	13,7	14669	28,59	11,85	64,73	23,43	6,58		27759		148994	53884	89562	230047	76249	21315
ST Altmarkkreis Salzwedel	19,6	66,0	13,4	15808	21,55	14,00	64,25	21,73	1,98		12866		59061	19995	18022	91922	34979	25688
ST Anhalt-Bitterfeld	20,1	59,1	15,0	14859	21,50	11,93	63,53	24,53	4,28		21722		115643	44658	36525	182023	64024	43542
ST Börde	15,8	72,5	9,5	15996	23,69	13,31	66,05	20,64	4,33		24359		120780	37747	28889	182866	73943	58687
ST Burgenlandkreis	20,2	58,8	16,5	15501	20,75	11,91	62,57	25,52	4,13		23177		124627	50842	40299	199186	66572	50605
ST Harz	27,2	59,0	13,3	15314	20,68	12,47	63,16	24,87	4,91		29643		150094	57916	64824	237653	84513	55765
ST Jerichower Land	21,6	62,1	11,8	15051	20,98	12,88	64,36	22,75	2,06		12463		63154	22325	21240	98122	35768	25180
ST Mansfeld-Südharz	18,2	56,3	17,8	15155	16,59	11,87	62,63	22,50	2,58		18424		97243	39588	28298	155255	50499	36895
ST Saalekreis	10,4	67,6	12,8	15345	26,95	12,60	65,23	22,16	5,42		25553		131325	44595	20844	201273	77470	61442
ST Salzlandkreis	23,6	55,2	14,1	14789	20,62	12,18	62,94	24,88	4,44		26269		135687	53635	50873	215591	71470	47523
ST Stendal	23,9	58,0	16,4	16000	20,33	13,59	64,40	22,01	2,55		17046		80780	27603	29995	125429	42843	29826
ST Wittenberg	16,7	58,2	12,4	15403	19,79	11,93	63,32	26,76	2,79		16797		89147	34855	23454	140799	49905	32005

1.15. Schleswig-Holstein

Kreisfreie Städte Landkreise	Krankenhaus fälle/100 Einwohner 2008	Erwerbstätigenquote 2008 (Wohnort) %	Arbeitslosenquote bez. auf alle zivile Erwerbsp. 2008	verfüg. Einkommen der priv. Haushalte je Einwohner 2008 in €	BIP pro Kopf zu Marktpreisen in tsd. EUR	Anteil Einwohner 0-17 Jahre in %	Anteil Einwohner 18-64 Jahre in %	Anteil Einwohner 65+ Jahre in %	Einwohner (x1000)	BIP zu Marktpreisen in Mrd. EUR	Einwohner 0-17 Jahre	Einwohner 0-64 Jahre	Einwohner 18-64 Jahre	Einwohner 65 + Jahre	Krankenhausfälle 2008	Einwohner 2008	Sozialversicherun gspfl. Beschäftigte 2008 (Wohnort)	Sozialversicherun gspfl. Beschäftigte 2008 (Ausgendort)
SH Flensburg	19,7	36,1	11,5	15208	35,52	15,65	64,96	19,40	3,15	13882								7365
SH Kiel	19,4	39,2	11,4	15919	37,98	14,62	67,00	1,37	9,02	34742	159183	43654	46084	237579	240174	28533	20227
SH Lübeck	22,2	37,9	12,2	17435	29,73	15,79	61,30	26,89	6,27	33294	129271	48271	210892	62009	17827			
SH Neumünster	20,8	42,3	11,0	16518	31,28	60,20	2,41	13920	46413	16767	77100	23736	8873					
SH Dithmarschen	21,1	49,8	9,7	16751	22,40	18,56	58,66	22,77	3,04	25203	79642	30916	135759	38787	28856			
SH Herzogtum Lauenburg	21,9	59,6	6,5	19423	19,75	18,77	60,01	3,69	35101	112200	39683	61479	186984	69942				
SH Nordfriesland	20,5	50,1	7,9	17693	27,84	18,58	59,60	1,82	4,63	30896	99100	36274	34116	166270	61479	33738	
SH Ostholstein	21,2	50,2	8,0	18543	20,19	16,00	59,08	-4,83	4,14	33017	123225	50949	43470	205191	49540	42495	
SH Pinneberg	18,5	61,6	6,0	20200	28,50	17,83	61,23	20,93	8,39	53770	184630	63118	55905	301518	60485	82380	
SH Plön	19,4	53,2	7,0	17918	16,21	17,45	60,39	22,16	2,19	23556	81475	29901	26185	134912	32797		
SH Rendsburg-Eckernförde	19,3	56,2	5,6	18655	22,44	19,05	60,16	20,79	6,09	51710	163267	56416	52283	271393	83632	68825	
SH Schleswig-Flensburg	20,1	51,4	8,5	17773	19,15	19,28	59,55	21,17	3,80	38302	118290	39873	39873	198649	56843	45196	
SH Segeberg	20,7	64,2	5,1	19067	25,30	18,54	61,87	19,59	6,52	47820	159887	42057	50875	257945	92897	72829	
SH Steinburg	20,4	56,3	5,8	17777	20,33	18,61	60,55	20,83	3,57	24958	81198	27934	27934	134090	42527	32932	
SH Stormarn	21,0	62,8	4,1	22244	29,96	18,27	60,20	21,53	6,81	41518	136815	48927	47351	227260	77925	64685	

1.16. Thüringen

	Kreisfreie Städte Landkreise	Krankenhaus fälle/100 Einwohner 2008	Erwerbstätigenquote 2008 (Wohnort) %	Arbeitslosenquote bez. auf alle zivile Erwerbsp. %	verfüg. Einkommen der priv. Haushalte je Einwohner 2008 in €	BIP pro Kopf zu Marktpreisen in tsd. EUR	Anteil Einwohner 0-17 Jahre in %	Anteil Einwohner 18-64 Jahre in %	Anteil Einwohner 65+ Jahre in %	BIP zu Marktpreisen in Mrd. EUR	Einwohner 0-17 Jahre	Einwohner 18-64 Jahre	Einwohner 65+ Jahre	Krankenhausfälle 2008	Einwohner 2008	Sozialversicherungspfl. Beschäftigte 2008 (Wohnort)	Sozialversicherungspfl. Beschäftigte 2008 (Auspendler)
TH	Erfurt	64,8	42,2	13,1	15197	31,17	12,98	66,36	20,66	6,34	26384	134936	42013	44071	203333	67980	17867
TH	Gera	67,1	45,6	15,0	15609	23,35	10,97	63,99	25,04	2,35	11036	64405	25202	22213	100643	33097	12758
TH	Jena	52,4	43,4	8,8	14531	33,97	12,42	67,48	20,10	3,51	12841	69766	20785	18374	103392	35092	9813
TH	Suhl	71,4	51,3	10,9	17915	25,33	10,23	65,22	24,55	1,02	4110	26199	9864	10149	40173	14218	6378
TH	Weimar	74,9	43,9	13,0	13768	22,10	13,50	65,84	20,66	1,43	8769	42756	13413	14666	64938	19575	8962
TH	Eisenach	70,5	49,3	10,6	15747	23,31	12,53	62,84	24,62	1,00	5396	27055	10600	10588	43051	15020	6185
TH	Eichsfeld	48,1	68,7	9,4	14016	19,39	14,88	65,47	19,65	2,07	15913	70014	21010	19997	106937	41570	31945
TH	Nordhausen	72,5	54,9	13,7	14912	20,55	12,69	63,73	23,58	1,87	11566	58068	21486	22250	91120	30695	19341
TH	Wartburgkreis	56,6	73,0	8,0	16749	22,37	12,90	65,14	21,96	2,98	17216	86933	29302	30650	133451	54170	43307
TH	Unstrut-Hainich-Kreis	65,0	59,3	12,8	14750	20,49	14,07	64,01	21,92	2,27	15556	70782	24243	25370	110581	39347	26212
TH	Kyffhäuserkreis	66,6	56,0	17,0	14132	17,50	12,49	63,74	23,77	1,47	10467	53438	19930	18513	83835	27813	19120
TH	Schmalkalden-Meiningen	63,2	66,3	8,8	15461	20,51	12,10	64,80	23,09	2,72	16070	86045	30665	32201	132780	50924	37160
TH	Gotha	67,0	64,8	9,3	15243	22,45	13,21	64,32	22,46	3,14	18506	90077	31458	35361	140041	52815	37863
TH	Sömmerda	60,6	66,3	14,7	15280	18,79	13,30	66,17	20,53	1,40	9892	49200	15267	16945	74359	27963	21322
TH	Hildburghausen	58,9	74,4	7,6	15460	18,14	12,69	65,73	21,57	1,24	8707	45090	14799	16916	68596	28720	22299
TH	Ilm-Kreis	67,3	59,7	11,8	14973	22,10	12,24	64,80	22,96	2,51	13885	73489	26042	26875	113416	39942	27763
TH	Weimarer Land	62,1	66,8	10,1	14742	18,50	13,70	66,33	19,96	1,58	11717	56722	17070	20051	85509	32271	24877
TH	Sonneberg	54,0	67,0	7,9	16567	21,29	11,78	63,87	24,35	1,31	7221	39163	14931	13071	61315	24225	16840
TH	Saalfeld-Rudolstadt	65,9	59,7	10,9	15122	22,59	11,47	63,26	25,27	2,71	13747	75798	30272	27971	119817	42444	29040
TH	Saale-Holzland-Kreis	57,0	69,0	9,3	15646	19,80	12,76	65,50	21,74	1,75	11258	57766	19175	19103	88199	33529	27370
TH	Saale-Orla-Kreis	52,9	66,0	9,4	15357	22,18	12,65	64,01	23,33	1,99	11367	57498	20960	18092	89825	34179	25061
TH	Greiz	60,9	60,8	11,3	16278	16,82	11,93	63,15	24,91	1,86	13216	69939	27592	23710	110747	38950	28353
TH	Altenburger Land	61,0	57,6	16,0	15095	18,21	11,61	62,48	25,91	1,85	11810	63543	26352	20817	101705	34122	24470

2. SPSS 15®-Auswertungsprotokolle

2.1. Baden-Württemberg

Korrelationen

		Kranken-hausfäl-le100_Einw ohner_2008	Erwerbstä-tigenquo-te_2008_W oh-nort__Sek undärachse	Arbeitslo-senquo-te_bez#_auf_alle_zivi-le_Erwerbs p#_2008	ver-füg#_Einkom men_der_priv #_Haushal-te_je_Einwoh ner_2008_in_	BIP_pro_Ko pf_zu_Mark tprei-sen_insd#_ EUR	An-teil_Einwohn er_017_Jahre _in	An-teil_Einwohn er_1864_Jahr e_in	An-teil_Einwohn er_65_Jahre_i n
Krankenhausfäl-le100_Einwohner_2008	Korrelation nach Pearson	1	-,131	,148	-,269	-,107	,140	,018	,664(**)
	Signifikanz (1-seitig)		,223	,195	,057	,268	,208	,459	,000
	N	36	36	36	36	36	36	36	36
Erwerbstätigenquo-te_2008_Wohnort__Se kundärachse	Korrelation nach Pearson	-,131	1	-,016	,110	,974(**)	-,177	-,090	,883(**)
	Signifikanz (1-seitig)	,223		,452	,209	,000	,109	,272	,000
	N	36	65	59	56	53	50	48	46
Arbeitslosenquo-te_bez#_auf_alle_zivile_ Erwerbsp#_2008	Korrelation nach Pearson	,148	-,016	1	-,264(*)	,064	-,125	,195	,462(**)
	Signifikanz (1-seitig)	,195	,452		,025	,324	,194	,092	,001
	N	36	59	59	56	53	50	48	46

ver-füg#_Einkommen_der_priv#_Haushalte_je_Einwohner_2008_in_€	Korrelation nach Pearson	-,269	,110	-,264(*)	1	,254(*)	,876(**)	,357(*)	,921(**)
	Signifikanz (1-seitig)	,057	,209	,025		,033	,000	,006	,000
	N	36	56	56	56	53	50	48	46
BIP_pro_Kopf_zu_Marktpreisen_insd#_EUR	Korrelation nach Pearson	-,107	,974(**)	,064	,254(*)	1	-,041	-,048	,708(**)
	Signifikanz (1-seitig)	,268	,000	,324	,033		,389	,374	,000
	N	36	53	53	50	53	50	48	46
An-teil_Einwohner_017_Jahre_in	Korrelation nach Pearson	,140	-,177	-,125	,876(**)	-,041	1	,339(**)	,977(**)
	Signifikanz (1-seitig)	,208	,109	,194	,000	,389		,009	,000
	N	36	50	50	50	50	57	48	46
An-teil_Einwohner_1864_Jahre_in	Korrelation nach Pearson	,018	-,090	,195	,357(**)	-,048	,339(**)	1	,324(*)
	Signifikanz (1-seitig)	,459	,272	,092	,006	,374	,009		,014
	N	36	48	48	48	48	48	48	46
An-teil_Einwohner_65_Jahre_in	Korrelation nach Pearson	,664(**)	,883(**)	,462(**)	,921(**)	,708(**)	,977(**)	,324(*)	1
	Signifikanz (1-seitig)	,000	,000	,001	,000	,000	,000	,014	
	N	36	46	46	46	46	46	46	46

** Die Korrelation ist auf dem Niveau von 0,01 (1-seitig) signifikant.
* Die Korrelation ist auf dem Niveau von 0,05 (1-seitig) signifikant.

ANOVA(h)

Modell		Quadrat-summe	df	Mittel der Quadrate	F	Signifikanz
1	Regression	4,268	1	4,268	,596	,445(a)
	Residuen	243,402	34	7,159		
	Gesamt	247,669	35			
2	Regression	6,022	2	3,011	,411	,666(b)
	Residuen	241,647	33	7,323		
	Gesamt	247,669	35			
3	Regression	17,948	3	5,983	,833	,485(c)
	Residuen	229,722	32	7,179		
	Gesamt	247,669	35			
4	Regression	44,128	4	11,032	1,680	,180(d)
	Residuen	203,541	31	6,566		
	Gesamt	247,669	35			
5	Regression	71,327	5	14,265	2,427	,058(e)
	Residuen	176,342	30	5,878		
	Gesamt	247,669	35			
6	Regression	72,752	6	12,125	2,010	,097(f)
	Residuen	174,917	29	6,032		
	Gesamt	247,669	35			
7	Regression	164,415	7	23,488	7,899	,000(g)
	Residuen	83,254	28	2,973		
	Gesamt	247,669	35			

a Einflußvariablen : (Konstante), Erwerbstätigenquote_2008_Wohnort___Sekundärachse
b Einflußvariablen : (Konstante), Erwerbstätigenquote_2008_Wohnort___Sekundärachse, Arbeitslosenquote_bez#_auf_alle_zivile_Erwerbsp#_2008
c Einflußvariablen : (Konstante), Erwerbstätigenquote_2008_Wohnort___Sekundärachse, Arbeitslosenquote_bez#_auf_alle_zivile_Erwerbsp#_2008, verfüg#_Einkommen_der_priv#_Haushalte_je_Einwohner_2008_in_€
d Einflußvariablen : (Konstante), Erwerbstätigenquote_2008_Wohnort___Sekundärachse, Arbeitslosenquote_bez#_auf_alle_zivile_Erwerbsp#_2008, verfüg#_Einkommen_der_priv#_Haushalte_je_Einwohner_2008_in_€, BIP_pro_Kopf__zu_Marktpreisen__insd#_EUR
e Einflußvariablen : (Konstante), Erwerbstätigenquote_2008_Wohnort___Sekundärachse, Arbeitslosenquote_bez#_auf_alle_zivile_Erwerbsp#_2008, verfüg#_Einkommen_der_priv#_Haushalte_je_Einwohner_2008_in_€, BIP_pro_Kopf__zu_Marktpreisen__insd#_EUR, Anteil_Einwohner_017_Jahre_in
f Einflußvariablen : (Konstante), Erwerbstätigenquote_2008_Wohnort___Sekundärachse,

Arbeitslosenquote_bez#_auf_alle_zivile_Erwerbsp#_2008, verfüg#_Einkommen_der_priv#_Haushalte_je_Einwohner_2008_in_€, BIP_pro_Kopf__zu_Marktpreisen__insd#_EUR, Anteil_Einwohner_017_Jahre_in, Anteil_Einwohner_1864_Jahre_in

g Einflußvariablen : (Konstante), Erwerbstätigenquote_2008_Wohnort___Sekundärachse, Arbeitslosenquote_bez#_auf_alle_zivile_Erwerbsp#_2008, verfüg#_Einkommen_der_priv#_Haushalte_je_Einwohner_2008_in_€, BIP_pro_Kopf__zu_Marktpreisen__insd#_EUR, Anteil_Einwohner_017_Jahre_in, Anteil_Einwohner_1864_Jahre_in, Anteil_Einwohner_65_Jahre_in

h Abhängige Variable: Krankenhausfälle100_Einwohner_2008

Koeffizienten(a)

Modell		Nicht standardisierte Koeffizienten		Standardisierte Koeffizienten	T	Signifikanz
		B	Standardfehler	Beta	B	Standardfehler
1	(Konstante)	24,767	2,994		8,272	,000
	Erwerbstätigenquote_2008_Wohnort__Sekundärachse	-,041	,053	-,131	-,772	,445
2	(Konstante)	22,762	5,094		4,468	,000
	Erwerbstätigenquote_2008_Wohnort__Sekundärachse	-,020	,069	-,063	-,286	,777
	Arbeitslosenquote_bez#_auf_alle_zivile_Erwerbsp#_2008	,139	,284	,108	,489	,628
3	(Konstante)	34,891	10,677		3,268	,003
	Erwerbstätigenquote_2008_Wohnort__Sekundärachse	-,006	,069	-,018	-,082	,935
	Arbeitslosenquote_bez#_auf_alle_zivile_Erwerbsp#_2008	,000	,301	,000	-,001	,999
	verfüg#_Einkommen_der_priv#_Haushalte_je_Einwohner_2008_in_€	-,001	,001	-,261	-1,289	,207

4	(Konstante)	43,136	11,014		3,916	,000
	Erwerbstätigenquote_2008_Wohnort__Sekundärachse	-,082	,076	-,266	-1,083	,287
	Arbeitslosenquote_bez#_auf_alle_zivile_Erwerbsp#_2008	,130	,295	,101	,441	,662
	verfüg#_Einkommen_der_priv#_Haushalte_je_Einwohner_2008_in_€	-,001	,000	-,291	-1,500	,144
	BIP_pro_Kopf__zu_Marktpreisen__insd#_EUR	-,124	,062	-,469	-1,997	,055
5	(Konstante)	25,434	13,279		1,915	,065
	Erwerbstätigenquote_2008_Wohnort__Sekundärachse	-,176	,084	-,569	-2,093	,045
	Arbeitslosenquote_bez#_auf_alle_zivile_Erwerbsp#_2008	,287	,289	,223	,993	,328
	verfüg#_Einkommen_der_priv#_Haushalte_je_Einwohner_2008_in_€	-,001	,000	-,228	-1,223	,231
	BIP_pro_Kopf__zu_Marktpreisen__insd#_EUR	-,126	,059	-,476	-2,144	,040
	Anteil_Einwohner_017_Jahre_in	1,111	,516	,488	2,151	,040

6	(Konstante)	24,398	13,619		1,791	,084
	Erwerbstätigenquote_2008_Wohnort__Sekundärachse	-,181	,086	-,583	-2,107	,044
	Arbeitslosenquote_bez#_auf_alle_zivile_Erwerbsp#_2008	,304	,295	,236	1,031	,311
	verfüg#_Einkommen_der_priv#_Haushalte_je_Einwohner_2008_in_€	-,001	,000	-,221	-1,172	,251
	BIP_pro_Kopf__zu_Marktpreisen__insd#_EUR	-,125	,060	-,473	-2,101	,044
	Anteil_Einwohner_017_Jahre_in	1,152	,530	,506	2,174	,038
	Anteil_Einwohner_1864_Jahre_in	,002	,005	,078	,486	,631
7	(Konstante)	-2,503	10,719		-,233	,817
	Erwerbstätigenquote_2008_Wohnort__Sekundärachse	-,134	,061	-,434	-2,210	,035
	Arbeitslosenquote_bez#_auf_alle_zivile_Erwerbsp#_2008	-,186	,225	-,144	-,825	,416
	verfüg#_Einkommen_der_priv#_Haushalte_je_Einwohner_2008_in_€	-,001	,000	-,236	-1,779	,086
	BIP_pro_Kopf__zu_Marktpreisen__insd#_EUR	-,007	,047	-,026	-,148	,884
	Anteil_Einwohner_017_Jahre_in	1,276	,373	,561	3,422	,002
	Anteil_Einwohner_1864_Jahre_in	,001	,003	,051	,454	,653
	Anteil_Einwohner_65_Jahre_in	1,086	,196	,727	5,552	,000

a Abhängige Variable: Krankenhausfälle100_Einwohner_2008

2.2. Bayern

Korrelationen

		Krankenhausfälle100_Einwohner_2008	Erwerbstätigenquote_2008_Wohnort	Arbeitslosenquote_bez#_auf_alle_zivile_Erwerbsp#_2008	ver-füg#_Einkommen_der_priv#_Haushalte_je_Einwohner_2008_in_	BIP_pro_Kopf_zu_Marktpreisen_insd#_EUR	Anteil_Einwohner_017_Jahre_in	Anteil_Einwohner_1864_Jahre_in	Anteil_Einwohner_65_Jahre_in
Krankenhausfälle100_Einwohner_2008	Korrelation nach Pearson	1	-,294(**)	,493(**)	-,286(**)	,119	-,280(**)	-,244(**)	,447(**)
	Signifikanz (1-seitig)		,002	,000	,002	,125	,003	,008	,000
	N	96	96	96	96	96	96	96	96
Erwerbstätigenquote_2008_Wohnort	Korrelation nach Pearson	-,294(**)	1	-,757(**)	,002	-,657(**)	,816(**)	-,084	-,630(**)
	Signifikanz (1-seitig)	,002		,000	,490	,000	,000	,208	,000
	N	96	96	96	96	96	96	96	96
Arbeitslosenquote_bez#_auf_alle_zivile_Erwerbsp#_2008	Korrelation nach Pearson	,493(**)	-,757(**)	1	-,167	,505(**)	-,800(**)	,073	,626(**)
	Signifikanz (1-seitig)	,000	,000		,052	,000	,000	,239	,000
	N	96	96	96	96	96	96	96	96

		verfüg#_Einkommen_der_priv#_Haushalte_je_Einwohner_2008_in_€	BIP_pro_Kopf_zu_Marktpreisen_insd#_EUR	Anteil_Einwohner_017_Jahre_in	Anteil_Einwohner_1864_Jahre_in	Anteil_Einwohner_65_Jahre_in
verfüg#_Einkommen_der_priv#_Haushalte_je_Einwohner_2008_in_€	Korrelation nach Pearson	1	,217(*)	-,017	-,007	,020
	Signifikanz (1-seitig)		,017	,436	,474	,423
	N	96	96	96	96	96
BIP_pro_Kopf_zu_Marktpreisen_insd#_EUR	Korrelation nach Pearson	,119	-,657(**)	,505(**)	,2 7(*)	-,608(**)
	Signifikanz (1-seitig)	,490	,052		,017	
	N	96	96	96	96	96
Anteil_Einwohner_017_Jahre_in	Korrelation nach Pearson	-,280(**)	,816(**)	-,800(**)	-,017	1
	Signifikanz (1-seitig)	,003	,000	,000	,436	
	N	96	96	96	96	96
Anteil_Einwohner_1864_Jahre_in	Korrelation nach Pearson	-,244(**)	-,084	,073	-,007	,319(**)
	Signifikanz (1-seitig)	,008	,208	,239	,474	,001
	N	96	96	96	96	96
Anteil_Einwohner_65_Jahre_in	Korrelation nach Pearson	,447(**)	-,630(**)	,626(**)	,020	,253(**)
	Signifikanz (1-seitig)	,000	,000	,000	,423	,006
	N	96	96	96	96	96

** Die Korrelation ist auf dem Niveau von 0,01 (1-seitig) signifikant.

* Die Korrelation ist auf dem Niveau von 0,05 (1-seitig) signifikant.

ANOVA(h)

Modell		Quadrat-summe	df	Mittel der Quadrate	F	Signifikanz
1	Regression	62,284	1	62,284	8,877	,004(a)
	Residuen	659,546	94	7,016		
	Gesamt	721,830	95			
2	Regression	185,667	2	92,834	16,102	,000(b)
	Residuen	536,163	93	5,765		
	Gesamt	721,830	95			
3	Regression	210,874	3	70,291	12,656	,000(c)
	Residuen	510,955	92	5,554		
	Gesamt	721,830	95			
4	Regression	212,763	4	53,191	9,508	,000(d)
	Residuen	509,066	91	5,594		
	Gesamt	721,830	95			
5	Regression	221,794	5	44,359	7,984	,000(e)
	Residuen	500,035	90	5,556		
	Gesamt	721,830	95			
6	Regression	268,367	6	44,728	8,779	,000(f)
	Residuen	453,463	89	5,095		
	Gesamt	721,830	95			
7	Regression	268,513	7	38,359	7,446	,000(g)
	Residuen	453,317	88	5,151		
	Gesamt	721,830	95			

a Einflußvariablen : (Konstante), Erwerbstätigenquote_2008_Wohnort
b Einflußvariablen : (Konstante), Erwerbstätigenquote_2008_Wohnort, Arbeitslosenquote_bez#_auf_alle_zivile_Erwerbsp#_2008
c Einflußvariablen : (Konstante), Erwerbstätigenquote_2008_Wohnort, Arbeitslosenquote_bez#_auf_alle_zivile_Erwerbsp#_2008, verfüg#_Einkommen_der_priv#_Haushalte_je_Einwohner_2008_in_€
d Einflußvariablen : (Konstante), Erwerbstätigenquote_2008_Wohnort, Arbeitslosenquote_bez#_auf_alle_zivile_Erwerbsp#_2008, verfüg#_Einkommen_der_priv#_Haushalte_je_Einwohner_2008_in_€, BIP_pro_Kopf__zu_Marktpreisen__insd#_EUR
e Einflußvariablen : (Konstante), Erwerbstätigenquote_2008_Wohnort, Arbeitslosenquote_bez#_auf_alle_zivile_Erwerbsp#_2008, verfüg#_Einkommen_der_priv#_Haushalte_je_Einwohner_2008_in_€, BIP_pro_Kopf__zu_Marktpreisen__insd#_EUR, Anteil_Einwohner_017_Jahre_in
f Einflußvariablen : (Konstante), Erwerbstätigenquote_2008_Wohnort, Arbeitslosenquo-

te_bez#_auf_alle_zivile_Erwerbsp#_2008, verfüg#_Einkommen_der_priv#_Haushalte_je_Einwohner_2008_in_€, BIP_pro_Kopf__zu_Marktpreisen__insd#_EUR, Anteil_Einwohner_017_Jahre_in, Anteil_Einwohner_1864_Jahre_in
g Einflußvariablen : (Konstante), Erwerbstätigenquote_2008_Wohnort, Arbeitslosenquote_bez#_auf_alle_zivile_Erwerbsp#_2008, verfüg#_Einkommen_der_priv#_Haushalte_je_Einwohner_2008_in_€, BIP_pro_Kopf__zu_Marktpreisen__insd#_EUR, Anteil_Einwohner_017_Jahre_in, Anteil_Einwohner_1864_Jahre_in, Einwohner_65__Jahre
h Abhängige Variable: Krankenhausfälle100_Einwohner_2008

Koeffizienten(a)

Modell		Nicht standardisierte Koeffizienten		Standardisierte Koeffizienten	T	Signifikanz
		B	Standardfehler	Beta		
1	(Konstante)	26,629	1,820		14,628	,000
	Erwerbstätigenquote_2008_Wohnort	-,092	,031	-,294	-2,979	,004
2	(Konstante)	13,317	3,317		4,015	,000
	Erwerbstätigenquote_2008_Wohnort	,058	,043	,185	1,351	,180
	Arbeitslosenquote_bez#_auf_alle_zivile_Erwerbsp#_2008	1,073	,232	,632	4,626	,000
3	(Konstante)	20,375	4,645		1,386	,000
	Erwerbstätigenquote_2008_Wohnort	,040	,043	,129	,943	,348
	Arbeitslosenquote_bez#_auf_alle_zivile_Erwerbsp#_2008	,946	,235	,558	4,024	,000
	verfüg#_Einkommen_der_priv#_Haushalte_je_Einwohner_2008_in_€	,000	,000	-,193	-2,130	,036

4	(Konstante)	21,064	4,810		4,379	,000
	Erwerbstätigenquote_2008_Wohnort	,028	,048	,088	,571	,569
	Arbeitslosenquote_bez#_auf_alle_zivile_Erwerbsp#_2008	,960	,237	,566	4,047	,000
	verfüg#_Einkommen_der_priv#_Haushalte_je_Einwohner_2008	,000	,000	-,176	-1,846	,068
	BIP_pro_Kopf__zu_Marktpreisen__insd#_EUR	-,014	,025	-,071	-,581	,563
5	(Konstante)	14,849	6,837		2,172	,033
	Erwerbstätigenquote_2008_Wohnort	-,002	,053	-,005	-,029	,977
	Arbeitslosenquote_bez#_auf_alle_zivile_Erwerbsp#_2008	1,135	,273	,669	4,152	,000
	verfüg#_Einkommen_der_priv#_Haushalte_je_Einwohner_2008	,000	,000	-,160	-1,663	,100
	BIP_pro_Kopf__zu_Marktpreisen__insd#_EUR	-,010	,025	-,050	-,406	,686
	Anteil_Einwohner_017_Jahre_in	,368	,288	,227	1,275	,206
6	(Konstante)	53,288	14,301		3,726	,000
	Erwerbstätigenquote_2008_Wohnort	,056	,054	,180	1,033	,304
	Arbeitslosenquote_bez#_auf_alle_zivile_Erwerbsp#_2008	,901	,273	,531	3,301	,001
	verfüg#_Einkommen_der_priv#_Haushalte_je_Einwohner_2008	,000	,000	-,219	-2,327	,022
	BIP_pro_Kopf__zu_Marktpreisen__insd#_EUR	,017	,025	,083	,662	,510
	Anteil_Einwohner_017_Jahre_in	-,085	,314	-,052	-,269	,788
	Anteil_Einwohner_1864_Jahre_in	-,513	,170	-,312	-3,023	,003

7	(Konstante)	53,879	14,801		3,640	,000
	Erwerbstätigenquote_2008_Wohnort	,056	,055	,181	1,032	,305
	Arbeitslosenquote_bez#_auf_alle_zivile_Erwerbsp#_2008	,901	,274	,531	3,285	,001
	verfüg#_Einkommen_der_priv#_Haushalte_je_Einwohner_2008	,000	,000	-,222	-2,302	,024
	BIP_pro_Kopf__zu_Marktpreisen__insd#_EUR	,017	,025	,084	,665	,508
	Anteil_Einwohner_017_Jahre_in	-,084	,316	-,052	-,267	,790
	Anteil_Einwohner_1864_Jahre_in	-,522	,179	-,317	-2,915	,005
	Einwohner_65__Jahre	1,72E-006	,000	,016	,169	,866

a Abhängige Variable: Krankenhausfälle100_Einwohner_2008

2.3. Brandenburg

Korrelationen

		Krankenhausfälle100_Einwohner_2007	Erwerbstätigenquote_2007_Wohnort	Arbeitslosenquote_bez#_auf_alle_zivile_Erwerbsp#_2	ver-füg#_Einkommen_der_priv#_Haushalte_je_Einwohner_2007_in_	BIP_pro_Kopf_zu_Markt-preisen_insd#_EUR	Anteil_Einwohner_017_Jahre_in	Anteil_Einwohner_1864_Jahre_in	Anteil_Einwohner_65_Jahre_in
Krankenhausfälle100_Einwohner_2007	Korrelation nach Pearson	1	-,624(**)	,614(**)	-,682(**)	,100	-,671(**)	-,593(**)	,755(**)
	Signifikanz (1-seitig)		,003	,003	,001	,347	,001	,005	,000
	N	18	18	18	18	18	18	18	18
Erwerbstätigenquote_2007_Wohnort	Korrelation nach Pearson	-,624(**)	1	-,627(**)	,686(**)	-,452(*)	,753(**)	,118	-,520(**)
	Signifikanz (1-seitig)	,003		,003	,001	,030	,000	,320	,013
	N	18	18	18	18	18	18	18	18
Arbeitslosenquote_bez#_auf_alle_zivile_Erwerbsp#_2007	Korrelation nach Pearson	,614(**)	-,627(**)	1	-,874(**)	-,203	-,694(**)	-,538(*)	,698(**)
	Signifikanz (1-seitig)	,003	,003		,000	,210	,001	,011	,001
	N	18	18	18	18	18	18	18	18

verfüg#_Einkommen_der_priv#_Haushalte_je_Einwohner_2007_i	Korrelation nach Pearson	-,682(**)	,686(**)	-,874(**)	1	,097	,577(**)	,402(*)	-,549(**)
	Signifikanz (1-seitig)	,001	,001	,000		,351	,006	,049	,009
	N	18	18	18	18	18	18	18	18
BIP_pro_Kopf_zu_Marktpreisen_insd#_EUR	Korrelation nach Pearson	,100	-,452(*)	-,203	,097	1	-,304	,337	,017
	Signifikanz (1-seitig)	,347	,030	,210	,351		,110	,086	,473
	N	18	18	18	18	18	18	18	18
Anteil_Einwohner_017_Jahre_in	Korrelation nach Pearson	-,671(**)	,753(**)	-,694(**)	,577(**)	-,304	1	,294	-,774(**)
	Signifikanz (1-seitig)	,001	,000	,001	,006	,110		,118	,000
	N	18	18	18	18	18	18	18	18
Anteil_Einwohner_1864_Jahre_in	Korrelation nach Pearson	-,593(**)	,118	-,538(*)	,402(*)	,337	,294	1	-,817(**)
	Signifikanz (1-seitig)	,005	,320	,011	,049	,086	,118		,000
	N	18	18	18	18	18	18	18	18
Anteil_Einwohner_65_jahre_in	Korrelation nach Pearson	,755(**)	-,520(*)	,698(**)	-,549(**)	,017	-,774(**)	-,817(**)	1
	Signifikanz (1-seitig)	,000	,013	,001	,009	,473	,000	,000	
	N	18	18	18	18	18	18	18	18

** Die Korrelation ist auf dem Niveau von 0,01 (1-seitig) signifikant.
* Die Korrelation ist auf dem Niveau von 0,05 (1-seitig) signifikant.

ANOVA(h)

Modell		Quadrat-summe	df	Mittel der Quadrate	F	Signifikanz
1	Regression	67,893	1	67,893	10,214	,006(a)
	Residuen	106,357	16	6,647		
	Gesamt	174,250	17			
2	Regression	82,090	2	41,045	6,680	,008(b)
	Residuen	92,160	15	6,144		
	Gesamt	174,250	17			
3	Regression	89,250	3	29,750	4,900	,016(c)
	Residuen	85,001	14	6,071		
	Gesamt	174,250	17			
4	Regression	89,403	4	22,351	3,425	,040(d)
	Residuen	84,847	13	6,527		
	Gesamt	174,250	17			
5	Regression	106,113	5	21,223	3,738	,028(e)
	Residuen	68,137	12	5,678		
	Gesamt	174,250	17			
6	Regression	138,055	6	23,009	6,993	,003(f)
	Residuen	36,195	11	3,290		
	Gesamt	174,250	17			
7	Regression	149,796	7	21,399	8,751	,001(g)
	Residuen	24,454	10	2,445		
	Gesamt	174,250	17			

a Einflußvariablen : (Konstante), Erwerbstätigenquote_2007_Wohnort
b Einflußvariablen : (Konstante), Erwerbstätigenquote_2007_Wohnort, Arbeitslosenquote_bez#_auf_alle_zivile_Erwerbsp#_2007
c Einflußvariablen : (Konstante), Erwerbstätigenquote_2007_Wohnort, Arbeitslosenquote_bez#_auf_alle_zivile_Erwerbsp#_2007, verfüg#_Einkommen_der_priv#_Haushalte_je_Einwohner_2007_in_€
d Einflußvariablen : (Konstante), Erwerbstätigenquote_2007_Wohnort, Arbeitslosenquote_bez#_auf_alle_zivile_Erwerbsp#_2007, verfüg#_Einkommen_der_priv#_Haushalte_je_Einwohner_2007_in_€, BIP_pro_Kopf__zu_Marktpreisen__insd#_EUR
e Einflußvariablen : (Konstante), Erwerbstätigenquote_2007_Wohnort, Arbeitslosenquote_bez#_auf_alle_zivile_Erwerbsp#_2007, verfüg#_Einkommen_der_priv#_Haushalte_je_Einwohner_2007_in_€, BIP_pro_Kopf__zu_Marktpreisen__insd#_EUR, Anteil_Einwohner_017_Jahre_in
f Einflußvariablen : (Konstante), Erwerbstätigenquote_2007_Wohnort, Arbeitslosenquo-

te_bez#_auf_alle_zivile_Erwerbsp#_2007, ver-
füg#_Einkommen_der_priv#_Haushalte_je_Einwohner_2007_in_€,
BIP_pro_Kopf__zu_Marktpreisen__insd#_EUR, Anteil_Einwohner_017_Jahre_in, Anteil_Einwohner_1864_Jahre_in
g Einflußvariablen : (Konstante), Erwerbstätigenquote_2007_Wohnort, Arbeitslosenquote_bez#_auf_alle_zivile_Erwerbsp#_2007, ver-
füg#_Einkommen_der_priv#_Haushalte_je_Einwohner_2007_in_€,
BIP_pro_Kopf__zu_Marktpreisen__insd#_EUR, Anteil_Einwohner_017_Jahre_in, Anteil_Einwohner_1864_Jahre_in, Anteil_Einwohner_65_Jahre_in
h Abhängige Variable: Krankenhausfälle100_Einwohner_2007

Koeffizienten(a)

Modell		Nicht standardisierte Koeffizienten		Standardisierte Koeffizienten	T	Signifikanz
		B	Standardfehler	Beta		
1	(Konstante)	34,638	4,632		7,478	,000
	Erwerbstätigenquote_2007_Wohnort	-,268	,084	-,624	-3,196	,006
2	(Konstante)	24,147	8,214		2,940	,010
	Erwerbstätigenquote_2007_Wohnort	-,169	,104	-,394	-1,635	,123
	Arbeitslosenquote_bez#_auf_alle_zivile_Erwerbsp#_2007	,329	,216	,367	1,520	,149
3	(Konstante)	61,136	35,027		1,745	,103
	Erwerbstätigenquote_2007_Wohnort	-,126	,111	-,293	-1,138	,274
	Arbeitslosenquote_bez#_auf_alle_zivile_Erwerbsp#_2007	,036	,345	,040	,103	,919
	verfüg#_Einkommen_der_priv#_Haushalte_je_Einwohner_2007_in_€	-,002	,002	-,447	-1,086	,296

4	(Konstante)	59,850	37,273		1,606	,132
	Erwerbstätigenquote_2007_Wohnort	-,105	,176	-,245	-,597	,561
	Arbeitslosenquote_bez#_auf_alle_zivile_Erwerbsp#_2007	,062	,397	,069	,156	,879
	verfüg#_Einkommen_der_priv#_Haushalte_je_Einwohner_2007	-,002	,002	-,459	-1,058	,309
	BIP_pro_Kopf__zu_Marktpreisen__insd#_EUR	,031	,205	,047	,153	,880
5	(Konstante)	104,745	43,515		2,407	,033
	Erwerbstätigenquote_2007_Wohnort	-,019	,172	-,044	-,111	,913
	Arbeitslosenquote_bez#_auf_alle_zivile_Erwerbsp#_2007	-,430	,468	-,479	-,917	,377
	verfüg#_Einkommen_der_priv#_Haushalte_je_Einwohner_2007	-,004	,002	-,711	-1,653	,124
	BIP_pro_Kopf__zu_Marktpreisen__insd#_EUR	-,087	,203	-,131	-,429	,676
	Anteil_Einwohner_017_Jahre_in	-1,490	,869	-,600	-1,715	,112
6	(Konstante)	191,647	43,305		4,426	,001
	Erwerbstätigenquote_2007_Wohnort	-,095	,133	-,220	-,710	,492
	Arbeitslosenquote_bez#_auf_alle_zivile_Erwerbsp#_2007	-,761	,372	-,848	-2,045	,066
	verfüg#_Einkommen_der_priv#_Haushalte_je_Einwohner_2007	-,004	,002	-,740	-2,256	,045
	BIP_pro_Kopf__zu_Marktpreisen__insd#_EUR	-,053	,155	-,080	-,341	,740
	Anteil_Einwohner_017_Jahre_in	-1,323	,663	-,532	-1,994	,072
	Anteil_Einwohner_1864_Jahre_in	-1,210	,388	-,542	-3,116	,010

7	(Konstante)	596,517	188,501		3,165	,010
	Erwerbstätigenquote_2007_Wohnort	-,161	,119	-,375	-1,357	,205
	Arbeitslosenquote_bez#_auf_alle_zivile_Erwerbsp#_2007	-1,074	,351	-1,196	-3,059	,012
	verfüg#_Einkommen_der_priv#_Haushalte_je_Einwohner_2007	-,004	,001	-,705	-2,490	,032
	BIP_pro_Kopf__zu_Marktpreisen__insd#_EUR	-,038	,134	-,058	-,287	,780
	Anteil_Einwohner_017_Jahre_in	-5,121	1,826	-2,061	-2,806	,019
	Anteil_Einwohner_1864_Jahre_in	-5,122	1,816	-2,293	-2,820	,018
	Anteil_Einwohner_65_Jahre_in	-4,418	2,016	-2,461	-2,191	,053

a Abhängige Variable: Krankenhausfälle100_Einwohner_2007

2.4. Hessen

Korrelationen

		Krankenhausfälle100_Einwohner_2008	Erwerbstätigenquote_2008_Wohnort	Arbeitslosenquote_bez#_auf_alle_zivile_Erwerbsp#_2008	verfüg#_Einkommen_der_priv#_Haushalte_je_Einwohner_2008_in_	BIP_pro_Kopf_zu_Markt preisen_insd#_EUR	Anteil_Einwohner_017_Jahre_in	Anteil_Einwohner_1864_Jahre_in	Anteil_Einwohner_65_Jahre_in
Krankenhausfälle100_Einwohner_2008	Korrelation nach Pearson	1	-,855(**)	,781(**)	-,508(**)	,570(**)	-,569(**)	,443(*)	-,191
	Signifikanz (1-seitig)		,000	,000	,004	,001	,001	,012	,175
	N	26	26	26	26	26	26	26	26
Erwerbstätigenquote_2008_Wohnort	Korrelation nach Pearson	-,855(**)	1	-,740(**)	,505(**)	-,538(**)	,648(**)	-,339(*)	,030
	Signifikanz (1-seitig)	,000		,000	,004	,002	,000	,045	,442
	N	26	26	26	26	26	26	26	26
Arbeitslosenquote_bez#_auf_alle_zivile_Erwerbsp#_2008	Korrelation nach Pearson	,781(**)	-,740(**)	1	-,660(**)	,412(*)	-,593(**)	,495(**)	-,237
	Signifikanz (1-seitig)	,000	,000		,000	,018	,001	,005	,122
	N	26	26	26	26	26	26	26	26

		verfüg#_Einkommen_der_priv#_Haushalte_je_Einwohner_2008_in_€	BIP_pro_Kopf_zu_Marktpreisen_insd#_EUR	Anteil_Einwohner_017_Jahre_in	Anteil_Einwohner_1864_Jahre_in	Anteil_Einwohner_65_Jahre_in
verfüg#_Einkommen_der_priv#_Haushalte_je_Einwohner_2008_in_€	Korrelation nach Pearson	1	,505(**)	-,660(**)	,362(*)	-,300
	Signifikanz (1-seitig)		,004	,000	,035	,068
	N	26	26	26	26	26
BIP_pro_Kopf_zu_Marktpreisen_insd#_EUR	Korrelation nach Pearson	,505(**)	1	-,538(**)	,412(*)	-,222
	Signifikanz (1-seitig)	,004		,002	,018	,457
	N	26	26	26	26	26
Anteil_Einwohner_017_Jahre_in	Korrelation nach Pearson	-,660(**)	-,538(**)	1	-,593(**)	,332(*)
	Signifikanz (1-seitig)	,000	,002		,001	,035
	N	26	26	26	26	26
Anteil_Einwohner_1864_Jahre_in	Korrelation nach Pearson	,362(*)	,412(*)	-,593(**)	1	-,474(**)
	Signifikanz (1-seitig)	,035	,018	,001		,007
	N	26	26	26	26	26
Anteil_Einwohner_65_Jahre_in	Korrelation nach Pearson	-,300	-,222	,332(*)	-,474(**)	1
	Signifikanz (1-seitig)	,068	,457	,035	,007	
	N	26	26	26	26	26

** Die Korrelation ist auf dem Niveau von 0,01 (1-seitig) signifikant.
* Die Korrelation ist auf dem Niveau von 0,05 (1-seitig) signifikant.

ANOVA(g)

Modell		Quadrat-summe	df	Mittel der Quadrate	F	Signifikanz
1	Regression	2460,750	1	2460,750	65,170	,000(a)
	Residuen	906,221	24	37,759		
	Gesamt	3366,971	25			
2	Regression	2623,206	2	1311,603	40,560	,000(b)
	Residuen	743,765	23	32,338		
	Gesamt	3366,971	25			
3	Regression	2624,992	3	874,997	25,944	,000(c)
	Residuen	741,979	22	33,726		
	Gesamt	3366,971	25			
4	Regression	2679,074	4	669,769	20,447	,000(d)
	Residuen	687,897	21	32,757		
	Gesamt	3366,971	25			
5	Regression	2694,548	5	538,910	16,029	,000(e)
	Residuen	672,423	20	33,621		
	Gesamt	3366,971	25			
6	Regression	2694,585	6	449,097	12,690	,000(f)
	Residuen	672,386	19	35,389		
	Gesamt	3366,971	25			

a Einflußvariablen : (Konstante), Erwerbstätigenquote_2008_Wohnort
b Einflußvariablen : (Konstante), Erwerbstätigenquote_2008_Wohnort, Arbeitslosenquote_bez#_auf_alle_zivile_Erwerbsp#_2008
c Einflußvariablen : (Konstante), Erwerbstätigenquote_2008_Wohnort, Arbeitslosenquote_bez#_auf_alle_zivile_Erwerbsp#_2008, verfüg#_Einkommen_der_priv#_Haushalte_je_Einwohner_2008_in__€
d Einflußvariablen : (Konstante), Erwerbstätigenquote_2008_Wohnort, Arbeitslosenquote_bez#_auf_alle_zivile_Erwerbsp#_2008, verfüg#_Einkommen_der_priv#_Haushalte_je_Einwohner_2008_in__€, BIP_pro_Kopf__zu_Marktpreisen__insd#_EUR
e Einflußvariablen : (Konstante), Erwerbstätigenquote_2008_Wohnort, Arbeitslosenquote_bez#_auf_alle_zivile_Erwerbsp#_2008, verfüg#_Einkommen_der_priv#_Haushalte_je_Einwohner_2008_in__€, BIP_pro_Kopf__zu_Marktpreisen__insd#_EUR, Anteil_Einwohner_017_Jahre_in
f Einflußvariablen : (Konstante), Erwerbstätigenquote_2008_Wohnort, Arbeitslosenquote_bez#_auf_alle_zivile_Erwerbsp#_2008, verfüg#_Einkommen_der_priv#_Haushalte_je_Einwohner_2008_in__€, BIP_pro_Kopf__zu_Marktpreisen__insd#_EUR, Anteil_Einwohner_017_Jahre_in, Anteil_Einwohner_1864_Jahre_in

g Abhängige Variable: Krankenhausfälle100_Einwohner_2008

Koeffizienten(a)

Modell		Nicht standardisierte Koeffizienten		Standardisierte Koeffizienten		
		B	Standardfehler	Beta	T	Signifikanz
1	(Konstante)	103,942	10,401		9,994	,000
	Erwerbstätigenquote_2008_Wohnort	-1,488	,184	-,855	-8,073	,000
2	(Konstante)	67,449	18,914		3,566	,002
	Erwerbstätigenquote_2008_Wohnort	-1,066	,254	-,613	-4,203	,000
	Arbeitslosenquote_bez#_auf_alle_zivile_Erwerbsp#_2008	1,947	,869	,327	2,241	,035
3	(Konstante)	63,344	26,295		2,409	,025
	Erwerbstätigenquote_2008_Wohnort	-1,068	,259	-,614	-4,121	,000
	Arbeitslosenquote_bez#_auf_alle_zivile_Erwerbsp#_2008	2,063	1,020	,346	2,022	,055
	verfüg#_Einkommen_der_priv#_Haushalte_je_Einwohner_2008	,000	,001	,031	,230	,820
4	(Konstante)	60,498	26,009		2,326	,030
	Erwerbstätigenquote_2008_Wohnort	-,916	,282	-,526	-3,250	,004
	Arbeitslosenquote_bez#_auf_alle_zivile_Erwerbsp#_2008	1,749	1,035	,293	1,689	,106
	verfüg#_Einkommen_der_priv#_Haushalte_je_Einwohner_2008	,000	,001	-,045	-,311	,759
	BIP_pro_Kopf_zu_Marktpreisen_insd#_EUR	,147	,114	,165	1,285	,213

5	(Konstante)	42,279	37,623		1,124	,274
	Erwerbstätigenquote_2008_Wohnort	-,969	,296	-,557	-3,273	,004
	Arbeitslosenquote_bez#_auf_alle_zivile_Erwerbsp#_2008	1,867	1,063	,313	1,756	,094
	verfüg#_Einkommen_der_priv#_Haushalte_je_Einwohner_2008	,000	,001	-,050	-,343	,735
	BIP_pro_Kopf_zu_Marktpreisen_insd#_EUR	,170	,121	,190	1,406	,175
	Anteil_Einwohner_017_Jahre_in	1,177	1,735	,095	,678	,505
6	(Konstante)	44,258	72,553		,610	,549
	Erwerbstätigenquote_2008_Wohnort	-,964	,346	-,554	-2,789	,012
	Arbeitslosenquote_bez#_auf_alle_zivile_Erwerbsp#_2008	1,876	1,129	,315	1,661	,113
	verfüg#_Einkommen_der_priv#_Haushalte_je_Einwohner_2008	,000	,001	-,052	-,324	,750
	BIP_pro_Kopf_zu_Marktpreisen_insd#_EUR	,174	,176	,194	,988	,336
	Anteil_Einwohner_017_Jahre_in	1,169	1,800	,094	,649	,524
	Anteil_Einwohner_1864_Jahre_in	-,034	1,052	-,006	-,032	,975

a Abhängige Variable: Krankenhausfälle100_Einwohner_2008

2.5. Mecklenburg-Vorpommern

Korrelationen

		Krankenhausfälle100_Einwohner_2008	Erwerbstätigenquote_2008_Wohnort	Arbeitslosenquote_bez#_auf_alle_zivile_Erwerbsp#_2	ver-füg#_Enkommen_de_priv#_Haushalte_je_Einwohner_2008_in_EUR	BIP_pro_Kopf_zu_Marktpreisen_insd#_	Anteil_Einwohner_017_Jahre_in	Anteil_Einwohner_1864_Jahre_in	Anteil_Einwohner_65_Jahre_in
Krankenhausfälle100_Einwohner_2008	Korrelation nach Pearson	1	-,245	,732(**)	-,301(**)	-,198	-,191	-,447(*)	,560(**)
	Signifikanz (1-seitig)		,164	,000	,004	,215	,223	,031	,008
	N	18	18	18	18	18	18	18	18
Erwerbstätigenquote_2008_Wohnort	Korrelation nach Pearson	-,245	1	-,563(**)	,319	-,763(**)	,886(**)	-,134	-,620(**)
	Signifikanz (1-seitig)	,164		,007	,098	,000	,000	,298	,003
	N	18	18	18	18	18	18	18	18
Arbeitslosenquote_bez#_auf_alle_zivile_Erwerbsp#_2008	Korrelation nach Pearson	,732(**)	-,563(**)	1	-,552(**)	,048	-,411(*)	-,342	,633(**)
	Signifikanz (1-seitig)	,000	,007		,009	,424	,045	,083	,002
	N	18	18	18	18	18	18	18	18

verfüg#_Einkommen_der_ priv#_Haushalte_je_Einwohner_2008_i	Korrelation nach Pearson	-,601(**)	,319	-,552(**)	1	,011	,235	,357	-,410(*)
	Signifikanz (1-seitig)	,004	,098	,009		,483	,174	,073	,046
	N	18	18	18	18	18	18	18	18
BIP_pro_Kopf_zu_Marktpreisen__insd#_EUR	Korrelation nach Pearson	-,198	-,763(**)	,048	,011	1	-,683(**)	,339	,318
	Signifikanz (1-seitig)	,215	,000	,424	,483		,001	,084	,099
	N	18	18	18	18	18	18	18	18
Anteil_Einwohner_017_Jahre_in	Korrelation nach Pearson	-,191	,886(**)	-,411(*)	,235	-,683(**)	1	-,098	-,659(**)
	Signifikanz (1-seitig)	,223	,000	,045	,174	,001		,350	,001
	N	18	18	18	18	18	18	18	18
Anteil_Einwohner_1864_Jahre_in	Korrelation nach Pearson	-,447(*)	-,134	-,342	,357	,339	-,098	1	-,519(*)
	Signifikanz (1-seitig)	,031	,298	,083	,073	,084	,350		,014
	N	18	18	18	18	18	18	18	18
Anteil_Einwohner_65_Jahre_in	Korrelation nach Pearson	,560(**)	-,620(**)	,633(**)	-,410(*)	,318	-,659(**)	-,519(*)	1
	Signifikanz (1-seitig)	,008	,003	,002	,046	,099	,001	,014	
	N	18	18	18	18	18	18	18	18

** Die Korrelation ist auf dem Niveau von 0,01 (1-seitig) signifikant.
* Die Korrelation ist auf dem Niveau von 0,05 (1-seitig) signifikant.

ANOVA(h)

Modell		Quadrat-summe	df	Mittel der Quadrate	F	Signifikanz
1	Regression	9,015	1	9,015	1,021	,327(a)
	Residuen	141,278	16	8,830		
	Gesamt	150,293	17			
2	Regression	86,693	2	43,347	10,223	,002(b)
	Residuen	63,600	15	4,240		
	Gesamt	150,293	17			
3	Regression	95,251	3	31,750	8,076	,002(c)
	Residuen	55,042	14	3,932		
	Gesamt	150,293	17			
4	Regression	96,435	4	24,109	5,819	,007(d)
	Residuen	53,857	13	4,143		
	Gesamt	150,293	17			
5	Regression	97,848	5	19,570	4,478	,016(e)
	Residuen	52,444	12	4,370		
	Gesamt	150,293	17			
6	Regression	98,491	6	16,415	3,486	,035(f)
	Residuen	51,802	11	4,709		
	Gesamt	150,293	17			
7	Regression	104,309	7	14,901	3,241	,045(g)
	Residuen	45,984	10	4,598		
	Gesamt	150,293	17			

a Einflußvariablen : (Konstante), Erwerbstätigenquote_2008_Wohnort
b Einflußvariablen : (Konstante), Erwerbstätigenquote_2008_Wohnort, Arbeitslosenquote_bez#_auf_alle_zivile_Erwerbsp#_2008
c Einflußvariablen : (Konstante), Erwerbstätigenquote_2008_Wohnort, Arbeitslosenquote_bez#_auf_alle_zivile_Erwerbsp#_2008, verfüg#_Einkommen_der_priv#_Haushalte_je_Einwohner_2008_in_€
d Einflußvariablen : (Konstante), Erwerbstätigenquote_2008_Wohnort, Arbeitslosenquote_bez#_auf_alle_zivile_Erwerbsp#_2008, verfüg#_Einkommen_der_priv#_Haushalte_je_Einwohner_2008_in_€, BIP_pro_Kopf__zu_Marktpreisen__insd#_EUR
e Einflußvariablen : (Konstante), Erwerbstätigenquote_2008_Wohnort, Arbeitslosenquote_bez#_auf_alle_zivile_Erwerbsp#_2008, verfüg#_Einkommen_der_priv#_Haushalte_je_Einwohner_2008_in_€, BIP_pro_Kopf__zu_Marktpreisen__insd#_EUR, Anteil_Einwohner_017_Jahre_in
f Einflußvariablen : (Konstante), Erwerbstätigenquote_2008_Wohnort, Arbeitslosenquo-

te_bez#_auf_alle_zivile_Erwerbsp#_2008, verfüg#_Einkommen_der_priv#_Haushalte_je_Einwohner_2008_in_€, BIP_pro_Kopf__zu_Marktpreisen__insd#_EUR, Anteil_Einwohner_017_Jahre_in, Anteil_Einwohner_1864_Jahre_in

g Einflußvariablen : (Konstante), Erwerbstätigenquote_2008_Wohnort, Arbeitslosenquote_bez#_auf_alle_zivile_Erwerbsp#_2008, verfüg#_Einkommen_der_priv#_Haushalte_je_Einwohner_2008_in_€, BIP_pro_Kopf__zu_Marktpreisen__insd#_EUR, Anteil_Einwohner_017_Jahre_in, Anteil_Einwohner_1864_Jahre_in, Anteil_Einwohner_65_Jahre_in

h Abhängige Variable: Krankenhausfälle100_Einwohner_2008

Koeffizienten(a)

Modell		Nicht standardisierte Koeffizienten		Standardisierte Koeffizienten	T	Signifikanz
		B	Standardfehler	Beta		
1	(Konstante)	27,116	3,855		7,034	,000
	Erwerbstätigenquote_2008_Wohnort	-,070	,069	-,245	-1,010	,327
2	(Konstante)	5,235	5,768		,908	,378
	Erwerbstätigenquote_2008_Wohnort	,070	,058	,245	1,206	,247
	Arbeitslosenquote_bez#_auf_alle_zivile_Erwerbsp#_2008	,977	,228	,870	4,280	,001
3	(Konstante)	26,160	15,232		1,717	,108
	Erwerbstätigenquote_2008_Wohnort	,071	,056	,249	1,270	,225
	Arbeitslosenquote_bez#_auf_alle_zivile_Erwerbsp#_2008	,802	,250	,714	3,211	,006
	verfüg#_Einkommen_der_priv#_Haushalte_je_Einwohner_2008_in_€	-,001	,001	-,286	-1,475	,162

4	(Konstante)	32,483	19,603		1,657	,121
	Erwerbstätigenquote_2008_Wohnort	,010	,127	,036	,080	,937
	Arbeitslosenquote_bez#_auf_alle_zivile_Erwerbsp#_2008	,687	,335	,611	2,047	,061
	verfüg#_Einkommen_der_priv#_Haushalte_je_Einwohner_2008	-,001	,001	-,273	-1,360	,197
	BIP_pro_Kopf__zu_Marktpreisen__insd#_EUR	-,100	,187	-,197	-,535	,602
5	(Konstante)	35,380	20,769		1,704	,114
	Erwerbstätigenquote_2008_Wohnort	,084	,184	,294	,456	,656
	Arbeitslosenquote_bez#_auf_alle_zivile_Erwerbsp#_2008	,745	,359	,663	2,073	,060
	verfüg#_Einkommen_der_priv#_Haushalte_je_Einwohner_2008	-,001	,001	-,276	-1,338	,206
	BIP_pro_Kopf__zu_Marktpreisen__insd#_EUR	-,077	,196	-,152	-,393	,701
	Anteil_Einwohner_017_Jahre_in	-,631	1,110	-,219	-,569	,580
6	(Konstante)	16,064	36,079		1,277	,228
	Erwerbstätigenquote_2008_Wohnort	,062	,201	,215	,306	,765
	Arbeitslosenquote_bez#_auf_alle_zivile_Erwerbsp#_2008	,692	,400	,616	1,729	,112
	verfüg#_Einkommen_der_priv#_Haushalte_je_Einwohner_2008	-,001	,001	-,255	-1,154	,273
	BIP_pro_Kopf__zu_Marktpreisen__insd#_EUR	-,082	,204	-,162	-,402	,696
	Anteil_Einwohner_017_Jahre_in	-,541	1,178	-,188	-,459	,655
	Anteil_Einwohner_1864_Jahre_in	-,169	,458	-,081	-,369	,719

7	(Konstante)	-9,285	60,765		-,153	,882
	Erwerbstätigenquote_2008_Wohnort	,059	,198	,208	,300	,771
	Arbeitslosenquote_bez#_auf_alle_zivile_Erwerbsp#_2008	,564	,411	,502	1,373	,200
	verfüg#_Einkommen_der_priv#_Haushalte_je_Einwohner_2008	-,001	,001	-,275	-1,253	,239
	BIP_pro_Kopf__zu_Marktpreisen__insd#_EUR	-,112	,203	-,221	-,549	,595
	Anteil_Einwohner_017_Jahre_in	,174	1,326	,060	,131	,898
	Anteil_Einwohner_1864_Jahre_in	,349	,646	,167	,541	,601
	Anteil_Einwohner_65_Jahre_in	,740	,658	,455	1,125	,287

a Abhängige Variable: Krankenhausfälle100_Einwohner_2008

2.6. Niedersachsen

Korrelationen

		Krankenhausfälle100_Einwohner_2008	Erwerbstätigenquote_2008_Wohnort	Arbeitslosenquote_bez#_au f_alle_zivile_Erwerbsp#_2	ver-függ#_Einkommen_der_priv #_Haushalten_je_Einwohner_2008_in_EUR	BIP_pro_Ko pf_zu_Markt prei-sen_insd#_ EUR	Anteil_Einwoh-ner_017_Jahre_in	Anteil_Einwohner_1864_Jahre_in	Anteil_Einwohner_65_Jahre_in
Krankenhausfälle100_Einwohner_2008	Korrelation nach Pearson	1	,066	-,226	,012	,126	-,191	,442(**)	-,173
	Signifikanz (1-seitig)		,331	,067	,468	,201	,102	,001	,126
	N	46	46	46	46	46	46	46	46
Erwerbstätigenquote_2008_Wohnort	Korrelation nach Pearson	,066	1	-,661(**)	,379(**)	-,597(**)	,553(**)	-,115	-,337(*)
	Signifikanz (1-seitig)	,331		,000	,005	,000	,000	,224	,011
	N	46	46	46	46	46	46	46	46
Arbeitslosenquote_bez#_auf_alle_zivile_Erwerbsp#_2008	Korrelation nach Pearson	-,013	-,661(**)	1	-,278(*)	,155	-,679(**)	-,123	,605(**)
	Signifikanz (1-seitig)	,465	,000		,031	,152	,000	,207	,000
	N	46	46	46	46	46	46	46	46

verfüg#_Einkommen_der_priv#_Haushalte_je_Einwohner_2008_i	Korrelation nach Pearson	,012	,379(**)	-,278(*)	1	,061	-,178	,150	,027
	Signifikanz (1-seitig)	,468	,005	,031		,345	,119	,160	,429
	N	46	46	46	46	46	46	46	46
BIP_pro_Kopf_zu_Marktpreisen__insd#_EUR	Korrelation nach Pearson	,126	-,597(**)	,155	,061	1	-,393(**)	,310(*)	,076
	Signifikanz (1-seitig)	,201	,000	,152	,345		,003	,018	,308
	N	46	46	46	46	46	46	46	46
Anteil_Einwohner_017_Jahre_in	Korrelation nach Pearson	-,191	,553(**)	-,679(**)	-,178	-,393(**)	1	-,081	-,701(**)
	Signifikanz (1-seitig)	,102	,000	,000	,119	,003		,296	,000
	N	46	46	46	46	46	46	46	46
Anteil_Einwohner_1864_Jahre_in	Korrelation nach Pearson	,442(**)	-,115	-,123	,150	,310(*)	-,081	1	-,654(**)
	Signifikanz (1-seitig)	,001	,224	,207	,160	,018	,296		,000
	N	46	46	46	46	46	46	46	46
Anteil_Einwohner_65_Jahre_in	Korrelation nach Pearson	-,173	-,337(*)	,605(**)	,027	,076	-,701(**)	-,654(**)	1
	Signifikanz (1-seitig)	,126	,011	,000	,429	,308	,000	,000	
	N	46	46	46	46	46	46	46	46

** Die Korrelation ist auf dem Niveau von 0,01 (1-seitig) signifikant.
* Die Korrelation ist auf dem Niveau von 0,05 (1-seitig) signifikant.

ANOVA(g)

Modell		Quadratsumme	df	Mittel der Quadrate	F	Signifikanz
1	Regression	321,157	1	321,157	2,363	,131(a)
	Residuen	5980,797	44	135,927		
	Gesamt	6301,954	45			
2	Regression	616,527	2	308,264	2,331	,109(b)
	Residuen	5685,427	43	132,219		
	Gesamt	6301,954	45			
3	Regression	675,856	3	225,285	1,682	,185(c)
	Residuen	5626,098	42	133,955		
	Gesamt	6301,954	45			
4	Regression	832,476	4	208,119	1,560	,203(d)
	Residuen	5469,478	41	133,402		
	Gesamt	6301,954	45			
5	Regression	1164,083	5	232,817	1,813	,132(e)
	Residuen	5137,871	40	128,447		
	Gesamt	6301,954	45			
6	Regression	2073,856	6	345,643	3,188	,012(f)
	Residuen	4228,098	39	108,413		
	Gesamt	6301,954	45			

a Einflußvariablen : (Konstante), Erwerbstätigenquote_2008_Wohnort
b Einflußvariablen : (Konstante), Erwerbstätigenquote_2008_Wohnort, Arbeitslosenquote_bez#_auf_alle_zivile_Erwerbsp#_2008
c Einflußvariablen : (Konstante), Erwerbstätigenquote_2008_Wohnort, Arbeitslosenquote_bez#_auf_alle_zivile_Erwerbsp#_2008, verfüg#_Einkommen_der_priv#_Haushalte_je_Einwohner_2008_in_€
d Einflußvariablen : (Konstante), Erwerbstätigenquote_2008_Wohnort, Arbeitslosenquote_bez#_auf_alle_zivile_Erwerbsp#_2008, verfüg#_Einkommen_der_priv#_Haushalte_je_Einwohner_2008_in_€, BIP_pro_Kopf__zu_Marktpreisen__insd#_EUR
e Einflußvariablen : (Konstante), Erwerbstätigenquote_2008_Wohnort, Arbeitslosenquote_bez#_auf_alle_zivile_Erwerbsp#_2008, verfüg#_Einkommen_der_priv#_Haushalte_je_Einwohner_2008_in_€, BIP_pro_Kopf__zu_Marktpreisen__insd#_EUR, Anteil_Einwohner_017_Jahre_in
f Einflußvariablen : (Konstante), Erwerbstätigenquote_2008_Wohnort, Arbeitslosenquote_bez#_auf_alle_zivile_Erwerbsp#_2008, verfüg#_Einkommen_der_priv#_Haushalte_je_Einwohner_2008_in_€, BIP_pro_Kopf__zu_Marktpreisen__insd#_EUR, Anteil_Einwohner_017_Jahre_in, Anteil_Einwohner_1864_Jahre_in

g Abhängige Variable: Krankenhausfälle100_Einwohner_2008

Koeffizienten(a)

Modell		Nicht standardisierte Koeffizienten		Standardisierte Koeffizienten	T	Signifikanz
		B	Standardfehler	Beta		
1	(Konstante)	32,092	13,121		2,446	,019
	Erwerbstätigenquote_2008_Wohnort	-,391	,254	-,226	-1,537	,131
2	(Konstante)	62,793	24,277		2,586	,013
	Erwerbstätigenquote_2008_Wohnort	-,722	,334	-,416	-2,157	,037
	Arbeitslosenquote_bez#_auf_alle_zivile_Erwerbsp#_2008	-1,758	1,176	-,288	-1,495	,142
3	(Konstante)	48,715	32,320		1,507	,139
	Erwerbstätigenquote_2008_Wohnort	-,785	,350	-,453	-2,244	,030
	Arbeitslosenquote_bez#_auf_alle_zivile_Erwerbsp#_2008	-1,727	1,185	-,283	-1,457	,153
	verfüg#_Einkommen_der_priv#_Haushalte_je_Einwohner_2008	,001	,001	,105	,666	,509
4	(Konstante)	68,729	37,168		1,849	,072
	Erwerbstätigenquote_2008_Wohnort	-1,186	,509	-,684	-2,330	,025
	Arbeitslosenquote_bez#_auf_alle_zivile_Erwerbsp#_2008	-2,311	1,300	-,379	-1,778	,083
	verfüg#_Einkommen_der_priv#_Haushalte_je_Einwohner_2008	,002	,002	,180	1,048	,301
	BIP_pro_Kopf_zu_Marktpreisen__insd#_EUR	-,275	,253	-,234	-1,084	,285

5	(Konstante)	149,736	62,225		2,406	,021
	Erwerbstätigenquote_2008_Wohnort	-1,044	,507	-,603	-2,059	,046
	Arbeitslosenquote_bez#_auf_alle_zivile_Erwerbsp#_2008	-3,894	1,612	-,639	-2,416	,020
	verfüg#_Einkommen_der_priv#_Haushalte_je_Einwohner_2008	7,68E-005	,002	,008	,043	,966
	BIP_pro_Kopf__zu_Marktpreisen__insd#_EUR	-,345	,253	-,294	-1,366	,180
	Anteil_Einwohner_017_Jahre_in	-2,536	1,578	-,405	-1,607	,116
6	(Konstante)	-23,598	82,754		-,285	,777
	Erwerbstätigenquote_2008_Wohnort	-,907	,468	-,523	-1,938	,060
	Arbeitslosenquote_bez#_auf_alle_zivile_Erwerbsp#_2008	-3,118	1,505	-,512	-2,072	,045
	verfüg#_Einkommen_der_priv#_Haushalte_je_Einwohner_2008	,000	,002	-,036	-,198	,844
	BIP_pro_Kopf__zu_Marktpreisen__insd#_EUR	-,443	,234	-,377	-1,889	,066
	Anteil_Einwohner_017_Jahre_in	-2,315	1,452	-,370	-1,594	,119
	Anteil_Einwohner_1864_Jahre_in	2,730	,942	,411	2,897	,006

a Abhängige Variable: Krankenhausfälle100_Einwohner_2008

2.7. Nordrhein-Westfahlen

Korrelationen

		Krankenhausfälle100_Einwohner_2008	Erwerbstätigenquote_2008_Wohnort	Arbeitslosenquote_bez#_auf_alle_zivile_Erwerbsp#_2	ver-füg#_Einkommen_der_priv#_Haushalte_je_Einwohner_2008_in_	BIP_pro_Kopf_zu_Marktpreisen_insd#_EUR	Anteil_Einwohner_017_Jahre_in	Anteil_Einwohner_1864_Jahre_in	Anteil_Einwohner_65_Jahre_in
Krankenhausfälle100_Einwohner_2008	Korrelation nach Pearson	1	-,425(**)	,283(*)	-,189	,217	-,203	,214	-,029
	Signifikanz (1-seitig)		,001	,019	,085	,058	,070	,061	,416
	N	54	54	54	54	54	54	54	54
Erwerbstätigenquote_2008_Wohnort	Korrelation nach Pearson	-,425(**)	1	-,700(**)	,326(**)	-,414(**)	,636(**)	-,522(**)	-,067
	Signifikanz (1-seitig)	,001		,000	,008	,001	,000	,000	,316
	N	54	54	54	54	54	54	54	54
Arbeitslosenquote_bez#_auf_alle_zivile_Erwerbsp#_2008	Korrelation nach Pearson	,283(*)	-,700(**)	1	-,511(**)	,127	-,675(**)	,236(*)	,419(**)
	Signifikanz (1-seitig)	,019	,000		,000	,181	,000	,043	,001
	N	54	54	54	54	54	54	54	54

Variable		Col1	Col2	Col3	ver-füg# Einkommen_der_priv#_Haushalte_je_Einwohner_2008_i	BIP_pro_Kopf_zu_Marktpreisen_insd#_EUR	Anteil_Einwohner_017_Jahre_in	Anteil_Einwohner_1864_Jahre_in	Anteil_Einwohner_65_jahre_in
ver-füg# Einkommen_der_priv#_Haushalte_je_Einwohner_2008_i	Korrelation nach Pearson	-,189	,326(**)	-,511(**)	1	,316(**)	,077	-,158	,095
	Signifikanz (1-seitig)	,085	,008	,000		,010	,289	,127	,248
	N	54	54	54	54	54	54	54	54
BIP_pro_Kopf_zu_Marktpreisen_insd#_EUR	Korrelation nach Pearson	,217	-,414(**)	,127	,316(**)	1	-,476(**)	,480(**)	-,047
	Signifikanz (1-seitig)	,058	,001	,181	,010		,000	,000	,368
	N	54	54	54	54	54	54	54	54
Anteil_Einwohner_017_Jahre_in	Korrelation nach Pearson	-,203	,636(**)	-,675(**)	,077	-,476(**)	1	-,546(**)	-,406(**)
	Signifikanz (1-seitig)	,070	,000	,000	,289	,000		,000	,001
	N	54	54	54	54	54	54	54	54
Anteil_Einwohner_1864_Jahre_in	Korrelation nach Pearson	,214	-,522(**)	,236(*)	-,158	,480(**)	-,546(**)	1	-,544(**)
	Signifikanz (1-seitig)	,061	,000	,043	,127	,000	,000		,000
	N	54	54	54	54	54	54	54	54
Anteil_Einwohner_65_jahre_in	Korrelation nach Pearson	-,029	-,067	,419(**)	,095	-,047	-,406(**)	-,544(**)	1
	Signifikanz (1-seitig)	,416	,316	,001	,248	,368	,001	,000	
	N	54	54	54	54	54	54	54	54

** Die Korrelation ist auf dem Niveau von 0,01 (1-seitig) signifikant.

* Die Korrelation ist auf dem Niveau von 0,05 (1-seitig) signifikant.

ANOVA(g)

Modell		Quadrat-summe	df	Mittel der Quadrate	F	Signifikanz
1	Regression	887,236	1	887,236	11,493	,001(a)
	Residuen	4014,377	52	77,200		
	Gesamt	4901,614	53			
2	Regression	889,327	2	444,663	5,652	,006(b)
	Residuen	4012,287	51	78,672		
	Gesamt	4901,614	53			
3	Regression	912,217	3	304,072	3,811	,015(c)
	Residuen	3989,396	50	79,788		
	Gesamt	4901,614	53			
4	Regression	946,674	4	236,669	2,932	,030(d)
	Residuen	3954,939	49	80,713		
	Gesamt	4901,614	53			
5	Regression	991,608	5	198,322	2,435	,048(e)
	Residuen	3910,006	48	81,458		
	Gesamt	4901,614	53			
6	Regression	992,363	6	165,394	1,988	,086(f)
	Residuen	3909,251	47	83,176		
	Gesamt	4901,614	53			

a Einflußvariablen : (Konstante), Erwerbstätigenquote_2008_Wohnort
b Einflußvariablen : (Konstante), Erwerbstätigenquote_2008_Wohnort, Arbeitslosenquote_bez#_auf_alle_zivile_Erwerbsp#_2008
c Einflußvariablen : (Konstante), Erwerbstätigenquote_2008_Wohnort, Arbeitslosenquote_bez#_auf_alle_zivile_Erwerbsp#_2008, verfüg#_Einkommen_der_priv#_Haushalte_je_Einwohner_2008_in_€
d Einflußvariablen : (Konstante), Erwerbstätigenquote_2008_Wohnort, Arbeitslosenquote_bez#_auf_alle_zivile_Erwerbsp#_2008, verfüg#_Einkommen_der_priv#_Haushalte_je_Einwohner_2008_in_€, BIP_pro_Kopf__zu_Marktpreisen__insd#_EUR
e Einflußvariablen : (Konstante), Erwerbstätigenquote_2008_Wohnort, Arbeitslosenquote_bez#_auf_alle_zivile_Erwerbsp#_2008, verfüg#_Einkommen_der_priv#_Haushalte_je_Einwohner_2008_in_€, BIP_pro_Kopf__zu_Marktpreisen__insd#_EUR, Anteil_Einwohner_017_Jahre_in
f Einflußvariablen : (Konstante), Erwerbstätigenquote_2008_Wohnort, Arbeitslosenquote_bez#_auf_alle_zivile_Erwerbsp#_2008, verfüg#_Einkommen_der_priv#_Haushalte_je_Einwohner_2008_in_€, BIP_pro_Kopf__zu_Marktpreisen__insd#_EUR, Anteil_Einwohner_017_Jahre_in, Anteil_Einwohner_1864_Jahre_in

g Abhängige Variable: Krankenhausfälle100_Einwohner_2008

Koeffizienten(a)

Modell		Nicht standardisierte Koeffizienten		Standardisierte Koeffizienten	T	Signifikanz
		B	Standardfehler	Beta		
1	(Konstante)	55,787	10,208		5,465	,000
	Erwerbstätigenquote_2008_Wohnort	-,701	,207	-,425	-3,390	,001
2	(Konstante)	58,295	18,520		3,148	,003
	Erwerbstätigenquote_2008_Wohnort	-,734	,292	-,446	-2,512	,015
	Arbeitslosenquote_bez#_auf_alle_zivile_Erwerbsp#_2008	-,105	,646	-,029	-,163	,871
3	(Konstante)	67,013	24,755		2,707	,009
	Erwerbstätigenquote_2008_Wohnort	-,742	,295	-,451	-2,519	,015
	Arbeitslosenquote_bez#_auf_alle_zivile_Erwerbsp#_2008	-,266	,716	-,073	-,371	,712
	verfüg#_Einkommen_der_priv#_Haushalte_je_Einwohner_2008	,000	,001	-,080	-,536	,595
4	(Konstante)	62,746	25,740		2,438	,018
	Erwerbstätigenquote_2008_Wohnort	-,634	,339	-,385	-1,868	,068
	Arbeitslosenquote_bez#_auf_alle_zivile_Erwerbsp#_2008	-,247	,721	-,068	-,343	,733
	verfüg#_Einkommen_der_priv#_Haushalte_je_Einwohner_2008	-,001	,001	-,133	-,780	,439
	BIP_pro_Kopf__zu_Marktpreisen__insd#_EUR	,118	,181	,108	,653	,517

5	(Konstante)	39,100	41,016		,953	,345
	Erwerbstätigenquote_2008_Wohnort	-,670	,344	-,407	-1,945	,058
	Arbeitslosenquote_bez#_auf_alle_zivile_Erwerbsp#_2008	,136	,889	,037	,153	,879
	verfüg#_Einkommen_der_priv#_Haushalte_je_Einwohner_2008	,000	,001	-,098	-,551	,584
	BIP_pro_Kopf__zu_Marktpreisen__insd#_EUR	,165	,192	,151	,857	,396
	Anteil_Einwohner_017_Jahre_in	,997	1,343	,160	,743	,461
6	(Konstante)	48,538	107,374		,452	,653
	Erwerbstätigenquote_2008_Wohnort	-,681	,368	-,413	-1,853	,070
	Arbeitslosenquote_bez#_auf_alle_zivile_Erwerbsp#_2008	,088	1,027	,024	,086	,932
	verfüg#_Einkommen_der_priv#_Haushalte_je_Einwohner_2008	,000	,001	-,106	-,535	,595
	BIP_pro_Kopf__zu_Marktpreisen__insd#_EUR	,170	,202	,156	,843	,403
	Anteil_Einwohner_017_Jahre_in	,924	1,561	,148	,592	,557
	Anteil_Einwohner_1864_Jahre_in	-,107	1,124	-,019	-,095	,924

a Abhängige Variable: Krankenhausfälle100_Einwohner_2008

2.8. Rheinland-Pfalz

Korrelationen

		Krankenhausfälle100_Einw ohner_2008	Erwerbstätigenquote_2008_W ohnort_Sek undärachse	Arbeitslosenquote_bez#_au f_alle_zivile #_Erwerbsp#_2	verfüg#_Einkom men_der_priv #_haushalte_je_Einwoh ner_2008_in	BIP_pro_Ko pf_zu_Mark tpreisen_insd#_ EUR	Anteil_Einwo hner_017_Jahr e_in	Anteil_Einwo hner_1864_Jah re_in	Anteil_Einwohner_65_Jahre _in
Krankenhausfälle100_Einwohner_2008	Korrelation nach Pearson	1	-,131	,148	-,269	-,107	,140	-,699(**)	,664(**)
	Signifikanz (2-seitig)		,445	,389	,113	,535	,416	,000	,000
	N	36	36	36	36	36	36	36	36
Erwerbstätigenquote_2008_Wohnort__Se kundärachse	Korrelation nach Pearson	-,131	1	-,629(**)	,434(**)	-,693(**)	,710(**)	-,293	-,150
	Signifikanz (2-seitig)	,445		,000	,008	,000	,000	,083	,384
	N	36	36	36	36	36	36	36	36
Arbeitslosenquote_bez#_auf_alle_zivile_ Erwerbsp#_2008	Korrelation nach Pearson	,148	-,629(**)	1	-,524(**)	,583(**)	-,563(**)	,045	,322
	Signifikanz (2-seitig)	,389	,000		,001	,000	,000	,792	,056
	N	36	36	36	36	36	36	36	36

		1	2	3	4	5	6	7	8
verfüg#_Einkommen_der_priv#_Haushalte_je_Einwohner_2008_j	Korrelation nach Pearson	-,269	,434(**)	-,524(**)	1	-,407(*)	,263	-,057	-,111
	Signifikanz (2-seitig)	,113	,008	,001		,014	,121	,739	,518
	N	36	36	36	36	36	36	36	36
BIP_pro_Kopf_zu_Marktpreisen_insd#_EUR	Korrelation nach Pearson	-,107	-,693(**)	,583(**)	-,407(*)	1	-,507(**)	,439(**)	-,141
	Signifikanz (2-seitig)	,535	,000	,000	,014		,002	,007	,411
	N	36	36	36	36	36	36	36	36
Anteil_Einwohner_017_Jahre_in	Korrelation nach Pearson	,140	,710(**)	-,563(**)	,263	-,507(**)	1	-,424(**)	-,199
	Signifikanz (2-seitig)	,416	,000	,000	,121	,002		,010	,244
	N	36	36	36	36	36	36	36	36
Anteil_Einwohner_1864_Jahre_in	Korrelation nach Pearson	-,699(**)	-,293	,045	-,057	,439(**)	-,424(**)	1	-,803(**)
	Signifikanz (2-seitig)	,000	,083	,792	,739	,007	,010		,000
	N	36	36	36	36	36	36	36	36
Anteil_Einwohner_65_Jahre_in	Korrelation nach Pearson	,664(**)	-,150	,322	-,111	-,141	-,199	-,803(**)	1
	Signifikanz (2-seitig)	,000	,384	,056	,518	,411	,244	,000	
	N	36	36	36	36	36	36	36	36

** Die Korrelation ist auf dem Niveau von 0,01 (2-seitig) signifikant.
* Die Korrelation ist auf dem Niveau von 0,05 (2-seitig) signifikant.

ANOVA(h)

Modell		Quadrat-summe	df	Mittel der Quadrate	F	Signifikanz
1	Regression	4,268	1	4,268	,596	,445(a)
	Residuen	243,402	34	7,159		
	Gesamt	247,669	35			
2	Regression	6,022	2	3,011	,411	,666(b)
	Residuen	241,647	33	7,323		
	Gesamt	247,669	35			
3	Regression	17,948	3	5,983	,833	,485(c)
	Residuen	229,722	32	7,179		
	Gesamt	247,669	35			
4	Regression	44,128	4	11,032	1,680	,180(d)
	Residuen	203,541	31	6,566		
	Gesamt	247,669	35			
5	Regression	71,327	5	14,265	2,427	,058(e)
	Residuen	176,342	30	5,878		
	Gesamt	247,669	35			
6	Regression	163,651	6	27,275	9,414	,000(f)
	Residuen	84,018	29	2,897		
	Gesamt	247,669	35			
7	Regression	164,235	7	23,462	7,874	,000(g)
	Residuen	83,434	28	2,980		
	Gesamt	247,669	35			

a Einflußvariablen : (Konstante), Erwerbstätigenquote_2008_Wohnort___Sekundärachse
b Einflußvariablen : (Konstante), Erwerbstätigenquote_2008_Wohnort___Sekundärachse, Arbeitslosenquote_bez#_auf_alle_zivile_Erwerbsp#_2008
c Einflußvariablen : (Konstante), Erwerbstätigenquote_2008_Wohnort___Sekundärachse, Arbeitslosenquote_bez#_auf_alle_zivile_Erwerbsp#_2008, verfüg#_Einkommen_der_priv#_Haushalte_je_Einwohner_2008_in_€
d Einflußvariablen : (Konstante), Erwerbstätigenquote_2008_Wohnort___Sekundärachse, Arbeitslosenquote_bez#_auf_alle_zivile_Erwerbsp#_2008, verfüg#_Einkommen_der_priv#_Haushalte_je_Einwohner_2008_in_€, BIP_pro_Kopf__zu_Marktpreisen__insd#_EUR
e Einflußvariablen : (Konstante), Erwerbstätigenquote_2008_Wohnort___Sekundärachse, Arbeitslosenquote_bez#_auf_alle_zivile_Erwerbsp#_2008, verfüg#_Einkommen_der_priv#_Haushalte_je_Einwohner_2008_in_€, BIP_pro_Kopf__zu_Marktpreisen__insd#_EUR, Anteil_Einwohner_017_Jahre_in
f Einflußvariablen : (Konstante), Erwerbstätigenquote_2008_Wohnort___Sekundärachse,

Arbeitslosenquote_bez#_auf_alle_zivile_Erwerbsp#_2008, verfüg#_Einkommen_der_priv#_Haushalte_je_Einwohner_2008_in_€, BIP_pro_Kopf__zu_Marktpreisen__insd#_EUR, Anteil_Einwohner_017_Jahre_in, Anteil_Einwohner_1864_Jahre_in

g Einflußvariablen : (Konstante), Erwerbstätigenquote_2008_Wohnort___Sekundärachse, Arbeitslosenquote_bez#_auf_alle_zivile_Erwerbsp#_2008, verfüg#_Einkommen_der_priv#_Haushalte_je_Einwohner_2008_in_€, BIP_pro_Kopf__zu_Marktpreisen__insd#_EUR, Anteil_Einwohner_017_Jahre_in, Anteil_Einwohner_1864_Jahre_in, Einwohner_65__Jahre

h Abhängige Variable: Krankenhausfälle100_Einwohner_2008

Koeffizienten(a)

Modell		Nicht standardisierte Koeffizienten		Standardisierte Koeffizienten	T	Signifikanz
		B	Standardfehler	Beta		
1	(Konstante)	24,767	2,994		8,272	,000
	Erwerbstätigenquote_2008_Wohnort___Sekundärachse	-,041	,053	-,131	-,772	,445
2	(Konstante)	22,762	5,094		4,468	,000
	Erwerbstätigenquote_2008_Wohnort___Sekundärachse	-,020	,069	-,063	-,286	,777
	Arbeitslosenquote_bez#_auf_alle_zivile_Erwerbsp#_2008	,139	,284	,108	,489	,628
3	(Konstante)	34,891	10,677		3,268	,003
	Erwerbstätigenquote_2008_Wohnort___Sekundärachse	-,006	,069	-,018	-,082	,935
	Arbeitslosenquote_bez#_auf_alle_zivile_Erwerbsp#_2008	,000	,301	,000	-,001	,999
	verfüg#_Einkommen_der_priv#_Haushalte_je_Einwohner_2008_in_€	-,001	,001	-,261	-1,289	,207

4	(Konstante)	43,136	11,014		3,916	,000
	Erwerbstätigenquote_2008_Wohnort___Sekundärachse	-,082	,076	-,266	-1,083	,287
	Arbeitslosenquote_bez#_auf_alle_zivile_Erwerbsp#_2008	,130	,295	,101	,441	,662
	verfüg#_Einkommen_der_priv#_Haushalte_je_Einwohner_2008	-,001	,000	-,291	-1,500	,144
	BIP_pro_Kopf__zu_Marktpreisen__insd#_EUR	-,124	,062	-,469	-1,997	,055
5	(Konstante)	25,434	13,279		1,915	,065
	Erwerbstätigenquote_2008_Wohnort___Sekundärachse	-,176	,084	-,569	-2,093	,045
	Arbeitslosenquote_bez#_auf_alle_zivile_Erwerbsp#_2008	,287	,289	,223	,993	,328
	verfüg#_Einkommen_der_priv#_Haushalte_je_Einwohner_2008	-,001	,000	-,228	-1,223	,231
	BIP_pro_Kopf__zu_Marktpreisen__insd#_EUR	-,126	,059	-,476	-2,144	,040
	Anteil_Einwohner_017_Jahre_in	1,111	,516	,488	2,151	,040
6	(Konstante)	107,080	17,207		6,223	,000
	Erwerbstätigenquote_2008_Wohnort___Sekundärachse	-,130	,060	-,420	-2,183	,037
	Arbeitslosenquote_bez#_auf_alle_zivile_Erwerbsp#_2008	-,197	,220	-,153	-,893	,379
	verfüg#_Einkommen_der_priv#_Haushalte_je_Einwohner_2008	-,001	,000	-,240	-1,839	,076
	BIP_pro_Kopf__zu_Marktpreisen__insd#_EUR	-,007	,046	-,025	-,145	,886
	Anteil_Einwohner_017_Jahre_in	,156	,400	,068	,389	,700
	Anteil_Einwohner_1864_Jahre_in	-1,090	,193	-,789	-5,645	,000

7	(Konstante)	104,778	18,209		5,754	,000
	Erwerbstätigenquote_2008_Wohnort__Sekundärachse	-,126	,061	-,408	-2,069	,048
	Arbeitslosenquote_bez#_auf_alle_zivile_Erwerbsp#_2008	-,196	,223	-,152	-,876	,388
	verfüg#_Einkommen_der_priv#_Haushalte_je_Einwohner_2008	-,001	,000	-,224	-1,623	,116
	BIP_pro_Kopf__zu_Marktpreisen__insd#_EUR	-,004	,047	-,016	-,090	,929
	Anteil_Einwohner_017_Jahre_in	,183	,410	,080	,446	,659
	Anteil_Einwohner_1864_Jahre_in	-1,072	,200	-,776	-5,353	,000
	Einwohner_65__Jahre	-1,59E-005	,000	-,056	-,443	,661

a Abhängige Variable: Krankenhausfälle100_Einwohner_2008

2.9. Saarland

Korrelationen

		Krankenhausfälle100_Einwohner_2008	Erwerbstätigenquote_2008_Wohnort	Arbeitslosenquote_bez#_auf_alle_zivile_Erwerbsp#_2	verfüg#_Einkommen_der_privat#_Haushalte_je_Einwohner_2008_in_tsd€	BIP_pro_Kopf_zu_Marktpreisen_insd#_EUR	Anteil_Einwohner_017_Jahre_in	Anteil_Einwohner_1864_Jahre_in	Anteil_Einwohner_65_Jahre_in
Krankenhausfälle100_Einwohner_2008	Korrelation nach Pearson	1	-,117	,412	,695	-,438	,140	-,460	,513	,137
	Signifikanz (1-seitig)									
	N	6	6	6	6	6	6	6	6	5
Erwerbstätigenquote_2008_Wohnort	Korrelation nach Pearson	-,117	1	-,655	,452	,193	,395	,179	,149	,413
	Signifikanz (1-seitig)									
	N	6	6	6	6	6	6	6	6	5
	Korrelation nach Pearson	,412	-,655	1	,079	,184	-,381	,017	-,539	,494
	Signifikanz (1-seitig)									
	N	6	6	6	6	6	6	6	6	5
Arbeitslosenquote_bez#_auf_alle_zivile_Erwerbsp#_2008	Korrelation nach Pearson	,695	-,655	,079	1	-,416	,601	-,673	,789(*)	,455
	Signifikanz (1-seitig)	,063	,079			,206	,104	,072	,031	,221
	N	6	6	6	6	6	6	6	6	5

verfüg#_Einkommen_der_priv#_Haushalte_je_Einwohner_2008_j	Korrelation nach Pearson	-,438	,452	-,416	1	-,307	-,077	-,215	,238
	Signifikanz (1-seitig)	,193	,184	,206		,277	,443	,341	,350
	N	6	6	6	6	6	6	6	5
BIP_pro_Kopf_zu_Marktpreisen_insd#_EUR	Korrelation nach Pearson	,140	-,381	,601	-,307	1	-,567	,730(*)	,116
	Signifikanz (1-seitig)	,395	,228	,104	,277		,120	,050	,426
	N	6	6	6	6	6	6	6	5
Anteil_Einwohner_017_Jahre_in	Korrelation nach Pearson	-,460	,017	-,673	-,077	-,567	1	-,449	-,914(*)
	Signifikanz (1-seitig)	,179	,487	,072	,443	,120		,186	,015
	N	6	6	6	6	6	6	6	5
Anteil_Einwohner_1864_Jahre_in	Korrelation nach Pearson	,513	-,539	,789(*)	-,215	,730(*)	-,449	1	-,455
	Signifikanz (1-seitig)	,149	,135	,031	,341	,050	,186		,220
	N	6	6	6	6	6	6	6	5
Anteil_Einwohner_65_Jahre_in	Korrelation nach Pearson	,137	,494	,455	,238	,116	-,914(*)	-,455	1
	Signifikanz (1-seitig)	,413	,199	,221	,350	,426	,015	,220	
	N	5	5	5	5	5	5	5	5

* Die Korrelation ist auf dem Niveau von 0,05 (1-seitig) signifikant.

ANOVA(e)

Modell		Quadrat-summe	df	Mittel der Quadrate	F	Signifikanz
1	Regression	2,190	1	2,190	,431	,558(a)
	Residuen	15,240	3	5,080		
	Gesamt	17,430	4			
2	Regression	12,609	2	6,304	2,615	,277(b)
	Residuen	4,821	2	2,411		
	Gesamt	17,430	4			
3	Regression	12,717	3	4,239	,899	,631(c)
	Residuen	4,713	1	4,713		
	Gesamt	17,430	4			
4	Regression	17,430	4	4,357	.	.(d)
	Residuen	,000	0	.		
	Gesamt	17,430	4			

a Einflußvariablen : (Konstante), Erwerbstätigenquote_2008_Wohnort
b Einflußvariablen : (Konstante), Erwerbstätigenquote_2008_Wohnort, Arbeitslosenquote___bez#_auf_alle_zivile_Erwerbsp#_2008
c Einflußvariablen : (Konstante), Erwerbstätigenquote_2008_Wohnort, Arbeitslosenquote___bez#_auf_alle_zivile_Erwerbsp#_2008, verfüg#_Finkommen der priv#_Haushalte_je_Einwohner_2008_in_tsd€
d Einflußvariablen : (Konstante), Erwerbstätigenquote_2008_Wohnort, Arbeitslosenquote___bez#_auf_alle_zivile_Erwerbsp#_2008, verfüg#_Einkommen_der_priv#_Haushalte_je_Einwohner_2008_in_tsd€, BIP_pro_Kopf__zu_Marktpreisen__insd#_EUR
e Abhängige Variable: Krankenhausfälle100_Einwohner_2008

Koeffizienten(a)

Modell		Nicht standardisierte Koeffizienten		Standardisierte Koeffizienten	T	Signifikanz
		B	Standardfehler	Beta		
1	(Konstante)	8,073	19,722		,409	,710
	Erwerbstätigenquote_2008_Wohnort	,234	,356	,354	,657	,558

2	(Konstante)	3,800	13,740		,277	,808
	Erwerbstätigenquote_2008_Wohnort	,152	,248	,231	,614	,602
	Arbeitslosenquote___bez#_auf_alle_zivile_Erwerbsp#_20	1,560	,751	,783	2,079	,173
3	(Konstante)	3,151	19,683		,160	,899
	Erwerbstätigenquote_2008_Wohnort	,221	,570	,335	,388	,765
	Arbeitslosenquote___bez#_auf_alle_zivile_Erwerbsp#_20	1,320	1,901	,662	,694	,614
	verfüg#_Einkommen_der_priv#_Haushalte_je_Einwohner_2008	-,091	,598	-,166	-,152	,904
4	(Konstante)	-,812	,000		.	.
	Erwerbstätigenquote_2008_Wohnort	,804	,000	1,221	.	.
	Arbeitslosenquote___bez#_auf_alle_zivile_Erwerbsp#_20	-,271	,000	-,136	.	.
	verfüg#_Einkommen_der_priv#_Haushalte_je_Einwohner_2008	-,721	,000	-1,323	.	.
	BIP_pro_Kopf__zu_Marktpreisen__insd#_EUR	-,267	,000	-,775	.	.

a Abhängige Variable: Krankenhausfälle100_Einwohner_2008

2.10. Sachsen

Korrelationen

		Krankenhausfälle100_Einwohner_2008	Erwerbstätigenquote_2008_Wohnort	Arbeitslosenquote_bez#_au f_alle_zivile #_Erwerbsp#_2	verfüg#_Einkom men_der_priv te_je_Einwohner_2008_in	BIP_pro_Ko pf_zu_Markt preisen_insd#_ EUR	Anteil_Einwohner_017_Jahr e_in	Anteil_Einwo hner_1864_Jah re_in	Anteil_Einwohner_65_Jahre _in
Krankenhausfälle100_Einwohner_2008	Korrelation nach Pearson	1	,195	,177	-,061	-,686(**)	,114	-,622(*)	,510(*)
	Signifikanz (1-seitig)		,261	,281	,421	,005	,355	,012	,037
	N	13	13	13	13	13	13	13	13
Erwerbstätigenquote_2008_Wohnort	Korrelation nach Pearson	,195	1	-,786(**)	,613(*)	-,366	,486(*)	-,052	-,126
	Signifikanz (1-seitig)	,261		,001	,013	,110	,046	,434	,340
	N	13	13	13	13	13	13	13	13
Arbeitslosenquote_bez#_auf_alle_zivile_ Erwerbsp#_2008	Korrelation nach Pearson	,177	-,786(**)	1	-,763(**)	-,043	-,240	,117	-,018
	Signifikanz (1-seitig)	,281	,001		,001	,444	,215	,352	,476
	N	13	13	13	13	13	13	13	13

		C1	C2	C3	C4	C5	C6	C7	C8
ver-füg#_Einkommen_der_priv#_Haushal-te_je_Einwohner_2008_j	Korrelation nach Pearson	-,061	,613(*)	-,763(**)	1	,016	-,053	-,313	,296
	Signifikanz (1-seitig)	,421	,013	,001		,479	,432	,149	,163
	N	13	13	13	13	13	13	13	13
BIP_pro_Kopf_zu_Marktpreisen_insd#_EUR	Korrelation nach Pearson	-,686(**)	-,366	-,043	,016	1	-,480(*)	,477(*)	-,253
	Signifikanz (1-seitig)	,005	,110	,444	,479		,049	,050	,202
	N	13	13	13	13	13	13	13	13
An-teil_Einwohner_017_Jahre_in	Korrelation nach Pearson	,114	,486(*)	-,240	-,053	-,480(*)	1	,144	-,481(*)
	Signifikanz (1-seitig)	,355	,046	,215	,432	,049		,320	,048
	N	13	13	13	13	13	13	13	13
An-teil_Einwohner_1864_Jahre_in	Korrelation nach Pearson	-,622(*)	-,052	,117	-,313	,477(*)	,144	1	-,937(**)
	Signifikanz (1-seitig)	,012	,434	,352	,149	,050	,320		,000
	N	13	13	13	13	13	13	13	13
An-teil_Einwohner_65_Jahre_in	Korrelation nach Pearson	,510(*)	-,126	-,018	,296	-,253	-,481(*)	-,937(**)	1
	Signifikanz (1-seitig)	,037	,340	,476	,163	,202	,048	,000	
	N	13	13	13	13	13	13	13	13

** Die Korrelation ist auf dem Niveau von 0,01 (1-seitig) signifikant.
* Die Korrelation ist auf dem Niveau von 0,05 (1-seitig) signifikant.

ANOVA(g)

Modell		Quadrat-summe	df	Mittel der Quadrate	F	Signifikanz
1	Regression	1,620	1	1,620	,436	,523(a)
	Residuen	40,903	11	3,718		
	Gesamt	42,522	12			
2	Regression	13,765	2	6,883	2,393	,141(b)
	Residuen	28,757	10	2,876		
	Gesamt	42,522	12			
3	Regression	14,154	3	4,718	1,497	,280(c)
	Residuen	28,369	9	3,152		
	Gesamt	42,522	12			
4	Regression	22,072	4	5,518	2,159	,165(d)
	Residuen	20,450	8	2,556		
	Gesamt	42,522	12			
5	Regression	35,280	5	7,056	6,820	,013(e)
	Residuen	7,242	7	1,035		
	Gesamt	42,522	12			
6	Regression	35,310	6	5,885	4,896	,037(f)
	Residuen	7,212	6	1,202		
	Gesamt	42,522	12			

a Einflußvariablen : (Konstante), Erwerbstätigenquote_2008_Wohnort
b Einflußvariablen : (Konstante), Erwerbstätigenquote_2008_Wohnort, Arbeitslosenquote_bez#_auf_alle_zivile_Erwerbsp#_2008
c Einflußvariablen : (Konstante), Erwerbstätigenquote_2008_Wohnort, Arbeitslosenquote_bez#_auf_alle_zivile_Erwerbsp#_2008, verfüg#_Einkommen_der_priv#_Haushalte_je_Einwohner_2008_in_€
d Einflußvariablen : (Konstante), Erwerbstätigenquote_2008_Wohnort, Arbeitslosenquote_bez#_auf_alle_zivile_Erwerbsp#_2008, verfüg#_Einkommen_der_priv#_Haushalte_je_Einwohner_2008_in_€, BIP_pro_Kopf__zu_Marktpreisen__insd#_EUR
e Einflußvariablen : (Konstante), Erwerbstätigenquote_2008_Wohnort, Arbeitslosenquote_bez#_auf_alle_zivile_Erwerbsp#_2008, verfüg#_Einkommen_der_priv#_Haushalte_je_Einwohner_2008_in_€, BIP_pro_Kopf__zu_Marktpreisen__insd#_EUR, Anteil_Einwohner_1864_Jahre_in
f Einflußvariablen : (Konstante), Erwerbstätigenquote_2008_Wohnort, Arbeitslosenquote_bez#_auf_alle_zivile_Erwerbsp#_2008, verfüg#_Einkommen_der_priv#_Haushalte_je_Einwohner_2008_in_€, BIP_pro_Kopf__zu_Marktpreisen__insd#_EUR, Anteil_Einwohner_1864_Jahre_in, Anteil_Einwohner_65_Jahre_in

g Abhängige Variable: Krankenhausfälle100_Einwohner_2008

Koeffizienten(a)

Modell		Nicht standardisierte Koeffizienten		Standardisierte Koeffizienten	T	Signifikanz
		B	Standardfehler	Beta		
1	(Konstante)	14,914	10,955		1,361	,201
	Erwerbstätigenquote_2008_Wohnort	,208	,316	,195	,660	,523
2	(Konstante)	-22,897	20,768		-1,103	,296
	Erwerbstätigenquote_2008_Wohnort	,933	,449	,874	2,079	,064
	Arbeitslosenquote_bez#_auf_alle_zivile_Erwerbsp#_2008	,990	,482	,864	2,055	,067
3	(Konstante)	-33,857	38,044		-,890	,397
	Erwerbstätigenquote_2008_Wohnort	,927	,470	,869	1,973	,080
	Arbeitslosenquote_bez#_auf_alle_zivile_Erwerbsp#_2008	1,114	,616	,973	1,808	,104
	verfüg#_Einkommen_der_priv#_Haushalte_je_Einwohner_2008	,001	,002	,148	,351	,734
4	(Konstante)	1,200	39,630		,030	,977
	Erwerbstätigenquote_2008_Wohnort	,296	,555	,278	,534	,608
	Arbeitslosenquote_bez#_auf_alle_zivile_Erwerbsp#_2008	,551	,641	,481	,860	,415
	verfüg#_Einkommen_der_priv#_Haushalte_je_Einwohner_2008	,001	,002	,145	,381	,713
	BIP_pro_Kopf__zu_Marktpreisen__insd#_EUR	-,261	,148	-,566	-1,760	,116

5	(Konstante)	63,039	30,581		2,061	,078
	Erwerbstätigenquote_2008_Wohnort	1,309	,453	1,226	2,892	,023
	Arbeitslosenquote_bez#_auf_alle_zivile_Erwerbsp#_2008	1,148	,440	1,002	2,606	,035
	verfüg#_Einkommen_der_priv#_Haushalte_je_Einwohner_2008	-,001	,001	-,332	-1,203	,268
	BIP_pro_Kopf__zu_Marktpreisen__insd#_EUR	,109	,140	,237	,778	,462
	Anteil_Einwohner_1864_Jahre_in	-1,303	,365	-,892	-3,573	,009
6	(Konstante)	50,196	88,113		,570	,590
	Erwerbstätigenquote_2008_Wohnort	1,309	,488	1,227	2,683	,036
	Arbeitslosenquote_bez#_auf_alle_zivile_Erwerbsp#_2008	1,121	,505	,979	2,221	,068
	verfüg#_Einkommen_der_priv#_Haushalte_je_Einwohner_2008	-,001	,001	-,346	-1,113	,308
	BIP_pro_Kopf__zu_Marktpreisen__insd#_EUR	,096	,172	,208	,558	,597
	Anteil_Einwohner_1864_Jahre_in	-1,131	1,163	-,774	-,973	,368
	Anteil_Einwohner_65_Jahre_in	,146	,932	,113	,157	,880

a Abhängige Variable: Krankenhausfälle100_Einwohner_2008

2.11. Sachsen-Anhalt

Korrelationen

		Krankenhausfälle100_Einwohner_2008	Erwerbstätigenquote_2008_Wohnort	Arbeitslosenquote_bez#_auf_alle_zivile_Erwerbsp#_2	verfüg#_Einkommen_der_priv#_Haushalte_je_Einwohner_2008_in_	BIP_pro_Kopf_zu_Marktpreisen_insd#_EUR	Anteil_Einwohner_017_Jahre_in	Anteil_Einwohner_1864_Jahre_in	Anteil_Einwohner_65_Jahre_in
Krankenhausfälle100_Einwohner_2008	Korrelation nach Pearson	1	-,898(**)	,211	-,522(*)	,344	-,352	-,217	,298
	Signifikanz (1-seitig)		,000	,234	,028	,114	,108	,228	,150
	N	14	14	14	14	14	14	14	14
Erwerbstätigenquote_2008_Wohnort	Korrelation nach Pearson	-,898(**)	1	-,454	,690(**)	-,226	,589(*)	,414	-,531(*)
	Signifikanz (1-seitig)	,000		,052	,003	,218	,013	,070	,025
	N	14	14	14	14	14	14	14	14
Arbeitslosenquote_bez#_auf_alle_zivile_Erwerbsp#_2008	Korrelation nach Pearson	,211	-,454	1	-,577(*)	-,372	-,324	-,621(**)	,543(*)
	Signifikanz (1-seitig)	,234	,052		,015	,095	,129	,009	,022
	N	14	14	14	14	14	14	14	14

ver-fügb_Einkommen_der_priv_Haushalte_je_Einwohner_2008_i	Korrelation nach Pearson	-,522(*)	,690(**)	-,577(*)	1	-,088	,243	,170	-,219
	Signifikanz (1-seitig)	,028	,003	,015		,383	,202	,280	,226
	N	14	14	14	14	14	14	14	14
BIP_pro_Kopf_zu_Marktpreisen_insd_EUR	Korrelation nach Pearson	,344	-,226	-,372	-,088	1	-,125	,471(*)	-,244
	Signifikanz (1-seitig)	,114	,218	,095	,383		,335	,045	,200
	N	14	14	14	14	14	14	14	14
Anteil_Einwohner_017_Jahre_in	Korrelation nach Pearson	-,352	,589(**)	-,324	,243	-,125	1	,669(**)	-,880(**)
	Signifikanz (1-seitig)	,108	,013	,129	,202	,335		,004	,000
	N	14	14	14	14	14	14	14	14
Anteil_Einwohner_1864_Jahre_in	Korrelation nach Pearson	-,217	,414	-,621(**)	,170	,471(*)	,669(**)	1	-,942(**)
	Signifikanz (1-seitig)	,228	,070	,009	,280	,045	,004		,000
	N	14	14	14	14	14	14	14	14
Anteil_Einwohner_65_Jahre_in	Korrelation nach Pearson	,298	-,531(*)	,543(*)	-,219	-,244	-,880(**)	-,942(**)	1
	Signifikanz (1-seitig)	,150	,025	,022	,226	,200	,000	,000	
	N	14	14	14	14	14	14	14	14

** Die Korrelation ist auf dem Niveau von 0,01 (1-seitig) signifikant.
* Die Korrelation ist auf dem Niveau von 0,05 (1-seitig) signifikant.

ANOVA(g)

Modell		Quadrat-summe	df	Mittel der Quadrate	F	Signifikanz
1	Regression	940,624	1	940,624	49,865	,000(a)
	Residuen	226,359	12	18,863		
	Gesamt	1166,983	13			
2	Regression	997,073	2	498,536	32,275	,000(b)
	Residuen	169,910	11	15,446		
	Gesamt	1166,983	13			
3	Regression	999,957	3	333,319	19,956	,000(c)
	Residuen	167,026	10	16,703		
	Gesamt	1166,983	13			
4	Regression	1001,577	4	250,394	13,624	,001(d)
	Residuen	165,406	9	18,378		
	Gesamt	1166,983	13			
5	Regression	1067,365	5	213,473	17,143	,000(e)
	Residuen	99,619	8	12,452		
	Gesamt	1166,983	13			
6	Regression	1079,321	6	179,887	14,364	,001(f)
	Residuen	87,663	7	12,523		
	Gesamt	1166,983	13			

a Einflußvariablen : (Konstante), Erwerbstätigenquote_2008_Wohnort
b Einflußvariablen : (Konstante), Erwerbstätigenquote_2008_Wohnort, Arbeitslosenquote_bez#_auf_alle_zivile_Erwerbsp#_2008
c Einflußvariablen : (Konstante), Erwerbstätigenquote_2008_Wohnort, Arbeitslosenquote_bez#_auf_alle_zivile_Erwerbsp#_2008, verfüg#_Einkommen_der_priv#_Haushalte_je_Einwohner_2008_in_€
d Einflußvariablen : (Konstante), Erwerbstätigenquote_2008_Wohnort, Arbeitslosenquote_bez#_auf_alle_zivile_Erwerbsp#_2008, verfüg#_Einkommen_der_priv#_Haushalte_je_Einwohner_2008_in_€, BIP_pro_Kopf_zu_Marktpreisen__insd#_EUR
e Einflußvariablen : (Konstante), Erwerbstätigenquote_2008_Wohnort, Arbeitslosenquote_bez#_auf_alle_zivile_Erwerbsp#_2008, verfüg#_Einkommen_der_priv#_Haushalte_je_Einwohner_2008_in_€, BIP_pro_Kopf_zu_Marktpreisen__insd#_EUR, Anteil_Einwohner_017_Jahre_in
f Einflußvariablen : (Konstante), Erwerbstätigenquote_2008_Wohnort, Arbeitslosenquote_bez#_auf_alle_zivile_Erwerbsp#_2008, verfüg#_Einkommen_der_priv#_Haushalte_je_Einwohner_2008_in_€, BIP_pro_Kopf_zu_Marktpreisen__insd#_EUR, Anteil_Einwohner_017_Jahre_in, Anteil_Einwohner_1864_Jahre_in

g Abhängige Variable: Krankenhausfälle100_Einwohner_2008

Koeffizienten(a)

Modell		Nicht standardisierte Koeffizienten B	Standard-fehler	Standardisierte Koeffizienten Beta	T	Signifikanz
1	(Konstante)	78,556	7,803		10,067	,000
	Erwerbstätigenquote_2008_Wohnort	-,950	,135	-,898	-7,062	,000
2	(Konstante)	100,786	13,604		7,408	,000
	Erwerbstätigenquote_2008_Wohnort	-1,069	,137	-1,010	-7,821	,000
	Arbeitslosenquote_bez#_auf_alle_zivile_Erwerbsp#_2008	-1,101	,576	-,247	-1,912	,082
3	(Konstante)	79,626	52,847		1,507	,163
	Erwerbstätigenquote_2008_Wohnort	-1,112	,176	-1,050	-6,325	,000
	Arbeitslosenquote_bez#_auf_alle_zivile_Erwerbsp#_2008	-,990	,656	-,222	-1,508	,162
	verfüg#_Einkommen_der_priv#_Haushalte_je_Einwohner_2008	,001	,003	,075	,416	,687
4	(Konstante)	70,665	63,120		1,120	,292
	Erwerbstätigenquote_2008_Wohnort	-1,093	,195	-1,032	-5,599	,000
	Arbeitslosenquote_bez#_auf_alle_zivile_Erwerbsp#_2008	-,852	,830	-,191	-1,026	,332
	verfüg#_Einkommen_der_priv#_Haushalte_je_Einwohner_2008	,002	,004	,085	,440	,670
	BIP_pro_Kopf_zu_Marktpreisen_insd#_EUR	,142	,478	,046	,297	,773

5	(Konstante)	-8,893	62,430		-,142	,890
	Erwerbstätigenquote_2008_Wohnort	-1,341	,194	-1,267	-6,926	,000
	Arbeitslosenquote_bez#_auf_alle_zivile_Erwerbsp#_2008	-,464	,704	-,104	-,659	,529
	verfüg#_Einkommen_der_priv#_Haushalte_je_Einwohner_2008	,004	,003	,223	1,316	,225
	BIP_pro_Kopf__zu_Marktpreisen__insd#_EUR	,236	,395	,077	,598	,567
	Anteil_Einwohner_017_Jahre_in	3,675	1,599	,315	2,299	,051
6	(Konstante)	115,139	141,538		,813	,443
	Erwerbstätigenquote_2008_Wohnort	-1,281	,204	-1,210	-6,288	,000
	Arbeitslosenquote_bez#_auf_alle_zivile_Erwerbsp#_2008	-,827	,798	-,185	-1,036	,335
	verfüg#_Einkommen_der_priv#_Haushalte_je_Einwohner_2008	,003	,004	,156	,849	,424
	BIP_pro_Kopf__zu_Marktpreisen__insd#_EUR	,570	,523	,186	1,089	,312
	Anteil_Einwohner_017_Jahre_in	5,240	2,267	,450	2,312	,054
	Anteil_Einwohner_1864_Jahre_in	-2,030	2,078	-,246	-,977	,361

a Abhängige Variable: Krankenhausfälle100_Einwohner_2008

2.12. Schleswig-Holstein

Korrelationen

		Krankenhausfälle100_Einwohner_2008	Erwerbstätigenquote_2008_Wohnort	Arbeitslosenquote_bez#_au f_alle_zivile _Erwerbsp#20	ver-fügt#_Einkommen_der_priv #_Haushalte_je_Einwohner_2008_in_EUR	BIP_pro_Kopf_zu_Marktpreisen_insd#_	Anteil_Einwohner_017_Jahre_in	Anteil_Einwohner_1864_Jahre_in	Anteil_Einwohner_65_Jahre_in
Krankenhausfälle100_Einwohner_2008	Korrelation nach Pearson	1	-,075	,155	,117	-,146	,045	-,538(*)	,500(*)
	Signifikanz (1-seitig)		,396	,290	,339	,301	,437	,019	,029
	N	15	15	15	15	15	15	15	15
Erwerbstätigenquote_2008_Wohnort	Korrelation nach Pearson	-,075	1	-,960(**)	,854(**)	-,503(*)	,700(**)	,334	,026
	Signifikanz (1-seitig)	,396		,000	,000	,028	,002	,112	,463
	N	15	15	15	15	15	15	15	15
Arbeitslosenquote_bez#_auf_alle_zivile_Erwerbsp#2008	Korrelation nach Pearson	,155	-,960(**)	1	-,822(**)	,456(*)	-,647(**)	-,376	,001
	Signifikanz (1-seitig)	,290	,000		,000	,044	,005	,083	,498
	N	15	15	15	15	15	15	15	15

verfüg#_Einkommen_der_priv#_Haushalte_je_Einwohner_2008_j	Korrelation nach Pearson	,117	,854(**)	-,822(**)	1	-,336	,493(*)	,038	,220
	Signifikanz (1-seitig)	,339	,000	,000		,110	,031	,447	,216
	N	15	15	15	15	15	15	15	15
BIP_pro_Kopf_zu_Marktpreisen_insd#_EUR	Korrelation nach Pearson	-,146	-,503(*)	,456(*)	-,336	1	-,566(*)	-,040	-,545(*)
	Signifikanz (1-seitig)	,301	,028	,044	,110		,014	,444	,018
	N	15	15	15	15	15	15	15	15
Anteil_Einwohner_017_Jahre_in	Korrelation nach Pearson	,045	,700(**)	-,647(**)	,493(*)	-,566(*)	1	,250	,099
	Signifikanz (1-seitig)	,437	,002	,005	,031	,014		,184	,363
	N	15	15	15	15	15	15	15	15
Anteil_Einwohner_1864_Jahre_in	Korrelation nach Pearson	-,538(*)	,334	-,376	,038	-,040	,250	1	-,392
	Signifikanz (1-seitig)	,019	,112	,083	,447	,444	,184		,074
	N	15	15	15	15	15	15	15	15
Anteil_Einwohner_65_Jahre_in	Korrelation nach Pearson	,500(*)	,026	,001	,220	-,545(*)	,099	-,392	1
	Signifikanz (1-seitig)	,029	,463	,498	,216	,018	,363	,074	
	N	15	15	15	15	15	15	15	15

* Die Korrelation ist auf dem Niveau von 0,05 (1-seitig) signifikant.
** Die Korrelation ist auf dem Niveau von 0,01 (1-seitig) signifikant.

ANOVA(h)

Modell		Quadrat-summe	df	Mittel der Quadrate	F	Signifikanz
1	Regression	,082	1	,082	,073	,792(a)
	Residuen	14,701	13	1,131		
	Gesamt	14,783	14			
2	Regression	1,397	2	,698	,626	,551(b)
	Residuen	13,386	12	1,116		
	Gesamt	14,783	14			
3	Regression	3,246	3	1,082	1,032	,416(c)
	Residuen	11,537	11	1,049		
	Gesamt	14,783	14			
4	Regression	4,245	4	1,061	1,007	,448(d)
	Residuen	10,538	10	1,054		
	Gesamt	14,783	14			
5	Regression	4,520	5	,904	,793	,581(e)
	Residuen	10,263	9	1,140		
	Gesamt	14,783	14			
6	Regression	5,800	6	,967	,861	,560(f)
	Residuen	8,983	8	1,123		
	Gesamt	14,783	14			
7	Regression	6,637	7	,948	,815	,603(g)
	Residuen	8,146	7	1,164		
	Gesamt	14,783	14			

a Einflußvariablen : (Konstante), Erwerbstätigenquote_2008_Wohnort
b Einflußvariablen : (Konstante), Erwerbstätigenquote_2008_Wohnort, Arbeitslosenquote_bez#_auf_alle_zivile_Erwerbsp#2008
c Einflußvariablen : (Konstante), Erwerbstätigenquote_2008_Wohnort, Arbeitslosenquote_bez#_auf_alle_zivile_Erwerbsp#2008, verfüg#_Einkommen_der_priv#_Haushalte_je_Einwohner_2008_in_€
d Einflußvariablen : (Konstante), Erwerbstätigenquote_2008_Wohnort, Arbeitslosenquote_bez#_auf_alle_zivile_Erwerbsp#2008, verfüg#_Einkommen_der_priv#_Haushalte_je_Einwohner_2008_in_€, BIP_pro_Kopf__zu_Marktpreisen__insd#_EUR
e Einflußvariablen : (Konstante), Erwerbstätigenquote_2008_Wohnort, Arbeitslosenquote_bez#_auf_alle_zivile_Erwerbsp#2008, verfüg#_Einkommen_der_priv#_Haushalte_je_Einwohner_2008_in_€, BIP_pro_Kopf__zu_Marktpreisen__insd#_EUR, Anteil_Einwohner_017_Jahre_in
f Einflußvariablen : (Konstante), Erwerbstätigenquote_2008_Wohnort, Arbeitslosenquo-

te_bez#_auf_alle_zivile_Erwerbsp#2008, verfüg#_Einkommen_der_priv#_Haushalte_je_Einwohner_2008_in_€, BIP_pro_Kopf__zu_Marktpreisen__insd#_EUR, Anteil_Einwohner_017_Jahre_in, Anteil_Einwohner_1864_Jahre_in

g Einflußvariablen : (Konstante), Erwerbstätigenquote_2008_Wohnort, Arbeitslosenquote_bez#_auf_alle_zivile_Erwerbsp#2008, verfüg#_Einkommen_der_priv#_Haushalte_je_Einwohner_2008_in_€, BIP_pro_Kopf__zu_Marktpreisen__insd#_EUR, Anteil_Einwohner_017_Jahre_in, Anteil_Einwohner_1864_Jahre_in, Anteil_Einwohner_65_Jahre_in

h Abhängige Variable: Krankenhausfälle100_Einwohner_2008

Koeffizienten(a)

Modell		Nicht standardisierte Koeffizienten		Standardisierte Koeffizienten	T	Signifikanz
		B	Standardfehler	Beta		
1	(Konstante)	20,846	1,622		12,852	,000
	Erwerbstätigenquote_2008_Wohnort	-,008	,031	-,075	-,270	,792
2	(Konstante)	11,613	8,656		1,342	,205
	Erwerbstätigenquote_2008_Wohnort	,106	,110	,943	,965	,353
	Arbeitslosenquote_bez#_auf_alle_zivile_Erwerbsp#2008	,418	,385	1,060	1,086	,299
3	(Konstante)	7,345	8,987		,817	,431
	Erwerbstätigenquote_2008_Wohnort	,043	,116	,387	,373	,716
	Arbeitslosenquote_bez#_auf_alle_zivile_Erwerbsp#2008	,428	,373	1,086	1,146	,276
	verfüg#_Einkommen_der_priv#_Haushalte_je_Einwohner_2008_in_€	,000	,000	,680	1,328	,211

4	(Konstante)	9,825	9,362		1,049	,319	
	Erwerbstätigenquote_2008_Wohnort	,005	,123	,045	,041	,968	
	Arbeitslosenquote_bez#_auf_alle_zivile_Erwerbsp#2008	,389	,377	,986	1,032	,326	
	verfüg#_Einkommen_der_priv#_Haushalte_je_Einwohner_2008	,000	,000	,785	1,497	,165	
	BIP_pro_Kopf__zu_Marktpreisen__insd#_EUR	-,051	,052	-,309	-,974	,353	
5	(Konstante)	7,684	10,671		,720	,490	
	Erwerbstätigenquote_2008_Wohnort	-,020	,138	-,175	-,143	,890	
	Arbeitslosenquote_bez#_auf_alle_zivile_Erwerbsp#2008	,371	,393	,940	,942	,371	
	verfüg#_Einkommen_der_priv#_Haushalte_je_Einwohner_2008	,001	,000	,849	1,513	,164	
	BIP_pro_Kopf__zu_Marktpreisen__insd#_EUR	-,043	,057	-,259	-,748	,474	
	Anteil_Einwohner_017_Jahre_in	,150	,305	,210	,491	,635	
6	(Konstante)	12,495	11,508		1,086	,309	
	Erwerbstätigenquote_2008_Wohnort	,013	,140	,120	,096	,926	
	Arbeitslosenquote_bez#_auf_alle_zivile_Erwerbsp#2008	,271	,401	,687	,675	,519	
	verfüg#_Einkommen_der_priv#_Haushalte_je_Einwohner_2008	,000	,000	,446	,664	,525	
	BIP_pro_Kopf__zu_Marktpreisen__insd#_EUR	-,025	,059	-,154	-,432	,677	
	Anteil_Einwohner_017_Jahre_in	,140	,303	,196	,461	,657	
	Anteil_Einwohner_1864_Jahre_in	-,028	,026	-,392	-1,068	,317	

7	(Konstante)	6,965	13,410		,519	,620
	Erwerbstätigenquote_2008_Wohnort	,065	,155	,580	,420	,687
	Arbeitslosenquote_bez#_auf_alle_zivile_Erwerbsp#2008	,263	,409	,668	,645	,540
	verfüg#_Einkommen_der_priv#_Haushalte_je_Einwohner_2008	3,69E-005	,000	,061	,075	,942
	BIP_pro_Kopf__zu_Marktpreisen__insd#_EUR	,029	,088	,174	,328	,753
	Anteil_Einwohner_017_Jahre_in	,136	,309	,191	,442	,672
	Anteil_Einwohner_1864_Jahre_in	-,026	,027	-,366	-,976	,362
	Anteil_Einwohner_65_Jahre_in	,265	,313	,403	,848	,425

a Abhängige Variable: Krankenhausfälle100_Einwohner_2008

2.13. Thüringen

Korrelationen

		Krankenhausfälle100_Einwohner_2008
Krankenhausfälle100_Einwohner_2008	Korrelation nach Pearson	1
	Signifikanz (1-seitig)	
	N	23
Erwerbstätigenquote_2008_Wohnort	Korrelation nach Pearson	-,528(**)
	Signifikanz (1-seitig)	,005
	N	23
Arbeitslosenquote_bez#_auf_alle_zivile_Erwerbsp#_2008	Korrelation nach Pearson	,497(**)
	Signifikanz (1-seitig)	,008
	N	23
verfüg#_Einkommen_der_priv#_Haushalte_je_Einwohner_2008_in_€	Korrelation nach Pearson	-,072
	Signifikanz (1-seitig)	,373
	N	23
BIP_pro_Kopf_zu_Marktpreisen_insd#_EUR	Korrelation nach Pearson	,004
	Signifikanz (1-seitig)	,493
	N	23
Anteil_Einwohner_017_Jahre_in	Korrelation nach Pearson	-,275
	Signifikanz (1-seitig)	,102
	N	23
Anteil_Einwohner_1864_Jahre_in	Korrelation nach Pearson	-,258
	Signifikanz (1-seitig)	,117
	N	23
Anteil_Einwohner_65_Jahre_in	Korrelation nach Pearson	,321
	Signifikanz (1-seitig)	,068
	N	23

** Die Korrelation ist auf dem Niveau von 0,01 (1-seitig) signifikant.
* Die Korrelation ist auf dem Niveau von 0,05 (1-seitig) signifikant.

ANOVA(g)

Modell		Quadrat-summe	df	Mittel der Quadrate	F	Signifikanz
1	Regression	295,943	1	295,943	8,109	,010(a)
	Residuen	766,427	21	36,497		
	Gesamt	1062,370	22			
2	Regression	373,532	2	186,766	5,423	,013(b)
	Residuen	688,838	20	34,442		
	Gesamt	1062,370	22			
3	Regression	393,367	3	131,122	3,724	,029(c)
	Residuen	669,003	19	35,211		
	Gesamt	1062,370	22			
4	Regression	518,053	4	129,513	4,283	,013(d)
	Residuen	544,316	18	30,240		
	Gesamt	1062,370	22			
5	Regression	518,872	5	103,774	3,246	,031(e)
	Residuen	543,498	17	31,970		
	Gesamt	1062,370	22			
6	Regression	519,141	6	86,524	2,548	,063(f)
	Residuen	543,229	16	33,952		
	Gesamt	1062,370	22			

a Einflußvariablen : (Konstante), Erwerbstätigenquote_2008_Wohnort
b Einflußvariablen : (Konstante), Erwerbstätigenquote_2008_Wohnort, Arbeitslosenquote_bez#_auf_alle_zivile_Erwerbsp#_2008
c Einflußvariablen : (Konstante), Erwerbstätigenquote_2008_Wohnort, Arbeitslosenquote_bez#_auf_alle_zivile_Erwerbsp#_2008, verfüg#_Einkommen_der_priv#_Haushalte_je_Einwohner_2008_in_€
d Einflußvariablen : (Konstante), Erwerbstätigenquote_2008_Wohnort, Arbeitslosenquote_bez#_auf_alle_zivile_Erwerbsp#_2008, verfüg#_Einkommen_der_priv#_Haushalte_je_Einwohner_2008_in_€, BIP_pro_Kopf__zu_Marktpreisen__insd#_EUR
e Einflußvariablen : (Konstante), Erwerbstätigenquote_2008_Wohnort, Arbeitslosenquote_bez#_auf_alle_zivile_Erwerbsp#_2008, verfüg#_Einkommen_der_priv#_Haushalte_je_Einwohner_2008_in_€, BIP_pro_Kopf__zu_Marktpreisen__insd#_EUR, Anteil_Einwohner_017_Jahre_in
f Einflußvariablen : (Konstante), Erwerbstätigenquote_2008_Wohnort, Arbeitslosenquote_bez#_auf_alle_zivile_Erwerbsp#_2008, verfüg#_Einkommen_der_priv#_Haushalte_je_Einwohner_2008_in_€, BIP_pro_Kopf__zu_Marktpreisen__insd#_EUR, Anteil_Einwohner_017_Jahre_in, Anteil_Einwohner_1864_Jahre_in
g Abhängige Variable: Krankenhausfälle100_Einwohner_2008

Koeffizienten(a)

Modell		B	Standardfehler	Beta	T	Signifikanz
		Nicht standardisierte Koeffizienten		Standardisierte Koeffizienten		
1	(Konstante)	85,159	8,010		10,631	,000
	Erwerbstätigenquote_2008_Wohnort	-,379	,133	-,528	-2,848	,010
2	(Konstante)	69,480	13,026		5,334	,000
	Erwerbstätigenquote_2008_Wohnort	-,268	,149	-,372	-1,793	,088
	Arbeitslosenquote_bez#_auf_alle_zivile_Erwerbsp#_2008	,802	,535	,312	1,501	,149
3	(Konstante)	50,704	28,271		1,794	,089
	Erwerbstätigenquote_2008_Wohnort	-,273	,151	-,379	-1,805	,087
	Arbeitslosenquote_bez#_auf_alle_zivile_Erwerbsp#_2008	,935	,569	,363	1,644	,117
	verfüg#_Einkommen_der_priv#_Haushalte_je_Einwohner_2008	,001	,002	,147	,751	,462
4	(Konstante)	110,708	39,492		2,803	,012
	Erwerbstätigenquote_2008_Wohnort	-,710	,257	-,988	-2,764	,013
	Arbeitslosenquote_bez#_auf_alle_zivile_Erwerbsp#_2008	-,103	,734	-,040	-,140	,890
	verfüg#_Einkommen_der_priv#_Haushalte_je_Einwohner_2008	,001	,001	,160	,880	,390
	BIP_pro_Kopf__zu_Marktpreisen__insd#_EUR	-1,096	,540	-,637	-2,031	,057

5	(Konstante)	117,127	57,076		2,052	,056
	Erwerbstätigenquote_2008_Wohnort	-,697	,276	-,970	-2,521	,022
	Arbeitslosenquote_bez#_auf_alle_zivile_Erwerbsp#_2008	-,119	,762	-,046	-,157	,877
	verfüg#_Einkommen_der_priv#_Haushalte_je_Einwohner_2008	,001	,002	,130	,487	,633
	BIP_pro_Kopf__zu_Marktpreisen__insd#_EUR	-1,088	,557	-,633	-1,951	,068
	Anteil_Einwohner_017_Jahre_in	-,283	1,769	-,041	-,160	,875
6	(Konstante)	111,042	90,201		1,231	,236
	Erwerbstätigenquote_2008_Wohnort	-,703	,292	-,978	-2,408	,028
	Arbeitslosenquote_bez#_auf_alle_zivile_Erwerbsp#_2008	-,121	,785	-,047	-,154	,880
	verfüg#_Einkommen_der_priv#_Haushalte_je_Einwohner_2008	,001	,002	,131	,476	,640
	BIP_pro_Kopf__zu_Marktpreisen__insd#_EUR	-1,115	,653	-,649	-1,708	,107
	Anteil_Einwohner_017_Jahre_in	-,335	1,914	-,049	-,175	,863
	Anteil_Einwohner_1864_Jahre_in	,116	1,307	,022	,089	,930

a Abhängige Variable: Krankenhausfälle100_Einwohner_2008

2.14. Stadtstaaten

Korrelationen

		Krankenhausfälle100_Einwohner_2008	Erwerbstätigenquote_2008_Wohnort	Arbeitslosenquote_bez#_au f_alle_zivile _Er-werbsp#_2	verfüg#_Einkommen_de_priv #_Haushalte_je_Einwohner_2008_in_	BIP_pro_Kopf._zu_Marktpreisen_insd#_ EUR	Anteil_Einwohner_017_Jahre_in	Anteil_Einwohner_1864_Jahre_in	Anteil_Einwohner_65_Jahre_in
Krankenhausfälle100_Einwohner_2008	Korrelation nach Pearson	1	-,635	,745	,032	-,029	,941(*)	-,963(*)	,892
	Signifikanz (1-seitig)		,182	,128	,484	,485	,030	,018	,054
	N	4	4	4	4	4	4	4	4
Erwerbstätigenquote_2008_Wohnort	Korrelation nach Pearson	-,635	1	-,987(**)	,008	,051	-,444	,801	-,916(*)
	Signifikanz (1-seitig)	,182		,007	,496	,475	,278	,099	,042
	N	4	4	4	4	4	4	4	4
Arbeitslosenquote_bez#_auf_alle_zivile_ Erwerbsp#_2008	Korrelation nach Pearson	,745	-,987(**)	1	-,054	-,103	,554	-,875	,964(*)
	Signifikanz (1-seitig)	,128	,007		,473	,449	,223	,063	,018
	N	4	4	4	4	4	4	4	4

		1	2	3	4	5	6	7	8
verfüg#_Einkommen_der_priv#_Haushalte_je_Einwohner_2008_j	Korrelation nach Pearson	,032	,008	-,054	1	,998(**)	,312	-,131	,027
	Signifikanz (1-seitig)	,484	,496	,473		,001	,344	,434	,487
	N	4	4	4	4	4	4	4	4
BIP_pro_Kopf_zu_Marktpreisen_insd#_EUR	Korrelation nach Pearson	-,029	,051	-,103	,998(**)	1	,255	-,071	-,030
	Signifikanz (1-seitig)	,485	,475	,449	,001		,372	,464	,485
	N	4	4	4	4	4	4	4	4
Anteil_Einwohner_017_Jahre_in	Korrelation nach Pearson	,941(*)	-,444	,554	,312	,255	1	-,888	,753
	Signifikanz (1-seitig)	,030	,278	,223	,344	,372		,056	,124
	N	4	4	4	4	4	4	4	4
Anteil_Einwohner_1864_Jahre_in	Korrelation nach Pearson	-,963(*)	,801	-,875	-,131	-,071	-,888	1	-,971(*)
	Signifikanz (1-seitig)	,018	,099	,063	,434	,464	,056		,014
	N	4	4	4	4	4	4	4	4
Anteil_Einwohner_65_Jahre_in	Korrelation nach Pearson	,892	-,916(*)	,964(*)	,027	-,030	,753	-,971(*)	1
	Signifikanz (1-seitig)	,054	,042	,018	,487	,485	,124	,014	
	N	4	4	4	4	4	4	4	4

* Die Korrelation ist auf dem Niveau von 0,05 (1-seitig) signifikant.
** Die Korrelation ist auf dem Niveau von 0,01 (1-seitig) signifikant.

ANOVA(d)

Modell		Quadrat-summe	df	Mittel der Quadrate	F	Signifikanz
1	Regression	68,774	1	68,774	1,353	,365(a)
	Residuen	101,664	2	50,832		
	Gesamt	170,438	3			
2	Regression	159,441	2	79,721	7,250	,254(b)
	Residuen	10,996	1	10,996		
	Gesamt	170,438	3			
3	Regression	170,438	3	56,813	.	.(c)
	Residuen	,000	0	.		
	Gesamt	170,438	3			

a Einflußvariablen : (Konstante), Erwerbstätigenquote_2008_Wohnort
b Einflußvariablen : (Konstante), Erwerbstätigenquote_2008_Wohnort, Arbeitslosenquote_bez#_auf_alle_zivile_Erwerbsp#_2008
c Einflußvariablen : (Konstante), Erwerbstätigenquote_2008_Wohnort, Arbeitslosenquote_bez#_auf_alle_zivile_Erwerbsp#_2008, verfüg#_Einkommen_der_priv#_Haushalte_je_Einwohner_2008_in_€
d Abhängige Variable: Krankenhausfälle100_Einwohner_2008

Koeffizienten(a)

Modell		Nicht standardisierte Koeffizienten		Standardisierte Koeffizienten	T	Signifikanz
		B	Standardfehler	Beta		
1	(Konstante)	36,751	8,471		4,338	,049
	Erwerbstätigenquote_2008_Wohnort	-,366	,315	-,635	-1,163	,365
2	(Konstante)	-80,418	40,995		-1,962	,300
	Erwerbstätigenquote_2008_Wohnort	2,197	,905	3,815	2,429	,249
	Arbeitslosenquote_bez#_auf_alle_zivile_Erwerbsp#_2008	2,320	,808	4,510	2,871	,213

3	(Konstante)	-104,069	,000		.	.
	Erwerbstätigenquote_2008_Wohnort	2,459	,000	4,269	.	.
	Arbeitslosenquote_bez#_auf_alle_zivile_Erwerbsp#_2008	2,558	,000	4,972	.	.
	verfüg#_Einkommen_der_priv#_Haushalte_je_Einwohner_2008	,001	,000	,265	.	.

a Abhängige Variable: Krankenhausfälle100_Einwohner_2008

2.15. Kreise unterhalb Median Deutschlands

Korrelationen

		Krankenhausfälle100_Einw ohner_2008	Erwerbstätigenquote_2008_W ohnort._Sek undärachse	Arbeitslosenquote_bez#_au f_alle_zivile _#_Erwerbsp#_2	vefüg#_Einkom men_der_priv t_Haushalte_je_Einwoh ner_2008_in_	BIP_pro_Ko pf_zu_Mark tpreisen_insd#_ EUR	Anteil_Einwohner_017_Jahr e_in	Anteil_Einwohner_1864_Jah re_in	Anteil_Einwo hner_65_Jahre _in
Krankenhausfälle100_Einwohner_2008	Korrelation nach Pearson	1	-,104	,021	-,037	,139(*)	-,119(*)	,058	,070
	Signifikanz (1-seitig)		,073	,382	,301	,026	,049	,211	,163
	N	197	196	196	196	196	196	196	196
Erwerbstätigenquote_2008_Wohnort__Se kundärachse	Korrelation nach Pearson	-,104	1	-,419(**)	,222(**)	-,296(**)	,401(**)	-,158(*)	-,300(**)
	Signifikanz (1-seitig)	,073		,000	,001	,000	,000	,014	,000
	N	196	196	196	196	196	196	196	196
Arbeitslosenquote_bez#_auf_alle_zivile_ Erwerbsp#_2008	Korrelation nach Pearson	,021	-,419(**)	1	-,653(**)	-,208(**)	-,751(**)	,296(**)	,532(**)
	Signifikanz (1-seitig)	,382	,000		,000	,002	,000	,000	,000
	N	196	196	196	196	196	196	196	196

verfüg#_Einkommen_der_priv#_Haushalte_je_Einwohner_2008_j	Korrelation nach Pearson	-,037	,222(**)	-,653(**)	1	,349(**)	,366(**)	-,255(**)	-,140(*)
	Signifikanz (1-seitig)	,301	,001	,000		,000	,000	,000	,025
	N	196	196	196	196	196	196	196	196
BIP_pro_Kopf_zu_Marktpreisen__insd#_EUR	Korrelation nach Pearson	,139(*)	-,296(**)	-,208(**)	,349(**)	1	-,131(*)	,298(**)	-,150(*)
	Signifikanz (1-seitig)	,026	,000	,002	,000		,034	,000	,018
	N	196	196	196	196	196	196	196	196
Anteil_Einwohner_017_Jahre_in	Korrelation nach Pearson	-,119(*)	,401(**)	-,751(**)	,366(**)	-,131(*)	1	-,569(**)	-,534(**)
	Signifikanz (1-seitig)	,049	,000	,000	,000	,034		,000	,000
	N	196	196	196	196	196	196	196	196
Anteil_Einwohner_1864_Jahre_in	Korrelation nach Pearson	,058	-,158(*)	,296(**)	-,255(**)	,298(**)	-,569(**)	1	-,386(**)
	Signifikanz (1-seitig)	,211	,014	,000	,000	,000	,000		,000
	N	196	196	196	196	196	196	196	196
Anteil_Einwohner_65_Jahre_in	Korrelation nach Pearson	,070	-,300(**)	,532(**)	-,140(*)	-,150(*)	-,534(**)	-,386(**)	1
	Signifikanz (1-seitig)	,163	,000	,000	,025	,018	,000	,000	
	N	196	196	196	196	196	196	196	196

* Die Korrelation ist auf dem Niveau von 0,05 (1-seitig) signifikant.
** Die Korrelation ist auf dem Niveau von 0,01 (1-seitig) signifikant.

ANOVA(h)

Modell		Quadrat-summe	df	Mittel der Quadrate	F	Signifikanz
1	Regression	21,175	1	21,175	2,134	,146(a)
	Residuen	1924,883	194	9,922		
	Gesamt	1946,059	195			
2	Regression	22,338	2	11,169	1,121	,328(b)
	Residuen	1923,720	193	9,967		
	Gesamt	1946,059	195			
3	Regression	25,266	3	8,422	,842	,472(c)
	Residuen	1920,793	192	10,004		
	Gesamt	1946,059	195			
4	Regression	57,518	4	14,379	1,454	,218(d)
	Residuen	1888,541	191	9,888		
	Gesamt	1946,059	195			
5	Regression	83,299	5	16,660	1,699	,137(e)
	Residuen	1862,759	190	9,804		
	Gesamt	1946,059	195			
6	Regression	96,863	6	16,144	1,650	,136(f)
	Residuen	1849,196	189	9,784		
	Gesamt	1946,059	195			
7	Regression	101,389	7	14,484	1,476	,178(g)
	Residuen	1844,670	188	9,812		
	Gesamt	1946,059	195			

a Einflußvariablen : (Konstante), Erwerbstätigenquote_2008_Wohnort___Sekundärachse
b Einflußvariablen : (Konstante), Erwerbstätigenquote_2008_Wohnort___Sekundärachse, Arbeitslosenquote_bez#_auf_alle_zivile_Erwerbsp#_2008
c Einflußvariablen : (Konstante), Erwerbstätigenquote_2008_Wohnort___Sekundärachse, Arbeitslosenquote_bez#_auf_alle_zivile_Erwerbsp#_2008, verfüg#_Einkommen_der_priv#_Haushalte_je_Einwohner_2008_in_€
d Einflußvariablen : (Konstante), Erwerbstätigenquote_2008_Wohnort___Sekundärachse, Arbeitslosenquote_bez#_auf_alle_zivile_Erwerbsp#_2008, verfüg#_Einkommen_der_priv#_Haushalte_je_Einwohner_2008_in_€, BIP_pro_Kopf__zu_Marktpreisen__insd#_EUR
e Einflußvariablen : (Konstante), Erwerbstätigenquote_2008_Wohnort___Sekundärachse, Arbeitslosenquote_bez#_auf_alle_zivile_Erwerbsp#_2008, verfüg#_Einkommen_der_priv#_Haushalte_je_Einwohner_2008_in_€, BIP_pro_Kopf__zu_Marktpreisen__insd#_EUR, Anteil_Einwohner_017_Jahre_in
f Einflußvariablen : (Konstante), Erwerbstätigenquote_2008_Wohnort___Sekundärachse,

Arbeitslosenquote_bez#_auf_alle_zivile_Erwerbsp#_2008, verfüg#_Einkommen_der_priv#_Haushalte_je_Einwohner_2008_in_€, BIP_pro_Kopf__zu_Marktpreisen__insd#_EUR, Anteil_Einwohner_017_Jahre_in, Anteil_Einwohner_1864_Jahre_in

g Einflußvariablen : (Konstante), Erwerbstätigenquote_2008_Wohnort___Sekundärachse, Arbeitslosenquote_bez#_auf_alle_zivile_Erwerbsp#_2008, verfüg#_Einkommen_der_priv#_Haushalte_je_Einwohner_2008_in_€, BIP_pro_Kopf__zu_Marktpreisen__insd#_EUR, Anteil_Einwohner_017_Jahre_in, Anteil_Einwohner_1864_Jahre_in, Anteil_Einwohner_65_Jahre_in

h Abhängige Variable: Krankenhausfälle100_Einwohner_2008

Koeffizienten(a)

Modell		Nicht standardisierte Koeffizienten		Standardisierte Koeffizienten	T	Signifikanz
		B	Standardfehler	Beta		
1	(Konstante)	19,656	1,511		13,008	,000
	Erwerbstätigenquote_2008_Wohnort___Sekundärachse	-,039	,026	-,104	-1,461	,146
2	(Konstante)	20,041	1,889		10,607	,000
	Erwerbstätigenquote_2008_Wohnort___Sekundärachse	-,043	,029	-,116	-1,467	,144
	Arbeitslosenquote_bez#_auf_alle_zivile_Erwerbsp#_2008	-,024	,071	-,027	-,342	,733
3	(Konstante)	21,537	3,350		6,428	,000
	Erwerbstätigenquote_2008_Wohnort___Sekundärachse	-,044	,029	-,119	-1,500	,135
	Arbeitslosenquote_bez#_auf_alle_zivile_Erwerbsp#_2008	-,056	,092	-,062	-,606	,545
	verfüg#_Einkommen_der_priv#_Haushalte_je_Einwohner_2008_in_€	-6,34E-005	,000	-,051	-,541	,589

4	(Konstante)	19,836	3,461		5,731	,000
	Erwerbstätigenquote_2008_Wohnort___Sekundärachse	-,019	,032	-,051	-,588	,557
	Arbeitslosenquote_bez#_auf_alle_zivile_Erwerbsp#_2008	-,031	,093	-,035	-,339	,735
	verfüg#_Einkommen_der_priv#_Haushalte_je_Einwohner_2008	,000	,000	-,102	-1,034	,302
	BIP_pro_Kopf__zu_Marktpreisen__insd#_EUR	,046	,026	,152	1,806	,072
5	(Konstante)	26,813	5,513		4,864	,000
	Erwerbstätigenquote_2008_Wohnort___Sekundärachse	-,022	,032	-,059	-,675	,501
	Arbeitslosenquote_bez#_auf_alle_zivile_Erwerbsp#_2008	-,192	,136	-,212	-1,419	,158
	verfüg#_Einkommen_der_priv#_Haushalte_je_Einwohner_2008	,000	,000	-,124	-1,253	,212
	BIP_pro_Kopf__zu_Marktpreisen__insd#_EUR	,029	,028	,095	1,044	,298
	Anteil_Einwohner_017_Jahre_in	-,273	,169	-,197	-1,622	,107
6	(Konstante)	40,368	12,762		3,163	,002
	Erwerbstätigenquote_2008_Wohnort___Sekundärachse	-,015	,032	-,041	-,470	,639
	Arbeitslosenquote_bez#_auf_alle_zivile_Erwerbsp#_2008	-,231	,139	-,255	-1,656	,099
	verfüg#_Einkommen_der_priv#_Haushalte_je_Einwohner_2008	,000	,000	-,166	-1,578	,116
	BIP_pro_Kopf__zu_Marktpreisen__insd#_EUR	,039	,029	,129	1,352	,178
	Anteil_Einwohner_017_Jahre_in	-,390	,195	-,281	-1,996	,047
	Anteil_Einwohner_1864_Jahre_in	-,175	,149	-,114	-1,177	,241

7	(Konstante)	116,231	112,430		1,034	,303
	Erwerbstätigenquote_2008_Wohnort___Sekundärachse	-,019	,033	-,051	-,567	,572
	Arbeitslosenquote_bez#_auf_alle_zivile_Erwerbsp#_2008	-,235	,140	-,259	-1,681	,094
	verfüg#_Einkommen_der_priv#_Haushalte_je_Einwohner_2008	,000	,000	-,162	-1,543	,125
	BIP_pro_Kopf__zu_Marktpreisen__insd#_EUR	,039	,029	,128	1,343	,181
	Anteil_Einwohner_017_Jahre_in	-1,142	1,124	-,823	-1,016	,311
	Anteil_Einwohner_1864_Jahre_in	-,932	1,125	-,609	-,829	,408
	Anteil_Einwohner_65_Jahre_in	-,762	1,123	-,485	-,679	,498

a Abhängige Variable: Krankenhausfälle100_Einwohner_2008

2.16. Kreise oberhalb Median Deutschlands

Korrelationen

		Krankenhausfälle100_Einw ohner_2008	Erwerbstätigenquote_2008_W ohnort__Sek undärachse	Arbeitslosenquote_bez#_au f_alle_zivile _Erwerbsp#_2	verfüg#_Einkom men_der_priv ten_je_Einwoh ner_2008_in_	BIP_pro_Ko pf_zu_Mark tpreisen_insd#_ EUR	Anteil_Einwohner_017_Jahr e_in	Anteil_Einwohner_1864_Jah re_in	Anteil_Einwo hner_65_Jahre _in
Krankenhausfälle100_Einwohner_2008	Korrelation nach Pearson	1	,095	,268(**)	-,779(**)	-,089	-,468(**)	,380(**)	,187(**)
	Signifikanz (1-seitig)		,093	,000	,000	,108	,000	,000	,004
	N	195	195	195	195	195	195	195	195
Erwerbstätigenquote_2008_Wohnort__Se kundärachse	Korrelation nach Pearson	,095	1	-,389(**)	-,029	-,427(**)	,245(**)	-,065	-,233(**)
	Signifikanz (1-seitig)	,093		,000	,342	,000	,000	,185	,001
	N	195	195	195	195	195	195	195	195
Arbeitslosenquote_bez#_auf_alle_zivile_ Erwerbsp#_2008	Korrelation nach Pearson	,268(**)	-,389(**)	1	-,680(**)	-,186(**)	-,758(**)	,426(**)	,465(**)
	Signifikanz (1-seitig)	,000	,000		,000	,005	,000	,000	,000
	N	195	195	195	195	195	195	195	195

verfüg#_Einkommen_der_priv#_Haushalte_je_Einwohner_2008_i	Korrelation nach Pearson	-,379(**)	-,029	-,680(**)	1	,484(**)	,660(**)	-,411(**)	-,374(**)
	Signifikanz (1-seitig)	,000	,342	,000		,000	,000	,000	,000
	N	195	195	195	195	195	195	195	195
BIP_pro_Kopf_zu_Marktpreisen_insd#_EUR	Korrelation nach Pearson	-,089	-,427(**)	-,186(**)	,484(**)	1	,114	,125(*)	-,248(**)
	Signifikanz (1-seitig)	,108	,000	,005	,000		,055	,041	,000
	N	195	195	195	195	195	195	195	195
Anteil_Einwohner_017_Jahre_in	Korrelation nach Pearson	-,468(**)	,245(**)	-,758(**)	,660(**)	,114	1	-,581(**)	-,616(**)
	Signifikanz (1-seitig)	,000	,000	,000	,000	,055		,000	,000
	N	195	195	195	195	195	195	195	195
Anteil_Einwohner_1864_Jahre_in	Korrelation nach Pearson	,380(**)	-,065	,426(**)	-,411(**)	,125(*)	-,581(**)	1	-,276(**)
	Signifikanz (1-seitig)	,000	,185	,000	,000	,041	,000		,000
	N	195	195	195	195	195	195	195	195
Anteil_Einwohner_65_Jahre_in	Korrelation nach Pearson	,187(**)	-,233(**)	,465(**)	-,374(**)	-,248(**)	-,616(**)	-,276(**)	1
	Signifikanz (1-seitig)	,004	,001	,000	,000	,000	,000	,000	
	N	195	195	195	195	195	195	195	195

** Die Korrelation ist auf dem Niveau von 0,01 (1-seitig) signifikant.
* Die Korrelation ist auf dem Niveau von 0,05 (1-seitig) signifikant.

ANOVA(h)

Modell		Quadrat-summe	df	Mittel der Quadrate	F	Signifikanz
1	Regression	305,786	1	305,786	1,762	,186(a)
	Residuen	33495,790	193	173,553		
	Gesamt	33801,576	194			
2	Regression	4002,264	2	2001,132	12,893	,000(b)
	Residuen	29799,312	192	155,205		
	Gesamt	33801,576	194			
3	Regression	5282,969	3	1760,990	11,794	,000(c)
	Residuen	28518,607	191	149,312		
	Gesamt	33801,576	194			
4	Regression	6280,773	4	1570,193	10,840	,000(d)
	Residuen	27520,803	190	144,846		
	Gesamt	33801,576	194			
5	Regression	9667,046	5	1933,409	15,141	,000(e)
	Residuen	24134,530	189	127,696		
	Gesamt	33801,576	194			
6	Regression	9887,034	6	1647,839	12,954	,000(f)
	Residuen	23914,542	188	127,205		
	Gesamt	33801,576	194			
7	Regression	9901,365	7	1414,481	11,067	,000(g)
	Residuen	23900,211	187	127,809		
	Gesamt	33801,576	194			

a Einflußvariablen : (Konstante), Erwerbstätigenquote_2008_Wohnort___Sekundärachse
b Einflußvariablen : (Konstante), Erwerbstätigenquote_2008_Wohnort___Sekundärachse, Arbeitslosenquote_bez#_auf_alle_zivile_Erwerbsp#_2008
c Einflußvariablen : (Konstante), Erwerbstätigenquote_2008_Wohnort___Sekundärachse, Arbeitslosenquote_bez#_auf_alle_zivile_Erwerbsp#_2008, verfüg#_Einkommen_der_priv#_Haushalte_je_Einwohner_2008_in_€
d Einflußvariablen : (Konstante), Erwerbstätigenquote_2008_Wohnort___Sekundärachse, Arbeitslosenquote_bez#_auf_alle_zivile_Erwerbsp#_2008, verfüg#_Einkommen_der_priv#_Haushalte_je_Einwohner_2008_in_€, BIP_pro_Kopf__zu_Marktpreisen__insd#_EUR
e Einflußvariablen : (Konstante), Erwerbstätigenquote_2008_Wohnort___Sekundärachse, Arbeitslosenquote_bez#_auf_alle_zivile_Erwerbsp#_2008, verfüg#_Einkommen_der_priv#_Haushalte_je_Einwohner_2008_in_€, BIP_pro_Kopf__zu_Marktpreisen__insd#_EUR, Anteil_Einwohner_017_Jahre_in
f Einflußvariablen : (Konstante), Erwerbstätigenquote_2008_Wohnort___Sekundärachse,

Arbeitslosenquote_bez#_auf_alle_zivile_Erwerbsp#_2008, verfüg#_Einkommen_der_priv#_Haushalte_je_Einwohner_2008_in_€, BIP_pro_Kopf__zu_Marktpreisen__insd#_EUR, Anteil_Einwohner_017_Jahre_in, Anteil_Einwohner_1864_Jahre_in

g Einflußvariablen : (Konstante), Erwerbstätigenquote_2008_Wohnort___Sekundärachse, Arbeitslosenquote_bez#_auf_alle_zivile_Erwerbsp#_2008, verfüg#_Einkommen_der_priv#_Haushalte_je_Einwohner_2008_in_€, BIP_pro_Kopf__zu_Marktpreisen__insd#_EUR, Anteil_Einwohner_017_Jahre_in, Anteil_Einwohner_1864_Jahre_in, Anteil_Einwohner_65_Jahre_in

h Abhängige Variable: Krankenhausfälle100_Einwohner_2008

Koeffizienten(a)

Modell		Nicht standardisierte Koeffizienten		Standardisierte Koeffizienten	T	Signifikanz
		B	Standardfehler	Beta		
1	(Konstante)	23,035	5,217		4,416	,000
	Erwerbstätigenquote_2008_Wohnort___Sekundärachse	,130	,098	,095	1,327	,186
2	(Konstante)	3,060	6,410		,477	,634
	Erwerbstätigenquote_2008_Wohnort___Sekundärachse	,322	,101	,235	3,194	,002
	Arbeitslosenquote_bez#_auf_alle_zivile_Erwerbsp#_2008	1,100	,225	,359	4,880	,000
3	(Konstante)	48,674	16,796		2,898	,004
	Erwerbstätigenquote_2008_Wohnort___Sekundärachse	,182	,110	,133	1,657	,099
	Arbeitslosenquote_bez#_auf_alle_zivile_Erwerbsp#_2008	,364	,335	,119	1,089	,278
	verfüg#_Einkommen_der_priv#_Haushalte_je_Einwohner_2008_in_€	-,002	,001	-,295	-2,929	,004

4	(Konstante)	43,771	16,648		2,629	,009
	Erwerbstätigenquote_2008_Wohnort___Sekundärachse	,318	,120	,232	2,648	,009
	Arbeitslosenquote_bez#_auf_alle_zivile_Erwerbsp#_2008	,413	,330	,135	1,251	,212
	verfüg#_Einkommen_der_priv#_Haushalte_je_Einwohner_2008	-,002	,001	-,389	-3,689	,000
	BIP_pro_Kopf__zu_Marktpreisen__insd#_EUR	,265	,101	,223	2,625	,009
5	(Konstante)	79,108	17,072		4,634	,000
	Erwerbstätigenquote_2008_Wohnort___Sekundärachse	,290	,113	,211	2,568	,011
	Arbeitslosenquote_bez#_auf_alle_zivile_Erwerbsp#_2008	-,477	,355	-,156	-1,345	,180
	verfüg#_Einkommen_der_priv#_Haushalte_je_Einwohner_2008	-,001	,001	-,195	-1,841	,067
	BIP_pro_Kopf__zu_Marktpreisen__insd#_EUR	,150	,097	,126	1,543	,124
	Anteil_Einwohner_017_Jahre_in	-2,756	,535	-,523	-5,150	,000
6	(Konstante)	32,509	39,319		,827	,409
	Erwerbstätigenquote_2008_Wohnort___Sekundärachse	,251	,116	,183	2,164	,032
	Arbeitslosenquote_bez#_auf_alle_zivile_Erwerbsp#_2008	-,506	,355	-,165	-1,427	,155
	verfüg#_Einkommen_der_priv#_Haushalte_je_Einwohner_2008	-,001	,001	-,169	-1,575	,117
	BIP_pro_Kopf__zu_Marktpreisen__insd#_EUR	,096	,106	,081	,913	,362
	Anteil_Einwohner_017_Jahre_in	-2,489	,571	-,473	-4,357	,000
	Anteil_Einwohner_1864_Jahre_in	,692	,527	,108	1,315	,190

7	(Konstante)	-71,908	314,304		-,229	,819
	Erwerbstätigenquote_2008_Wohnort___Sekundärachse	,258	,118	,188	2,184	,030
	Arbeitslosenquote_bez#_auf_alle_zivile_Erwerbsp#_2008	-,479	,365	-,156	-1,313	,191
	verfüg#_Einkommen_der_priv#_Haushalte_je_Einwohner_2008	-,001	,001	-,167	-1,553	,122
	BIP_pro_Kopf__zu_Marktpreisen__insd#_EUR	,098	,106	,082	,925	,356
	Anteil_Einwohner_017_Jahre_in	-1,432	3,208	-,272	-,446	,656
	Anteil_Einwohner_1864_Jahre_in	1,717	3,106	,268	,553	,581
	Anteil_Einwohner_65_Jahre_in	1,054	3,147	,168	,335	,738

a Abhängige Variable: Krankenhausfälle100_Einwohner_2008

2.17. Kreise Deutschlands mit weniger als 24 Krankenhausfällen pro 100 Einwohner

Korrelationen

		Krankenhausfälle100_Einwohner_2008	Erwerbstätigenquote_2008_Wohnort_Sekundärachse	Arbeitslosenquote_bez#_auf_alle_zivile_Erwerbsp#_2	verfüg#_Einkommen_der_priv#_Haushalte_je_Einwohner_2008_in	BIP_pro_Kopf_zu_Marktpreisen_insd#_EUR	Anteil_Einwohner_017_Jahre_in	Anteil_Einwohner_1864_Jahre_in	Anteil_Einwohner_65_Jahre_in
Krankenhausfälle100_Einwohner_2008	Korrelation nach Pearson	1	-,186(**)	,169(**)	-,203(**)	-,013	-,096(*)	,059	,120(*)
	Signifikanz (1-seitig)		,001	,002	,000	,412	,047	,154	,018
	N	304	304	304	304	304	304	304	304
Erwerbstätigenquote_2008_Wohnort_Sekundärachse	Korrelation nach Pearson	-,186(**)	1	-,406(**)	,228(**)	-,258(**)	,154(**)	,053	-,300(**)
	Signifikanz (1-seitig)	,001		,000	,000	,000	,004	,179	,000
	N	304	304	304	304	304	304	304	304
Arbeitslosenquote_bez#_auf_alle_zivile_Erwerbsp#_2008	Korrelation nach Pearson	,169(**)	-,406(**)	1	-,707(**)	-,256(**)	-,434(**)	-,035	,354(**)
	Signifikanz (1-seitig)	,002	,000		,000	,000	,000	,273	,000
	N	304	304	304	304	304	304	304	304

		C1	C2	C3	C4	C5	C6	C7	C8
ver-füg#_Einkommen_der_priv#_Haushal-te_je_Einwohner_2008_j	Korrelation nach Pearson	-,203(**)	,228(**)	-,707(**)	1	,402(**)	,278(**)	-,012	-,200(**)
	Signifikanz (1-seitig)	,000	,000	,000		,000	,000	,417	,000
	N	304	304	304	304	304	304	304	304
BIP_pro_Kopf_zu_Marktpreisen_insd#_EUR	Korrelation nach Pearson	-,013	-,258(**)	-,256(**)	,402(**)	1	-,047	-,027	-,149(**)
	Signifikanz (1-seitig)	,412	,000	,000	,000		,208	,323	,005
	N	304	304	304	304	304	304	304	304
An-teil_Einwohner_017_Jahre_in	Korrelation nach Pearson	-,096(*)	,154(**)	-,434(**)	,278(**)	-,047	1	-,071	,447(**)
	Signifikanz (1-seitig)	,047	,004	,000	,000	,208		,107	,000
	N	304	304	304	304	304	304	304	304
An-teil_Einwohner_1864_Jahre_in	Korrelation nach Pearson	,059	,053	-,035	-,012	-,027	-,071	1	-,069
	Signifikanz (1-seitig)	,154	,179	,273	,417	,323	,107		,115
	N	304	304	304	304	304	304	304	304
An-teil_Einwohner_65_Jahre_in	Korrelation nach Pearson	,120(*)	-,300(**)	,354(**)	-,200(**)	-,149(**)	,447(**)	-,069	1
	Signifikanz (1-seitig)	,018	,000	,000	,000	,005	,000	,115	
	N	304	304	304	304	304	304	304	304

** Die Korrelation ist auf dem Niveau von 0,01 (1-seitig) signifikant.
* Die Korrelation ist auf dem Niveau von 0,05 (1-seitig) signifikant.

ANOVA(h)

Modell		Quadrat-summe	df	Mittel der Quadrate	F	Signifikanz
1	Regression	132,647	1	132,647	10,790	,001(a)
	Residuen	3712,580	302	12,293		
	Gesamt	3845,227	303			
2	Regression	172,831	2	86,416	7,083	,001(b)
	Residuen	3672,395	301	12,201		
	Gesamt	3845,227	303			
3	Regression	237,588	3	79,196	6,586	,000(c)
	Residuen	3607,639	300	12,025		
	Gesamt	3845,227	303			
4	Regression	238,923	4	59,731	4,952	,001(d)
	Residuen	3606,304	299	12,061		
	Gesamt	3845,227	303			
5	Regression	242,808	5	48,562	4,017	,002(e)
	Residuen	3602,418	298	12,089		
	Gesamt	3845,227	303			
6	Regression	257,168	6	42,861	3,548	,002(f)
	Residuen	3588,059	297	12,081		
	Gesamt	3845,227	303			
7	Regression	301,725	7	43,104	3,601	,001(g)
	Residuen	3543,502	296	11,971		
	Gesamt	3845,227	303			

a Einflußvariablen : (Konstante), Erwerbstätigenquote_2008_Wohnort___Sekundärachse
b Einflußvariablen : (Konstante), Erwerbstätigenquote_2008_Wohnort___Sekundärachse, Arbeitslosenquote_bez#_auf_alle_zivile_Erwerbsp#_2008
c Einflußvariablen : (Konstante), Erwerbstätigenquote_2008_Wohnort___Sekundärachse, Arbeitslosenquote_bez#_auf_alle_zivile_Erwerbsp#_2008, verfüg#_Einkommen_der_priv#_Haushalte_je_Einwohner_2008_in_€
d Einflußvariablen : (Konstante), Erwerbstätigenquote_2008_Wohnort___Sekundärachse, Arbeitslosenquote_bez#_auf_alle_zivile_Erwerbsp#_2008, verfüg#_Einkommen_der_priv#_Haushalte_je_Einwohner_2008_in_€, BIP_pro_Kopf__zu_Marktpreisen__insd#_EUR
e Einflußvariablen : (Konstante), Erwerbstätigenquote_2008_Wohnort___Sekundärachse, Arbeitslosenquote_bez#_auf_alle_zivile_Erwerbsp#_2008, verfüg#_Einkommen_der_priv#_Haushalte_je_Einwohner_2008_in_€, BIP_pro_Kopf__zu_Marktpreisen__insd#_EUR, Anteil_Einwohner_017_Jahre_in
f Einflußvariablen : (Konstante), Erwerbstätigenquote_2008_Wohnort___Sekundärachse,

Arbeitslosenquote_bez#_auf_alle_zivile_Erwerbsp#_2008, verfüg#_Einkommen_der_priv#_Haushalte_je_Einwohner_2008_in_€, BIP_pro_Kopf__zu_Marktpreisen__insd#_EUR, Anteil_Einwohner_017_Jahre_in, Anteil_Einwohner_1864_Jahre_in

g Einflußvariablen : (Konstante), Erwerbstätigenquote_2008_Wohnort___Sekundärachse, Arbeitslosenquote_bez#_auf_alle_zivile_Erwerbsp#_2008, verfüg#_Einkommen_der_priv#_Haushalte_je_Einwohner_2008_in_€, BIP_pro_Kopf__zu_Marktpreisen__insd#_EUR, Anteil_Einwohner_017_Jahre_in, Anteil_Einwohner_1864_Jahre_in, Anteil_Einwohner_65_Jahre_in

h Abhängige Variable: Krankenhausfälle100_Einwohner_2008

Koeffizienten(a)

Modell		Nicht standardisierte Koeffizienten		Standardisierte Koeffizienten		
		B	Standardfehler	Beta	T	Signifikanz
1	(Konstante)	23,246	1,261		18,434	,000
	Erwerbstätigenquote_2008_Wohnort___Sekundärachse	-,073	,022	-,186	-3,285	,001
2	(Konstante)	21,564	1,561		13,813	,000
	Erwerbstätigenquote_2008_Wohnort___Sekundärachse	-,055	,024	-,140	-2,277	,023
	Arbeitslosenquote_bez#_auf_alle_zivile_Erwerbsp#_2008	,097	,054	,112	1,815	,071
3	(Konstante)	27,592	3,025		9,122	,000
	Erwerbstätigenquote_2008_Wohnort___Sekundärachse	-,060	,024	-,153	-2,494	,013
	Arbeitslosenquote_bez#_auf_alle_zivile_Erwerbsp#_2008	-,021	,074	-,024	-,281	,779
	verfüg#_Einkommen_der_priv#_Haushalte_je_Einwohner_2008_in_€	,000	,000	-,184	-2,321	,021

4	(Konstante)	27,387	3,091		8,859	,000
	Erwerbstätigenquote_2008_Wohnort___Sekundärachse	-,057	,027	-,144	-2,144	,033
	Arbeitslosenquote_bez#_auf_alle_zivile_Erwerbsp#_2008	-,018	,074	-,021	-,242	,809
	verfüg#_Einkommen_der_priv#_Haushalte_je_Einwohner_2008	,000	,000	-,193	-2,304	,022
	BIP_pro_Kopf__zu_Marktpreisen__insd#_EUR	,008	,024	,022	,333	,740
5	(Konstante)	28,218	3,424		8,241	,000
	Erwerbstätigenquote_2008_Wohnort___Sekundärachse	-,059	,027	-,149	-2,192	,029
	Arbeitslosenquote_bez#_auf_alle_zivile_Erwerbsp#_2008	-,034	,080	-,039	-,431	,667
	verfüg#_Einkommen_der_priv#_Haushalte_je_Einwohner_2008	,000	,000	-,192	-2,289	,023
	BIP_pro_Kopf__zu_Marktpreisen__insd#_EUR	,005	,024	,014	,208	,835
	Anteil_Einwohner_017_Jahre_in	-,033	,058	-,036	-,567	,571
6	(Konstante)	27,557	3,170		7,914	,000
	Erwerbstätigenquote_2008_Wohnort___Sekundärachse	-,059	,027	-,150	-2,215	,028
	Arbeitslosenquote_bez#_auf_alle_zivile_Erwerbsp#_2008	-,028	,080	-,032	-,344	,731
	verfüg#_Einkommen_der_priv#_Haushalte_je_Einwohner_2008	,000	,000	-,188	-2,242	,026
	BIP_pro_Kopf__zu_Marktpreisen__insd#_EUR	,006	,024	,016	,238	,812
	Anteil_Einwohner_017_Jahre_in	-,027	,059	-,029	-,454	,650
	Anteil_Einwohner_1864_Jahre_in	,007	,006	,062	1,090	,276

7	(Konstante)	27,411	3,464		7,913	,000
	Erwerbstätigenquote_2008_Wohnort___Sekundärachse	-,047	,027	-,120	-1,733	,084
	Arbeitslosenquote_bez#_auf_alle_zivile_Erwerbsp#_2008	-,131	,096	-,150	-1,361	,174
	verfüg#_Einkommen_der_priv#_Haushalte_je_Einwohner_2008	,000	,000	-,213	-2,514	,012
	BIP_pro_Kopf__zu_Marktpreisen__insd#_EUR	,008	,024	,023	,339	,735
	Anteil_Einwohner_017_Jahre_in	-,141	,083	-,154	-1,697	,091
	Anteil_Einwohner_1864_Jahre_in	,006	,006	,059	1,042	,298
	Anteil_Einwohner_65_Jahre_in	,133	,069	,171	1,929	,055

a Abhängige Variable: Krankenhausfälle100_Einwohner_2008

2.18. Deutschland gesamt

Korrelationen

		Krankenhausfälle100_Einwohner_2008	Erwerbstätigenquote_2008_Wohnort_Sekundärachse	Arbeitslosenquote_bez#_auf_alle_zivile_Erwerbsp#_2	verfüg#_Einkommen_der_privf_Hausnalte_je_Einwohner_2008_in_	BIP_pro_Kopf_zu_Marktpreisen_insd#_EUR	Anteil_Einwohner_017_Jahre_in	Anteil_Einwohner_1864_Jahre_in	Anteil_Einwohner_65_Jahre_in
Krankenhausfälle100_Einwohner_ohner_2008	Korrelation nach Pearson	1	-,087(*)	,351(**)	-,377(**)	-,058	-,470(**)	,256(**)	,306(**)
	Signifikanz (1-seitig)		,043	,000	,000	,125	,000	,000	,000
	N	393	393	393	393	393	393	393	393
Erwerbstätigenquote_2008_Wohnort_Sekundärachse	Korrelation nach Pearson	-,087(*)	1	-,454(**)	,-,62(**)	-,361(**)	,367(**)	-,106(*)	-,324(**)
	Signifikanz (1-seitig)	,043		,000	,000	,000	,000	,015	,000
	N	393	415	415	415	415	415	415	415
Arbeitslosenquote_bez#_auf_alle_zivile_Erwerbsp#_2008	Korrelation nach Pearson	,351(**)	-,454(**)	1	-,686(**)	-,184(**)	-,772(**)	,335(**)	,550(**)
	Signifikanz (1-seitig)	,000	,000		,000	,000	,000	,000	,000
	N	393	415	415	415	415	415	415	415

ver-füg#_Einkommen_der_priv#_Haushalte_je_Einwohner_2008_j	Korrelation nach Pearson	-,377(**)	,162(**)	-,686(**)	1	,389(**)	,539(**)	-,289(**)	-,333(**)
	Signifikanz (1-seitig)	,000	,000	,000		,000	,000	,000	,000
	N	393	415	415	415	415	415	415	415
BIP_pro_Kopf_zu_Marktpreisen__insd#_EUR	Korrelation nach Pearson	-,058	-,361(**)	-,184(**)	,389(**)	1	-,010	,209(**)	-,180(**)
	Signifikanz (1-seitig)	,125	,000	,000	,000		,422	,000	,000
	N	393	415	415	415	415	415	415	415
Anteil_Einwohner_017_Jahre_in	Korrelation nach Pearson	-,470(**)	,367(**)	-,772(**)	,539(**)	-,010	1	-,554(**)	-,609(**)
	Signifikanz (1-seitig)	,000	,000	,000	,000	,422		,000	,000
	N	393	415	415	415	415	415	415	415
Anteil_Einwohner_1864_Jahre_in	Korrelation nach Pearson	,256(**)	-,106(*)	,335(**)	-,289(**)	,209(**)	-,554(**)	1	-,318(**)
	Signifikanz (1-seitig)	,000	,015	,000	,000	,000	,000		,000
	N	393	415	415	415	415	415	415	415
Anteil_Einwohner_65_Jahre_in	Korrelation nach Pearson	,306(**)	-,324(**)	,550(**)	-,333(**)	-,180(**)	-,609(**)	-,318(**)	1
	Signifikanz (1-seitig)	,000	,000	,000	,000	,000	,000	,000	
	N	393	415	415	415	415	415	415	415

* Die Korrelation ist auf dem Niveau von 0,05 (1-seitig) signifikant.
** Die Korrelation ist auf dem Niveau von 0,01 (1-seitig) signifikant.

ANOVA(h)

Modell		Quadrat-summe	df	Mittel der Quadrate	F	Signifikanz
1	Regression	383,806	1	383,806	2,981	,085(a)
	Residuen	50333,882	391	128,731		
	Gesamt	50717,688	392			
2	Regression	6563,147	2	3281,574	28,985	,000(b)
	Residuen	44154,541	390	113,217		
	Gesamt	50717,688	392			
3	Regression	8070,260	3	2690,087	24,537	,000(c)
	Residuen	42647,427	389	109,633		
	Gesamt	50717,688	392			
4	Regression	8787,449	4	2196,862	20,329	,000(d)
	Residuen	41930,239	388	108,068		
	Gesamt	50717,688	392			
5	Regression	13019,218	5	2603,844	26,730	,000(e)
	Residuen	37698,469	387	97,412		
	Gesamt	50717,688	392			
6	Regression	13123,948	6	2187,325	22,459	,000(f)
	Residuen	37593,740	386	97,393		
	Gesamt	50717,688	392			
7	Regression	13253,858	7	1893,408	19,458	,000(g)
	Residuen	37463,829	385	97,309		
	Gesamt	50717,688	392			

a Einflußvariablen : (Konstante), Erwerbstätigenquote_2008_Wohnort___Sekundärachse
b Einflußvariablen : (Konstante), Erwerbstätigenquote_2008_Wohnort___Sekundärachse, Arbeitslosenquote_bez#_auf_alle_zivile_Erwerbsp#_2008
c Einflußvariablen : (Konstante), Erwerbstätigenquote_2008_Wohnort___Sekundärachse, Arbeitslosenquote_bez#_auf_alle_zivile_Erwerbsp#_2008, verfüg#_Einkommen_der_priv#_Haushalte_je_Einwohner_2008_in_€
d Einflußvariablen : (Konstante), Erwerbstätigenquote_2008_Wohnort___Sekundärachse, Arbeitslosenquote_bez#_auf_alle_zivile_Erwerbsp#_2008, verfüg#_Einkommen_der_priv#_Haushalte_je_Einwohner_2008_in_€, BIP_pro_Kopf__zu_Marktpreisen__insd#_EUR
e Einflußvariablen : (Konstante), Erwerbstätigenquote_2008_Wohnort___Sekundärachse, Arbeitslosenquote_bez#_auf_alle_zivile_Erwerbsp#_2008, verfüg#_Einkommen_der_priv#_Haushalte_je_Einwohner_2008_in_€, BIP_pro_Kopf__zu_Marktpreisen__insd#_EUR, Anteil_Einwohner_017_Jahre_in
f Einflußvariablen : (Konstante), Erwerbstätigenquote_2008_Wohnort___Sekundärachse,

Arbeitslosenquote_bez#_auf_alle_zivile_Erwerbsp#_2008, verfüg#_Einkommen_der_priv#_Haushalte_je_Einwohner_2008_in_€, BIP_pro_Kopf__zu_Marktpreisen__insd#_EUR, Anteil_Einwohner_017_Jahre_in, Anteil_Einwohner_1864_Jahre_in

g Einflußvariablen : (Konstante), Erwerbstätigenquote_2008_Wohnort___Sekundärachse, Arbeitslosenquote_bez#_auf_alle_zivile_Erwerbsp#_2008, verfüg#_Einkommen_der_priv#_Haushalte_je_Einwohner_2008_in_€, BIP_pro_Kopf__zu_Marktpreisen__insd#_EUR, Anteil_Einwohner_017_Jahre_in, Anteil_Einwohner_1864_Jahre_in, Anteil_Einwohner_65_Jahre_in

h Abhängige Variable: Krankenhausfälle100_Einwohner_2008

Koeffizienten(a)

Modell		Nicht standardisierte Koeffizienten		Standardisierte Koeffizienten	T	Signifikanz
		B	Standardfehler	Beta		
1	(Konstante)	29,379	3,374		8,708	,000
	Erwerbstätigenquote_2008_Wohnort___Sekundärachse	-,105	,061	-,087	-1,727	,085
2	(Konstante)	9,752	4,131		2,360	,019
	Erwerbstätigenquote_2008_Wohnort___Sekundärachse	,106	,064	,088	1,660	,098
	Arbeitslosenquote_bez#_auf_alle_zivile_Erwerbsp#_2008	1,066	,144	,390	7,388	,000
3	(Konstante)	37,242	8,456		4,404	,000
	Erwerbstätigenquote_2008_Wohnort___Sekundärachse	,051	,065	,042	,790	,430
	Arbeitslosenquote_bez#_auf_alle_zivile_Erwerbsp#_2008	,546	,200	,200	2,736	,006
	verfüg#_Einkommen_der_priv#_Haushalte_je_Einwohner_2008_in_€	-,001	,000	-,246	-3,708	,000

4	(Konstante)	32,382	8,605		3,763	,000
	Erwerbstätigenquote_2008_Wohnort___Sekundärachse	,137	,072	,113	1,889	,060
	Arbeitslosenquote_bez#_auf_alle_zivile_Erwerbsp#_2008	,605	,199	,221	3,032	,003
	verfüg#_Einkommen_der_priv#_Haushalte_je_Einwohner_2008	-,001	,000	-,302	-4,358	,000
	BIP_pro_Kopf__zu_Marktpreisen__insd#_EUR	,156	,060	,148	2,576	,010
5	(Konstante)	76,498	10,561		7,243	,000
	Erwerbstätigenquote_2008_Wohnort___Sekundärachse	,097	,069	,080	1,409	,160
	Arbeitslosenquote_bez#_auf_alle_zivile_Erwerbsp#_2008	-,417	,245	-,153	-1,705	,089
	verfüg#_Einkommen_der_priv#_Haushalte_je_Einwohner_2008	-,001	,000	-,244	-3,682	,000
	BIP_pro_Kopf__zu_Marktpreisen__insd#_EUR	,049	,060	,046	,818	,414
	Anteil_Einwohner_017_Jahre_in	-2,160	,328	-,484	-6,591	,000
6	(Konstante)	99,329	24,419		4,068	,000
	Erwerbstätigenquote_2008_Wohnort___Sekundärachse	,114	,071	,094	1,605	,109
	Arbeitslosenquote_bez#_auf_alle_zivile_Erwerbsp#_2008	-,430	,245	-,158	-1,756	,080
	verfüg#_Einkommen_der_priv#_Haushalte_je_Einwohner_2008	-,001	,000	-,259	-3,816	,000
	BIP_pro_Kopf__zu_Marktpreisen__insd#_EUR	,073	,064	,069	1,138	,256
	Anteil_Einwohner_017_Jahre_in	-2,313	,359	-,518	-6,438	,000
	Anteil_Einwohner_1864_Jahre_in	-,329	,317	-,060	-1,037	,300

7	(Konstante)	-147,817	215,286		-,687	,493
	Erwerbstätigenquote_2008_Wohnort___Sekundärachse	,125	,071	,103	1,752	,081
	Arbeitslosenquote_bez#_auf_alle_zivile_Erwerbsp#_2008	-,386	,248	-,141	-1,558	,120
	verfüg#_Einkommen_der_priv#_Haushalte_je_Einwohner_2008	-,001	,000	-,257	-3,787	,000
	BIP_pro_Kopf__zu_Marktpreisen__insd#_EUR	,076	,064	,072	1,181	,239
	Anteil_Einwohner_017_Jahre_in	,169	2,178	,038	,078	,938
	Anteil_Einwohner_1864_Jahre_in	2,118	2,141	,384	,989	,323
	Anteil_Einwohner_65_Jahre_in	2,480	2,146	,479	1,155	,249

a Abhängige Variable: Krankenhausfälle100_Einwohner_2008

2.19. Kreise Deutschlands mit weniger als 17 Krankenhausfällen pro 100 Einwohner

Korrelationen

		Krankenhausfälle100_Einwohner_2008	Erwerbstätigenquote_2008_Wohnort._Sekundärachse	Arbeitslosenquote_bez#_auf_alle_zivile_Erwerbsp#_2	ver-füg#_Ein%om men_der_priv #_Haushal-te_je_Einwoh ner_200E_in_	BIP_pro_Ko pf_zu_Markt preisen_insd#_EUR	An-teil_Einwoh-ner_017_Jahre_in	An-teil_Einwoh-ner_1864_Jahre_in	Anteil_Einwoh ner_65_Jahre_in
Krankenhausfälle100_Einwohner_2008	Korrelation nach Pearson	1	-,021	,128	,010	,280(**)	,127	,188	,106
	Signifikanz (1-seitig)		,430	,147	,469	,010	,148	,061	,193
	N	69	69	69	69	69	69	69	69
Erwerbstätigenquote_2008_Wohnort._Sekundärachse	Korrelation nach Pearson	-,021	1	,057	,279(*)	,098	,164	,124	,272(*)
	Signifikanz (1-seitig)	,430		,321	,010	,211	,089	,154	,012
	N	69	69	69	69	69	69	69	69
Arbeitslosenquote_bez#_auf_alle_zivile_Erwerbsp#_2008	Korrelation nach Pearson	,128	,057	1	-,338(**)	-,128	-,373(**)	,431(**)	,479(**)
	Signifikanz (1-seitig)	,147	,321		,002	,146	,001	,000	,000
	N	69	69	69	69	69	69	69	69

verfüg#_Einkommen_der_priv#_Haushalte_je_Einwohner_2008_j	Korrelation nach Pearson	,010	,279(*)	-,338(**)	1	,551(**)	,360(**)	,010	,164
	Signifikanz (1-seitig)	,469	,010	,002		,000	,001	,467	,089
	N	69	69	69	69	69	69	69	69
BIP_pro_Kopf_zu_Marktpreisen_insd#_EUR	Korrelation nach Pearson	,280(**)	,098	-,128	,551(**)	1	,138	,404(**)	-,038
	Signifikanz (1-seitig)	,010	,211	,146	,000		,128	,000	,379
	N	69	69	69	69	69	69	69	69
Anteil_Einwohner_017_Jahre_in	Korrelation nach Pearson	,127	,164	-,373(**)	,360(**)	,138	1	-,362(**)	-,129
	Signifikanz (1-seitig)	,148	,089	,001	,001	,128		,001	,146
	N	69	69	69	69	69	69	69	69
Anteil_Einwohner_1864_Jahre_in	Korrelation nach Pearson	,188	,124	,431(**)	,010	,404(**)	-,362(**)	1	-,180
	Signifikanz (1-seitig)	,061	,154	,000	,467	,000	,001		,069
	N	69	69	69	69	69	69	69	69
Anteil_Einwohner_65_Jahre_in	Korrelation nach Pearson	,106	,272(*)	,479(**)	,164	-,038	-,129	-,180	1
	Signifikanz (1-seitig)	,193	,012	,000	,089	,379	,146	,069	
	N	69	69	69	69	69	69	69	69

** Die Korrelation ist auf dem Niveau von 0,01 (1-seitig) signifikant.
* Die Korrelation ist auf dem Niveau von 0,05 (1-seitig) signifikant.

ANOVA(h)

Modell		Quadrat-summe	df	Mittel der Quadrate	F	Signifikanz
1	Regression	,288	1	,288	,031	,861(a)
	Residuen	623,435	67	9,305		
	Gesamt	623,723	68			
2	Regression	10,798	2	5,399	,581	,562(b)
	Residuen	612,925	66	9,287		
	Gesamt	623,723	68			
3	Regression	13,767	3	4,589	,489	,691(c)
	Residuen	609,956	65	9,384		
	Gesamt	623,723	68			
4	Regression	76,161	4	19,040	2,225	,076(d)
	Residuen	547,562	64	8,556		
	Gesamt	623,723	68			
5	Regression	102,041	5	20,408	2,465	,042(e)
	Residuen	521,682	63	8,281		
	Gesamt	623,723	68			
6	Regression	103,575	6	17,262	2,058	,071(f)
	Residuen	520,148	62	8,389		
	Gesamt	623,723	68			
7	Regression	138,850	7	19,836	2,495	,025(g)
	Residuen	484,873	61	7,949		
	Gesamt	623,723	68			

a Einflußvariablen : (Konstante), Erwerbstätigenquote_2008_Wohnort___Sekundärachse
b Einflußvariablen : (Konstante), Erwerbstätigenquote_2008_Wohnort___Sekundärachse, Arbeitslosenquote_bez#_auf_alle_zivile_Erwerbsp#_2008
c Einflußvariablen : (Konstante), Erwerbstätigenquote_2008_Wohnort___Sekundärachse, Arbeitslosenquote_bez#_auf_alle_zivile_Erwerbsp#_2008, verfüg#_Einkommen_der_priv#_Haushalte_je_Einwohner_2008_in_€
d Einflußvariablen : (Konstante), Erwerbstätigenquote_2008_Wohnort___Sekundärachse, Arbeitslosenquote_bez#_auf_alle_zivile_Erwerbsp#_2008, verfüg#_Einkommen_der_priv#_Haushalte_je_Einwohner_2008_in_€, BIP_pro_Kopf__zu_Marktpreisen__insd#_EUR
e Einflußvariablen : (Konstante), Erwerbstätigenquote_2008_Wohnort___Sekundärachse, Arbeitslosenquote_bez#_auf_alle_zivile_Erwerbsp#_2008, verfüg#_Einkommen_der_priv#_Haushalte_je_Einwohner_2008_in_€, BIP_pro_Kopf__zu_Marktpreisen__insd#_EUR, Anteil_Einwohner_0l7_Jahre_in
f Einflußvariablen : (Konstante), Erwerbstätigenquote_2008_Wohnort___Sekundärachse,

Arbeitslosenquote_bez#_auf_alle_zivile_Erwerbsp#_2008, verfüg#_Einkommen_der_priv#_Haushalte_je_Einwohner_2008_in_€, BIP_pro_Kopf__zu_Marktpreisen__insd#_EUR, Anteil_Einwohner_017_Jahre_in, Anteil_Einwohner_1864_Jahre_in

g Einflußvariablen : (Konstante), Erwerbstätigenquote_2008_Wohnort___Sekundärachse, Arbeitslosenquote_bez#_auf_alle_zivile_Erwerbsp#_2008, verfüg#_Einkommen_der_priv#_Haushalte_je_Einwohner_2008_in_€, BIP_pro_Kopf__zu_Marktpreisen__insd#_EUR, Anteil_Einwohner_017_Jahre_in, Anteil_Einwohner_1864_Jahre_in, Anteil_Einwohner_65_Jahre_in

h Abhängige Variable: Krankenhausfälle100_Einwohner_2008

Koeffizienten(a)

Modell		Nicht standardisierte Koeffizienten		Standardisierte Koeffizienten	T	Signifikanz
		B	Standardfehler	Beta		
1	(Konstante)	14,327	2,993		4,787	,000
	Erwerbstätigenquote_2008_Wohnort___Sekundärachse	-,009	,052	-,021	-,176	,861
2	(Konstante)	13,660	3,055		4,471	,000
	Erwerbstätigenquote_2008_Wohnort___Sekundärachse	-,012	,052	-,029	-,236	,814
	Arbeitslosenquote_bez#_auf_alle_zivile_Erwerbsp#_2008	,137	,129	,130	1,064	,291
3	(Konstante)	12,146	4,083		2,975	,004
	Erwerbstätigenquote_2008_Wohnort___Sekundärachse	-,022	,055	-,052	-,401	,689
	Arbeitslosenquote_bez#_auf_alle_zivile_Erwerbsp#_2008	,166	,140	,157	1,191	,238
	verfüg#_Einkommen_der_priv#_Haushalte_je_Einwohner_2008_in_€	9,72E-005	,000	,077	,562	,576

4	(Konstante)	13,275	3,921		3,385	,001
	Erwerbstätigenquote_2008_Wohnort___Sekundärachse	-,010	,053	-,024	-,195	,846
	Arbeitslosenquote_bez#_auf_alle_zivile_Erwerbsp#_2008	,135	,134	,128	1,010	,316
	verfüg#_Einkommen_der_priv#_Haushalte_je_Einwohner_2008	,000	,000	-,150	-,964	,339
	BIP_pro_Kopf__zu_Marktpreisen__insd#_EUR	,144	,053	,381	2,700	,009
5	(Konstante)	9,184	4,498		2,041	,045
	Erwerbstätigenquote_2008_Wohnort___Sekundärachse	-,021	,052	-,051	-,411	,683
	Arbeitslosenquote_bez#_auf_alle_zivile_Erwerbsp#_2008	,208	,138	,197	1,508	,137
	verfüg#_Einkommen_der_priv#_Haushalte_je_Einwohner_2008	,000	,000	-,209	-1,332	,188
	BIP_pro_Kopf__zu_Marktpreisen__insd#_EUR	,148	,052	,393	2,828	,006
	Anteil_Einwohner_017_Jahre_in	,313	,177	,230	1,768	,082
6	(Konstante)	3,718	13,564		,274	,785
	Erwerbstätigenquote_2008_Wohnort___Sekundärachse	-,025	,053	-,059	-,472	,639
	Arbeitslosenquote_bez#_auf_alle_zivile_Erwerbsp#_2008	,182	,151	,173	1,204	,233
	verfüg#_Einkommen_der_priv#_Haushalte_je_Einwohner_2008	,000	,000	-,203	-1,278	,206
	BIP_pro_Kopf__zu_Marktpreisen__insd#_EUR	,134	,062	,357	2,176	,033
	Anteil_Einwohner_017_Jahre_in	,341	,189	,250	1,797	,077
	Anteil_Einwohner_1864_Jahre_in	,089	,209	,069	,427	,670

7	(Konstante)	-29,509	20,569		-1,435	,156
	Erwerbstätigenquote_2008_Wohnort___Sekundärachse	-,069	,056	-,162	-1,229	,224
	Arbeitslosenquote_bez#_auf_alle_zivile_Erwerbsp#_2008	-,199	,233	-,188	-,853	,397
	verfüg#_Einkommen_der_priv#_Haushalte_je_Einwohner_2008	,000	,000	-,376	-2,149	,036
	BIP_pro_Kopf__zu_Marktpreisen__insd#_EUR	,107	,061	,284	1,737	,087
	Anteil_Einwohner_017_Jahre_in	,514	,202	,378	2,546	,013
	Anteil_Einwohner_1864_Jahre_in	,508	,284	,393	1,786	,079
	Anteil_Einwohner_65_Jahre_in	,700	,332	,432	2,107	,039

a Abhängige Variable: Krankenhausfälle100_Einwohner_2008

2.20. Kreise Deutschlands mit 17 bis 18 Krankenhausfällen pro 100 Einwohner

Korrelationen

		Krankenhausfälle100_Einwohner_2008	Erwerbstätigenquote_2008_Wohnort._Sekundärachse	Arbeitslosenquote_bez#_auf_alle_zivile_Erwerbsp#_2	verfügb#_Einkommen_der_priv#_Haushalte_je_Einwohner_2008_in_EUR	BIP_pro_Kopf_zu_Marktpreisen_insd#_EUR	Anteil_Einwohner_017_Jahre_in	Anteil_Einwohner_1864_Jahre_in	Anteil_Einwohner_65_Jahre_in
Krankenhausfälle100_Einwohner_2008	Korrelation nach Pearson	1	,288	,248	,066	,009	,309(*)	,073	,276
	Signifikanz (1-seitig)		,061	,094	,364	,482	,048	,351	,070
	N	30	30	30	30	30	30	30	30
Erwerbstätigenquote_2008_Wohnort_Sekundärachse	Korrelation nach Pearson	,288	1	,036	,223	-,332(*)	,548(**)	-,223	,357(*)
	Signifikanz (1-seitig)	,061		,424	,118	,037	,001	,118	,026
	N	30	30	30	30	30	30	30	30
Arbeitslosenquote_bez#_auf_alle_zivile_Erwerbsp#_2008	Korrelation nach Pearson	,248	,036	1	-,010	,235	-,163	,657(**)	,332(*)
	Signifikanz (1-seitig)	,094	,424		,480	,106	,194	,000	,037
	N	30	30	30	30	30	30	30	30

ver-füg#_Einkommen_der_priv#_Haushalte_je_Einwohner_2008_j	Korrelation nach Pearson	,066	,223	-,010	1	,616(**)	,331(*)	,099	,512(**)
	Signifikanz (1-seitig)	,364	,118	,480		,000	,037	,302	,002
	N	30	30	30	30	30	30	30	30
BIP_pro_Kopf_zu_Marktpreisen_insd#_EUR	Korrelation nach Pearson	,009	-,332(*)	,235	,616(**)	1	-,155	,655(**)	,144
	Signifikanz (1-seitig)	,482	,037	,106	,000		,207	,000	,224
	N	30	30	30	30	30	30	30	30
Anteil_Einwohner_017_Jahre_in	Korrelation nach Pearson	,309(*)	,548(**)	-,163	,331(*)	-,155	1	-,480(**)	,147
	Signifikanz (1-seitig)	,048	,001	,194	,037	,207		,004	,218
	N	30	30	30	30	30	30	30	30
Anteil_Einwohner_1864_Jahre_in	Korrelation nach Pearson	,073	-,223	,657(**)	,099	,655(**)	-,480(**)	1	-,011
	Signifikanz (1-seitig)	,351	,118	,000	,302	,000	,004		,476
	N	30	30	30	30	30	30	30	30
Anteil_Einwohner_65_Jahre_in	Korrelation nach Pearson	,276	,357(*)	,332(*)	,512(**)	,144	,147	-,011	1
	Signifikanz (1-seitig)	,070	,026	,037	,002	,224	,218	,476	
	N	30	30	30	30	30	30	30	30

* Die Korrelation ist auf dem Niveau von 0,05 (1-seitig) signifikant.
** Die Korrelation ist auf dem Niveau von 0,01 (1-seitig) signifikant.

ANOVA(h)

Modell		Quadrat-summe	df	Mittel der Quadrate	F	Signifikanz
1	Regression	,197	1	,197	2,538	,122(a)
	Residuen	2,168	28	,077		
	Gesamt	2,365	29			
2	Regression	,330	2	,165	2,187	,132(b)
	Residuen	2,035	27	,075		
	Gesamt	2,365	29			
3	Regression	,330	3	,110	1,404	,264(c)
	Residuen	2,035	26	,078		
	Gesamt	2,365	29			
4	Regression	,342	4	,086	1,058	,398(d)
	Residuen	2,023	25	,081		
	Gesamt	2,365	29			
5	Regression	,505	5	,101	1,303	,296(e)
	Residuen	1,860	24	,078		
	Gesamt	2,365	29			
6	Regression	,506	6	,084	1,042	,424(f)
	Residuen	1,859	23	,081		
	Gesamt	2,365	29			
7	Regression	,667	7	,095	1,236	,326(g)
	Residuen	1,697	22	,077		
	Gesamt	2,365	29			

a Einflußvariablen : (Konstante), Erwerbstätigenquote_2008_Wohnort___Sekundärachse
b Einflußvariablen : (Konstante), Erwerbstätigenquote_2008_Wohnort___Sekundärachse, Arbeitslosenquote_bez#_auf_alle_zivile_Erwerbsp#_2008
c Einflußvariablen : (Konstante), Erwerbstätigenquote_2008_Wohnort___Sekundärachse, Arbeitslosenquote_bez#_auf_alle_zivile_Erwerbsp#_2008, verfüg#_Einkommen_der_priv#_Haushalte_je_Einwohner_2008_in_€
d Einflußvariablen : (Konstante), Erwerbstätigenquote_2008_Wohnort___Sekundärachse, Arbeitslosenquote_bez#_auf_alle_zivile_Erwerbsp#_2008, verfüg#_Einkommen_der_priv#_Haushalte_je_Einwohner_2008_in_€, BIP_pro_Kopf__zu_Marktpreisen__insd#_EUR
e Einflußvariablen : (Konstante), Erwerbstätigenquote_2008_Wohnort___Sekundärachse, Arbeitslosenquote_bez#_auf_alle_zivile_Erwerbsp#_2008, verfüg#_Einkommen_der_priv#_Haushalte_je_Einwohner_2008_in_€, BIP_pro_Kopf__zu_Marktpreisen__insd#_EUR, Anteil_Einwohner_017_Jahre_in
f Einflußvariablen : (Konstante), Erwerbstätigenquote_2008_Wohnort___Sekundärachse,

Arbeitslosenquote_bez#_auf_alle_zivile_Erwerbsp#_2008, verfüg#_Einkommen_der_priv#_Haushalte_je_Einwohner_2008_in_€, BIP_pro_Kopf__zu_Marktpreisen__insd#_EUR, Anteil_Einwohner_017_Jahre_in, Anteil_Einwohner_1864_Jahre_in

g Einflußvariablen : (Konstante), Erwerbstätigenquote_2008_Wohnort___Sekundärachse, Arbeitslosenquote_bez#_auf_alle_zivile_Erwerbsp#_2008, verfüg#_Einkommen_der_priv#_Haushalte_je_Einwohner_2008_in_€, BIP_pro_Kopf__zu_Marktpreisen__insd#_EUR, Anteil_Einwohner_017_Jahre_in, Anteil_Einwohner_1864_Jahre_in, Anteil_Einwohner_65_Jahre_in

h Abhängige Variable: Krankenhausfälle100_Einwohner_2008

Koeffizienten(a)

Modell		Nicht standardisierte Koeffizienten		Standardisierte Koeffizienten	T	Signifikanz
		B	Standardfehler	Beta		
1	(Konstante)	16,985	,387		43,891	,000
	Erwerbstätigenquote_2008_Wohnort___Sekundärachse	,011	,007	,288	1,593	,122
2	(Konstante)	16,878	,390		43,262	,000
	Erwerbstätigenquote_2008_Wohnort___Sekundärachse	,011	,007	,280	1,566	,129
	Arbeitslosenquote_bez#_auf_alle_zivile_Erwerbsp#_2008	,024	,018	,237	1,329	,195
3	(Konstante)	16,865	,543		31,074	,000
	Erwerbstätigenquote_2008_Wohnort___Sekundärachse	,011	,007	,278	1,490	,148
	Arbeitslosenquote_bez#_auf_alle_zivile_Erwerbsp#_2008	,024	,018	,238	1,305	,203
	verfüg#_Einkommen_der_priv#_Haushalte_je_Einwohner_2008_in_€	7,94E-007	,000	,007	,035	,972

4	(Konstante)	16,869	,552		30,566	,000
	Erwerbstätigenquote_2008_Wohnort___Sekundärachse	,013	,009	,343	1,365	,184
	Arbeitslosenquote_bez#_auf_alle_zivile_Erwerbsp#_2008	,020	,020	,204	1,003	,325
	verfüg#_Einkommen_der_priv#_Haushalte_je_Einwohner_2008	-1,04E-005	,000	-,087	-,286	,778
	BIP_pro_Kopf__zu_Marktpreisen__insd#_EUR	,003	,008	,128	,393	,698
5	(Konstante)	16,551	,583		28,377	,000
	Erwerbstätigenquote_2008_Wohnort___Sekundärachse	,008	,010	,213	,816	,423
	Arbeitslosenquote_bez#_auf_alle_zivile_Erwerbsp#_2008	,024	,020	,243	1,211	,238
	verfüg#_Einkommen_der_priv#_Haushalte_je_Einwohner_2008	-2,64E-005	,000	-,220	-,706	,487
	BIP_pro_Kopf__zu_Marktpreisen__insd#_EUR	,005	,008	,210	,648	,523
	Anteil_Einwohner_017_Jahre_in	,046	,032	,338	1,448	,160
6	(Konstante)	16,149	4,304		3,752	,001
	Erwerbstätigenquote_2008_Wohnort___Sekundärachse	,008	,012	,199	,644	,526
	Arbeitslosenquote_bez#_auf_alle_zivile_Erwerbsp#_2008	,022	,028	,225	,796	,434
	verfüg#_Einkommen_der_priv#_Haushalte_je_Einwohner_2008	-2,42E-005	,000	-,202	-,544	,591
	BIP_pro_Kopf__zu_Marktpreisen__insd#_EUR	,004	,013	,170	,316	,755
	Anteil_Einwohner_017_Jahre_in	,048	,040	,353	1,222	,234
	Anteil_Einwohner_1864_Jahre_in	,006	,066	,047	,094	,926

7	(Konstante)	11,159	5,435		2,053	,052
	Erwerbstätigenquote_2008_Wohnort___Sekundärachse	,001	,012	,027	,085	,933
	Arbeitslosenquote_bez#_auf_alle_zivile_Erwerbsp#_2008	-,011	,036	-,113	-,313	,757
	verfüg#_Einkommen_der_priv#_Haushalte_je_Einwohner_2008	-4,95E-005	,000	-,413	-1,057	,302
	BIP_pro_Kopf__zu_Marktpreisen__insd#_EUR	,001	,013	,026	,049	,961
	Anteil_Einwohner_017_Jahre_in	,078	,044	,572	1,786	,088
	Anteil_Einwohner_1864_Jahre_in	,061	,075	,456	,809	,427
	Anteil_Einwohner_65_Jahre_in	,115	,079	,433	1,449	,162

a Abhängige Variable: Krankenhausfälle100_Einwohner_2008

2.21. Kreise Deutschlands mit 18 bis 19 Krankenhausfällen pro 100 Einwohner

Korrelationen

		Krankenhausfälle100_Einwohner_2008	Erwerbstätigenquote_2008_Wohnort_Sekundärachse	Arbeitslosenquote_bez#_auf_alle_zivile_Erwerbsp#_2	verfüg#_Einkcmpf#_zu_Markten_der_privte_je_Einwohner_2008_n_	BIP_pro_Kopf_zu_Marktpreisen_insd#_EUR	Anteil_Einwohner_017_Jahre_in	Anteil_Einwohner_1864_Jahre_in	Anteil_Einwohner_65_Jahre_in
Krankenhausfälle100_Einwohner_2008	Korrelation nach Pearson	1	,148	,095	,438(**)	,383(*)	,141	,228	,285(*)
	Signifikanz (1-seitig)		,195	,290	,004	,011	,206	,091	,046
	N	36	36	36	36	36	36	36	36
Erwerbstätigenquote_2008_Wohnort_Sekundärachse	Korrelation nach Pearson	,148	1	-,131	,396(**)	-,151	,553(**)	,108	-,160
	Signifikanz (1-seitig)	,195		,223	,008	,189	,000	,265	,176
	N	36	36	36	36	36	36	36	36
Arbeitslosenquote_bez#_auf_alle_zivile_Erwerbsp#_2008	Korrelation nach Pearson	,095	-,131	1	-,483(**)	,101	-,458(**)	,465(**)	,663(**)
	Signifikanz (1-seitig)	,290	,223		,001	,279	,003	,002	,000
	N	36	36	36	36	36	36	36	36

verfüg#_Einkommen_der_priv#_Haushalte_je_Einwohner_2008_j	Korrelation nach Pearson	,438(**)	,396(**)	-,483(**)	1	,407(**)	,603(**)	-,101	,020
	Signifikanz (1-seitig)	,004	,008	,001		,007	,000	,279	,453
	N	36	36	36	36	36	36	36	36
BIP_pro_Kopf_zu_Marktpreisen_insd#_EUR	Korrelation nach Pearson	,383(*)	-,151	,101	,407(**)	1	,084	,403(**)	,291(*)
	Signifikanz (1-seitig)	,011	,189	,279	,007		,312	,007	,042
	N	36	36	36	36	36	36	36	36
Anteil_Einwohner_017_Jahre_in	Korrelation nach Pearson	,141	,553(**)	-,458(**)	,603(**)	,084	1	-,252	-,233
	Signifikanz (1-seitig)	,206	,000	,003	,000	,312		,069	,086
	N	36	36	36	36	36	36	36	36
Anteil_Einwohner_1864_Jahre_in	Korrelation nach Pearson	,228	,108	,465(**)	-,101	,403(**)	-,252	1	-,025
	Signifikanz (1-seitig)	,091	,265	,002	,279	,007	,069		,443
	N	36	36	36	36	36	36	36	36
Anteil_Einwohner_65_Jahre_in	Korrelation nach Pearson	,285(*)	-,160	,663(**)	,020	,291(*)	-,233	-,025	1
	Signifikanz (1-seitig)	,046	,176	,000	,453	,042	,086	,443	
	N	36	36	36	36	36	36	36	36

** Die Korrelation ist auf dem Niveau von 0,01 (1-seitig) signifikant.
* Die Korrelation ist auf dem Niveau von 0,05 (1-seitig) signifikant.

ANOVA(h)

Modell		Quadrat-summe	df	Mittel der Quadrate	F	Signifikanz
1	Regression	,050	1	,050	,761	,389(a)
	Residuen	2,237	34	,066		
	Gesamt	2,287	35			
2	Regression	,081	2	,040	,603	,553(b)
	Residuen	2,206	33	,067		
	Gesamt	2,287	35			
3	Regression	,728	3	,243	4,982	,006(c)
	Residuen	1,559	32	,049		
	Gesamt	2,287	35			
4	Regression	,745	4	,186	3,742	,013(d)
	Residuen	1,542	31	,050		
	Gesamt	2,287	35			
5	Regression	,753	5	,151	2,945	,028(e)
	Residuen	1,534	30	,051		
	Gesamt	2,287	35			
6	Regression	,770	6	,128	2,453	,048(f)
	Residuen	1,517	29	,052		
	Gesamt	2,287	35			
7	Regression	,795	7	,114	2,131	,073(g)
	Residuen	1,492	28	,053		
	Gesamt	2,287	35			

a Einflußvariablen : (Konstante), Erwerbstätigenquote_2008_Wohnort___Sekundärachse
b Einflußvariablen : (Konstante), Erwerbstätigenquote_2008_Wohnort___Sekundärachse, Arbeitslosenquote_bez#_auf_alle_zivile_Erwerbsp#_2008
c Einflußvariablen : (Konstante), Erwerbstätigenquote_2008_Wohnort___Sekundärachse, Arbeitslosenquote_bez#_auf_alle_zivile_Erwerbsp#_2008, verfüg#_Einkommen_der_priv#_Haushalte_je_Einwohner_2008_in_€
d Einflußvariablen : (Konstante), Erwerbstätigenquote_2008_Wohnort___Sekundärachse, Arbeitslosenquote_bez#_auf_alle_zivile_Erwerbsp#_2008, verfüg#_Einkommen_der_priv#_Haushalte_je_Einwohner_2008_in_€, BIP_pro_Kopf__zu_Marktpreisen__insd#_EUR
e Einflußvariablen : (Konstante), Erwerbstätigenquote_2008_Wohnort___Sekundärachse, Arbeitslosenquote_bez#_auf_alle_zivile_Erwerbsp#_2008, verfüg#_Einkommen_der_priv#_Haushalte_je_Einwohner_2008_in_€, BIP_pro_Kopf__zu_Marktpreisen__insd#_EUR, Anteil_Einwohner_017_Jahre_in
f Einflußvariablen : (Konstante), Erwerbstätigenquote_2008_Wohnort___Sekundärachse,

Arbeitslosenquote_bez#_auf_alle_zivile_Erwerbsp#_2008, verfüg#_Einkommen_der_priv#_Haushalte_je_Einwohner_2008_in_€, BIP_pro_Kopf__zu_Marktpreisen__insd#_EUR, Anteil_Einwohner_017_Jahre_in, Anteil_Einwohner_1864_Jahre_in

g Einflußvariablen : (Konstante), Erwerbstätigenquote_2008_Wohnort___Sekundärachse, Arbeitslosenquote_bez#_auf_alle_zivile_Erwerbsp#_2008, verfüg#_Einkommen_der_priv#_Haushalte_je_Einwohner_2008_in_€, BIP_pro_Kopf__zu_Marktpreisen__insd#_EUR, Anteil_Einwohner_017_Jahre_in, Anteil_Einwohner_1864_Jahre_in, Anteil_Einwohner_65_Jahre_in

h Abhängige Variable: Krankenhausfälle100_Einwohner_2008

Koeffizienten(a)

Modell		Nicht standardisierte Koeffizienten		Standardisierte Koeffizienten	T	Signifikanz
		B	Standardfehler	Beta		
1	(Konstante)	18,373	,238		77,210	,000
	Erwerbstätigenquote_2008_Wohnort___Sekundärachse	,004	,004	,148	,872	,389
2	(Konstante)	18,307	,259		70,716	,000
	Erwerbstätigenquote_2008_Wohnort___Sekundärachse	,004	,004	,163	,947	,351
	Arbeitslosenquote_bez#_auf_alle_zivile_Erwerbsp#_2008	,007	,010	,117	,677	,503
3	(Konstante)	17,047	,410		41,571	,000
	Erwerbstätigenquote_2008_Wohnort___Sekundärachse	-,001	,004	-,059	-,371	,713
	Arbeitslosenquote_bez#_auf_alle_zivile_Erwerbsp#_2008	,024	,010	,406	2,426	,021
	verfüg#_Einkommen_der_priv#_Haushalte_je_Einwohner_2008_in_€	7,75E-005	,000	,658	3,645	,001

4	(Konstante)	17,121	,434		39,491	,000
	Erwerbstätigenquote_2008_Wohnort___Sekundärachse	,000	,004	-,015	-,081	,936
	Arbeitslosenquote_bez#_auf_alle_zivile_Erwerbsp#_2008	,021	,011	,359	1,915	,065
	verfüg#_Einkommen_der_priv#_Haushalte_je_Einwohner_2008	6,74E-005	,000	,572	2,435	,021
	BIP_pro_Kopf__zu_Marktpreisen__insd#_EUR	,003	,004	,111	,577	,568
5	(Konstante)	17,166	,453		37,876	,000
	Erwerbstätigenquote_2008_Wohnort___Sekundärachse	,001	,005	,022	,108	,915
	Arbeitslosenquote_bez#_auf_alle_zivile_Erwerbsp#_2008	,019	,012	,335	1,684	,103
	verfüg#_Einkommen_der_priv#_Haushalte_je_Einwohner_2008	7,04E-005	,000	,597	2,426	,021
	BIP_pro_Kopf__zu_Marktpreisen__insd#_EUR	,003	,004	,117	,595	,557
	Anteil_Einwohner_017_Jahre_in	-,008	,021	-,088	-,404	,689
6	(Konstante)	16,383	1,450		11,290	,000
	Erwerbstätigenquote_2008_Wohnort___Sekundärachse	-,001	,006	-,040	-,171	,865
	Arbeitslosenquote_bez#_auf_alle_zivile_Erwerbsp#_2008	,018	,012	,311	1,511	,142
	verfüg#_Einkommen_der_priv#_Haushalte_je_Einwohner_2008	7,37E-005	,000	,625	2,463	,020
	BIP_pro_Kopf__zu_Marktpreisen__insd#_EUR	,001	,005	,046	,196	,846
	Anteil_Einwohner_017_Jahre_in	-,004	,022	-,046	-,196	,846
	Anteil_Einwohner_1864_Jahre_in	,013	,022	,121	,569	,574

7	(Konstante)	14,961	2,538		5,895	,000
	Erwerbstätigenquote_2008_Wohnort___Sekundärachse	-,001	,006	-,047	-,200	,843
	Arbeitslosenquote_bez#_auf_alle_zivile_Erwerbsp#_2008	,000	,028	,008	,016	,987
	verfüg#_Einkommen_der_priv#_Haushalte_je_Einwohner_2008	5,68E-005	,000	,483	1,461	,155
	BIP_pro_Kopf__zu_Marktpreisen__insd#_EUR	-,001	,006	-,028	-,109	,914
	Anteil_Einwohner_017_Jahre_in	,002	,025	,024	,094	,926
	Anteil_Einwohner_1864_Jahre_in	,032	,035	,302	,888	,382
	Anteil_Einwohner_65_Jahre_in	,031	,045	,283	,686	,498

a Abhängige Variable: Krankenhausfälle100_Einwohner_2008

2.22. Kreise Deutschlands mit 19 bis 20 Krankenhausfällen pro 100 Einwohner

Korrelationen

		Krankenhausfälle100_Einwohner_2008	Erwerbstätigenquote_2008_Wohnort_Sekundärachse	Arbeitslosenquote_bez#_auf_alle_zivile_Erwerbsp#_2	verfügb#_Einkommen_der_privat_Hausal-te_je_Einwohner_2008_in_	BIP_pro_Kopf_zu_Markh-tpreisen_insd#_EUR	Anteil_Einwoh-ner_017_Jahre_in	Anteil_Einwoh-ner_1864_Jahre_in	Anteil_Einwoh-ner_65_Jahre_in
Krankenhausfälle100_Einwohner_2008	Korrelation nach Pearson	1	,422(**)	-,007	-,295(*)	,348(*)	,290(*)	,178	,046
	Signifikanz (1-seitig)		,006	,484	,043	,020	,046	,153	,396
	N	35	35	35	35	35	35	35	35
Erwerbstätigenquote_2008_Wohnort_Sekundärachse	Korrelation nach Pearson	,422(**)	1	-,285(*)	,475(**)	,197	,640(**)	,011	-,119
	Signifikanz (1-seitig)	,006		,048	,002	,129	,000	,474	,248
	N	35	35	35	35	35	35	35	35
Arbeitslosenquote_bez#_auf_alle_zivile_Erwerbsp#_2008	Korrelation nach Pearson	-,007	-,285(*)	1	-,358(*)	,130	-,530(**)	,530(**)	,678(**)
	Signifikanz (1-seitig)	,484	,048		,017	,228	,001	,001	,000
	N	35	35	35	35	35	35	35	35

verfüg#_Einkommen_der_priv#_Haushalte_je_Einwohner_2008_j	Korrelation nach Pearson	,295(*)	,475(**)	-,358(*)	1	,543(**)	,644(**)	-,086	-,083
	Signifikanz (1-seitig)	,043	,002	,017		,000	,000	,311	,318
	N	35	35	35	35	35	35	35	35
BIP_pro_Kopf_zu_Marktpreisen_insd#_EUR	Korrelation nach Pearson	,348(*)	,197	,130	,543(**)	1	,225	,405(**)	,093
	Signifikanz (1-seitig)	,020	,129	,228	,000		,097	,008	,298
	N	35	35	35	35	35	35	35	35
Anteil_Einwohner_017_Jahre_in	Korrelation nach Pearson	,290(*)	,640(**)	-,530(**)	,644(**)	,225	1	-,248	-,331(*)
	Signifikanz (1-seitig)	,046	,000	,001	,000	,097		,075	,026
	N	35	35	35	35	35	35	35	35
Anteil_Einwohner_1864_Jahre_in	Korrelation nach Pearson	,178	,011	,530(**)	-,086	,405(**)	-,248	1	,016
	Signifikanz (1-seitig)	,153	,474	,001	,311	,008	,075		,463
	N	35	35	35	35	35	35	35	35
Anteil_Einwohner_65_Jahre_in	Korrelation nach Pearson	,046	-,119	,678(**)	-,083	,093	-,331(*)	,016	1
	Signifikanz (1-seitig)	,396	,248	,000	,318	,298	,026	,463	
	N	35	35	35	35	35	35	35	35

** Die Korrelation ist auf dem Niveau von 0,01 (1-seitig) signifikant.
* Die Korrelation ist auf dem Niveau von 0,05 (1-seitig) signifikant.

ANOVA(h)

Modell		Quadrat-summe	df	Mittel der Quadrate	F	Signifikanz
1	Regression	,469	1	,469	7,133	,012(a)
	Residuen	2,171	33	,066		
	Gesamt	2,641	34			
2	Regression	,506	2	,253	3,795	,033(b)
	Residuen	2,135	32	,067		
	Gesamt	2,641	34			
3	Regression	,560	3	,187	2,784	,057(c)
	Residuen	2,080	31	,067		
	Gesamt	2,641	34			
4	Regression	,674	4	,169	2,572	,058(d)
	Residuen	1,966	30	,066		
	Gesamt	2,641	34			
5	Regression	,678	5	,136	2,002	,108(e)
	Residuen	1,963	29	,068		
	Gesamt	2,641	34			
6	Regression	,682	6	,114	1,626	,177(f)
	Residuen	1,959	28	,070		
	Gesamt	2,641	34			
7	Regression	,701	7	,100	1,393	,249(g)
	Residuen	1,940	27	,072		
	Gesamt	2,641	34			

a Einflußvariablen : (Konstante), Erwerbstätigenquote_2008_Wohnort___Sekundärachse
b Einflußvariablen : (Konstante), Erwerbstätigenquote_2008_Wohnort___Sekundärachse, Arbeitslosenquote_bez#_auf_alle_zivile_Erwerbsp#_2008
c Einflußvariablen : (Konstante), Erwerbstätigenquote_2008_Wohnort___Sekundärachse, Arbeitslosenquote_bez#_auf_alle_zivile_Erwerbsp#_2008, ver-füg#_Einkommen_der_priv#_Haushalte_je_Einwohner_2008_in_€
d Einflußvariablen : (Konstante), Erwerbstätigenquote_2008_Wohnort___Sekundärachse, Arbeitslosenquote_bez#_auf_alle_zivile_Erwerbsp#_2008, ver-füg#_Einkommen_der_priv#_Haushalte_je_Einwohner_2008_in_€, BIP_pro_Kopf__zu_Marktpreisen__insd#_EUR
e Einflußvariablen : (Konstante), Erwerbstätigenquote_2008_Wohnort___Sekundärachse, Arbeitslosenquote_bez#_auf_alle_zivile_Erwerbsp#_2008, ver-füg#_Einkommen_der_priv#_Haushalte_je_Einwohner_2008_in_€, BIP_pro_Kopf__zu_Marktpreisen__insd#_EUR, Anteil_Einwohner_017_Jahre_in
f Einflußvariablen : (Konstante), Erwerbstätigenquote_2008_Wohnort___Sekundärachse,

Arbeitslosenquote_bez#_auf_alle_zivile_Erwerbsp#_2008, verfüg#_Einkommen_der_priv#_Haushalte_je_Einwohner_2008_in_€, BIP_pro_Kopf__zu_Marktpreisen__insd#_EUR, Anteil_Einwohner_017_Jahre_in, Anteil_Einwohner_1864_Jahre_in

g Einflußvariablen : (Konstante), Erwerbstätigenquote_2008_Wohnort___Sekundärachse, Arbeitslosenquote_bez#_auf_alle_zivile_Erwerbsp#_2008, verfüg#_Einkommen_der_priv#_Haushalte_je_Einwohner_2008_in_€, BIP_pro_Kopf__zu_Marktpreisen__insd#_EUR, Anteil_Einwohner_017_Jahre_in, Anteil_Einwohner_1864_Jahre_in, Anteil_Einwohner_65_Jahre_in

h Abhängige Variable: Krankenhausfälle100_Einwohner_2008

Koeffizienten(a)

Modell		Nicht standardisierte Koeffizienten		Standardisierte Koeffizienten	T	Signifikanz
		B	Standardfehler	Beta		
1	(Konstante)	18,795	,244		77,163	,000
	Erwerbstätigenquote_2008_Wohnort___Sekundärachse	,011	,004	,422	2,671	,012
2	(Konstante)	18,692	,282		66,370	,000
	Erwerbstätigenquote_2008_Wohnort___Sekundärachse	,012	,004	,457	2,755	,010
	Arbeitslosenquote_bez#_auf_alle_zivile_Erwerbsp#_2008	,007	,009	,123	,744	,462
3	(Konstante)	18,513	,345		53,608	,000
	Erwerbstätigenquote_2008_Wohnort___Sekundärachse	,010	,005	,388	2,121	,042
	Arbeitslosenquote_bez#_auf_alle_zivile_Erwerbsp#_2008	,009	,010	,164	,953	,348
	verfüg#_Einkommen_der_priv#_Haushalte_je_Einwohner_2008_in_€	1,38E-005	,000	,169	,899	,376

4	(Konstante)	18,689	,366		51,003	,000
	Erwerbstätigenquote_2008_Wohnort___Sekundärachse	,011	,005	,395	2,183	,037
	Arbeitslosenquote_bez#_auf_alle_zivile_Erwerbsp#_2008	,004	,011	,064	,342	,735
	verfüg#_Einkommen_der_priv#_Haushalte_je_Einwohner_2008	-1,47E-006	,000	-,018	-,077	,939
	BIP_pro_Kopf__zu_Marktpreisen__insd#_EUR	,005	,004	,272	1,318	,197
5	(Konstante)	18,645	,423		44,040	,000
	Erwerbstätigenquote_2008_Wohnort___Sekundärachse	,010	,006	,373	1,771	,087
	Arbeitslosenquote_bez#_auf_alle_zivile_Erwerbsp#_2008	,005	,012	,080	,393	,697
	verfüg#_Einkommen_der_priv#_Haushalte_je_Einwohner_2008	-3,16E-006	,000	-,039	-,151	,881
	BIP_pro_Kopf__zu_Marktpreisen__insd#_EUR	,005	,004	,272	1,300	,204
	Anteil_Einwohner_017_Jahre_in	,006	,028	,057	,217	,830
6	(Konstante)	18,146	1,968		9,223	,000
	Erwerbstätigenquote_2008_Wohnort___Sekundärachse	,010	,006	,359	1,633	,114
	Arbeitslosenquote_bez#_auf_alle_zivile_Erwerbsp#_2008	,003	,013	,059	,265	,793
	verfüg#_Einkommen_der_priv#_Haushalte_je_Einwohner_2008	-2,22E-006	,000	-,027	-,103	,918
	BIP_pro_Kopf__zu_Marktpreisen__insd#_EUR	,004	,004	,246	1,046	,305
	Anteil_Einwohner_017_Jahre_in	,007	,029	,067	,248	,806
	Anteil_Einwohner_1864_Jahre_in	,008	,031	,057	,260	,797

7	(Konstante)	17,069	2,915		5,855	,000
	Erwerbstätigenquote_2008_Wohnort___Sekundärachse	,009	,006	,328	1,418	,168
	Arbeitslosenquote_bez#_auf_alle_zivile_Erwerbsp#_2008	-,005	,021	-,093	-,248	,806
	verfüg#_Einkommen_der_priv#_Haushalte_je_Einwohner_2008	-5,26E-006	,000	-,065	-,233	,818
	BIP_pro_Kopf__zu_Marktpreisen__insd#_EUR	,004	,004	,232	,966	,343
	Anteil_Einwohner_017_Jahre_in	,011	,030	,107	,376	,710
	Anteil_Einwohner_1864_Jahre_in	,021	,040	,148	,518	,608
	Anteil_Einwohner_65_Jahre_in	,019	,037	,155	,507	,616

a Abhängige Variable: Krankenhausfälle100_Einwohner_2008

2.23. Kreise Deutschlands mit 20 bis 22 Krankenhausfällen pro 100 Einwohner

Korrelationen

		Krankenhausfälle100_Einwohner_2008	Erwerbstätigenquote_2008_Wohnort_Sekundärachse	Arbeitslosenquote_bez#_auf_alle_zivile_Erwerbsp#_2	ve-füg#_Einkommen_der_priv#_Haushalte_je_Einwohner_2008_in_	BIP_pro_Kopf_zu_Marktpreisen_insd#_EUR	Anteil_Einwohner_017_Jahre_in	Anteil_Einwohner_1864_Jahre_in	Anteil_Einwohner_65_Jahre_in
Krankenhausfälle100_Einwohner_2008	Korrelation nach Pearson	1	,084	,052	,078	,060	,039	,130	,097
	Signifikanz (1-seitig)		,231	,326	,248	,301	,366	,127	,197
	N	79	79	79	79	79	79	79	79
Erwerbstätigenquote_2008_Wohnort_Sekundärachse	Korrelation nach Pearson	,084	1	-,382(**)	,328(**)	-,235(*)	,651(**)	-,008	-,357(**)
	Signifikanz (1-seitig)	,231		,000	,002	,019	,000	,471	,001
	N	79	79	79	79	79	79	79	79
Arbeitslosenquote_bez#_auf_alle_zivile_Erwerbsp#_2008	Korrelation nach Pearson	,052	-,382(**)	1	-,382(**)	,074	-,655(**)	,318(**)	,644(**)
	Signifikanz (1-seitig)	,326	,000		,000	,257	,000	,002	,000
	N	79	79	79	79	79	79	79	79

verfüg#_Einkommen_der_priv#_Haushalte_je_Einwohner_2008_i	Korrelation nach Pearson	,078	,328(**)	-,382(**)	1	,385(**)	,442(**)	-,048	,016
	Signifikanz (1-seitig)	,248	,002	,000		,000	,000	,336	,443
	N	79	79	79	79	79	79	79	79
BIP_pro_Kopf_zu_Marktpreisen_insd#_EUR	Korrelation nach Pearson	,060	-,235(*)	,074	,385(**)	1	-,057	,438(**)	,043
	Signifikanz (1-seitig)	,301	,019	,257	,000		,310	,000	,353
	N	79	79	79	79	79	79	79	79
Anteil_Einwohner_017_Jahre_in	Korrelation nach Pearson	,039	,651(**)	-,655(**)	,442(**)	-,057	1	-,283(**)	-,480(**)
	Signifikanz (1-seitig)	,366	,000	,000	,000	,310		,006	,000
	N	79	79	79	79	79	79	79	79
Anteil_Einwohner_1864_Jahre_in	Korrelation nach Pearson	,130	-,008	,318(**)	-,048	,438(**)	-,283(**)	1	-,259(*)
	Signifikanz (1-seitig)	,127	,471	,002	,336	,000	,006		,011
	N	79	79	79	79	79	79	79	79
Anteil_Einwohner_65_Jahre_in	Korrelation nach Pearson	,097	-,357(**)	,644(**)	,016	,043	-,480(**)	-,259(*)	1
	Signifikanz (1-seitig)	,197	,001	,000	,443	,353	,000	,011	
	N	79	79	79	79	79	79	79	79

** Die Korrelation ist auf dem Niveau von 0,01 (1-seitig) signifikant.
* Die Korrelation ist auf dem Niveau von 0,05 (1-seitig) signifikant.

ANOVA(h)

Modell		Quadrat-summe	df	Mittel der Quadrate	F	Signifikanz
1	Regression	,162	1	,162	,549	,461(a)
	Residuen	22,698	77	,295		
	Gesamt	22,860	78			
2	Regression	,349	2	,175	,589	,557(b)
	Residuen	22,511	76	,296		
	Gesamt	22,860	78			
3	Regression	,508	3	,169	,568	,638(c)
	Residuen	22,352	75	,298		
	Gesamt	22,860	78			
4	Regression	,558	4	,139	,463	,763(d)
	Residuen	22,302	74	,301		
	Gesamt	22,860	78			
5	Regression	,568	5	,114	,372	,866(e)
	Residuen	22,292	73	,305		
	Gesamt	22,860	78			
6	Regression	,808	6	,135	,440	,850(f)
	Residuen	22,052	72	,306		
	Gesamt	22,860	78			
7	Regression	2,429	7	,347	1,206	,311(g)
	Residuen	20,431	71	,288		
	Gesamt	22,860	78			

a Einflußvariablen : (Konstante), Erwerbstätigenquote_2008_Wohnort___Sekundärachse
b Einflußvariablen : (Konstante), Erwerbstätigenquote_2008_Wohnort___Sekundärachse, Arbeitslosenquote_bez#_auf_alle_zivile_Erwerbsp#_2008
c Einflußvariablen : (Konstante), Erwerbstätigenquote_2008_Wohnort___Sekundärachse, Arbeitslosenquote_bez#_auf_alle_zivile_Erwerbsp#_2008, verfüg#_Einkommen_der_priv#_Haushalte_je_Einwohner_2008_in_€
d Einflußvariablen : (Konstante), Erwerbstätigenquote_2008_Wohnort___Sekundärachse, Arbeitslosenquote_bez#_auf_alle_zivile_Erwerbsp#_2008, verfüg#_Einkommen_der_priv#_Haushalte_je_Einwohner_2008_in_€, BIP_pro_Kopf__zu_Marktpreisen__insd#_EUR
e Einflußvariablen : (Konstante), Erwerbstätigenquote_2008_Wohnort___Sekundärachse, Arbeitslosenquote_bez#_auf_alle_zivile_Erwerbsp#_2008, verfüg#_Einkommen_der_priv#_Haushalte_je_Einwohner_2008_in_€, BIP_pro_Kopf__zu_Marktpreisen__insd#_EUR, Anteil_Einwohner_017_Jahre_in
f Einflußvariablen : (Konstante), Erwerbstätigenquote_2008_Wohnort___Sekundärachse,

Arbeitslosenquote_bez#_auf_alle_zivile_Erwerbsp#_2008, verfüg#_Einkommen_der_priv#_Haushalte_je_Einwohner_2008_in_€, BIP_pro_Kopf__zu_Marktpreisen__insd#_EUR, Anteil_Einwohner_017_Jahre_in, Anteil_Einwohner_1864_Jahre_in

g Einflußvariablen : (Konstante), Erwerbstätigenquote_2008_Wohnort___Sekundärachse, Arbeitslosenquote_bez#_auf_alle_zivile_Erwerbsp#_2008, verfüg#_Einkommen_der_priv#_Haushalte_je_Einwohner_2008_in_€, BIP_pro_Kopf__zu_Marktpreisen__insd#_EUR, Anteil_Einwohner_017_Jahre_in, Anteil_Einwohner_1864_Jahre_in, Anteil_Einwohner_65_Jahre_in

h Abhängige Variable: Krankenhausfälle100_Einwohner_2008

Koeffizienten(a)

Modell		Nicht standardisierte Koeffizienten		Standardisierte Koeffizienten	T	Signifikanz
		B	Standardfehler	Beta		
1	(Konstante)	20,784	,349		59,557	,000
	Erwerbstätigenquote_2008_Wohnort___Sekundärachse	,005	,006	,084	,741	,461
2	(Konstante)	20,583	,432		47,658	,000
	Erwerbstätigenquote_2008_Wohnort___Sekundärachse	,007	,007	,121	,987	,327
	Arbeitslosenquote_bez#_auf_alle_zivile_Erwerbsp#_2008	,014	,018	,098	,795	,429
3	(Konstante)	20,270	,609		33,268	,000
	Erwerbstätigenquote_2008_Wohnort___Sekundärachse	,006	,007	,102	,805	,423
	Arbeitslosenquote_bez#_auf_alle_zivile_Erwerbsp#_2008	,018	,018	,126	,972	,334
	verfüg#_Einkommen_der_priv#_Haushalte_je_Einwohner_2008_in_€	1,80E-005	,000	,092	,729	,468

4	(Konstante)	20,261	,613		33,042	,000
	Erwerbstätigenquote_2008_Wohnort___Sekundärachse	,007	,007	,122	,894	,374
	Arbeitslosenquote_bez#_auf_alle_zivile_Erwerbsp#_2008	,017	,019	,117	,890	,376
	verfüg#_Einkommen_der_priv#_Haushalte_je_Einwohner_2008	1,18E-005	,000	,061	,407	,685
	BIP_pro_Kopf__zu_Marktpreisen__insd#_EUR	,003	,006	,056	,407	,685
5	(Konstante)	20,175	,777		25,971	,000
	Erwerbstätigenquote_2008_Wohnort___Sekundärachse	,006	,009	,106	,653	,516
	Arbeitslosenquote_bez#_auf_alle_zivile_Erwerbsp#_2008	,019	,022	,133	,843	,402
	verfüg#_Einkommen_der_priv#_Haushalte_je_Einwohner_2008	1,11E-005	,000	,057	,376	,708
	BIP_pro_Kopf__zu_Marktpreisen__insd#_EUR	,002	,006	,055	,393	,695
	Anteil_Einwohner_017_Jahre_in	,008	,044	,035	,182	,856
6	(Konstante)	17,931	2,649		6,768	,000
	Erwerbstätigenquote_2008_Wohnort___Sekundärachse	,002	,010	,035	,191	,849
	Arbeitslosenquote_bez#_auf_alle_zivile_Erwerbsp#_2008	,017	,023	,117	,740	,461
	verfüg#_Einkommen_der_priv#_Haushalte_je_Einwohner_2008	1,73E-005	,000	,089	,570	,571
	BIP_pro_Kopf__zu_Marktpreisen__insd#_EUR	-,001	,008	-,029	-,174	,862
	Anteil_Einwohner_017_Jahre_in	,021	,046	,091	,452	,652
	Anteil_Einwohner_1864_Jahre_in	,036	,041	,136	,886	,379

7	(Konstante)	8,967	4,568		1,963	,054
	Erwerbstätigenquote_2008_Wohnort___Sekundärachse	-,001	,010	-,012	-,066	,947
	Arbeitslosenquote_bez#_auf_alle_zivile_Erwerbsp#_2008	-,052	,036	-,368	-1,438	,155
	verfüg#_Einkommen_der_priv#_Haushalte_je_Einwohner_2008	-2,77E-005	,000	-,142	-,791	,432
	BIP_pro_Kopf__zu_Marktpreisen__insd#_EUR	-,005	,007	-,106	-,636	,527
	Anteil_Einwohner_017_Jahre_in	,072	,050	,317	1,459	,149
	Anteil_Einwohner_1864_Jahre_in	,143	,060	,539	2,387	,020
	Anteil_Einwohner_65_Jahre_in	,143	,060	,628	2,373	,020

a Abhängige Variable: Krankenhausfälle100_Einwohner_2008

2.24. Kreise Deutschlands mit 22 bis 24 Krankenhausfällen pro 100 Einwohner

Korrelationen

		Krankenhausfälle100_Einwohner_2008	Erwerbstätigenquote_2008.Wohnort-Sekundärachse	Arbeitslosenquote_bez#_auf_alle_zivile_Erwerbsp#_2	verfüg#_Einkommen_der_priv#_Haushalte_je_Einwohner_2008_in_	BIP_pro_Kopf_zu_Marktpreisen_insd#_e_in_EUR	Anteil_Einwohner_0_17_Jahre_in	Anteil_Einwohner_18_64_Jahre_in	Anteil_Einwohner_65_Jahre_in
Krankenhausfälle100_Einwohner_2008	Korrelation nach Pearson	1	,127	,009	,134	,024	,125	-,089	,243(*)
	Signifikanz (1-seitig)		,153	,472	,140	,423	,156	,236	,024
	N	67	67	67	67	67	67	67	67
Erwerbstätigenquote_2008_Wohnort_Sekundärachse	Korrelation nach Pearson	,127	1	-,323(**)	,334(**)	-,052	,573(**)	-,033	-,299(**)
	Signifikanz (1-seitig)	,153		,004	,003	,339	,000	,395	,007
	N	67	67	67	67	67	67	67	67
Arbeitslosenquote_bez#_auf_alle_zivile_Erwerbsp#_2008	Korrelation nach Pearson	,009	-,323(**)	1	-,468(**)	-,016	-,654(**)	,659(**)	,508(**)
	Signifikanz (1-seitig)	,472	,004		,000	,448	,000	,000	,000
	N	67	67	67	67	67	67	67	67

verfüg#_Einkommen_der_priv#_Haushalte_je_Einwohner_2008_i	Korrelation nach Pearson	,134	,334(**)	-,468(**)	1	,574(**)	,693(**)	-,310(**)	-,080
	Signifikanz (1-seitig)	,140	,003	,000		,000	,000	,005	,259
	N	67	67	67	67	67	67	67	67
BIP_pro_Kopf_zu_Marktpreisen_insd#_EUR	Korrelation nach Pearson	,024	-,052	-,016	,574(**)	1	,235(*)	,195	,043
	Signifikanz (1-seitig)	,423	,339	,448	,000		,028	,057	,364
	N	67	67	67	67	67	67	67	67
Anteil_Einwohner_017_Jahre_in	Korrelation nach Pearson	,125	,573(**)	-,654(**)	,693(**)	,235(*)	1	-,422(**)	-,463(**)
	Signifikanz (1-seitig)	,156	,000	,000	,000	,028		,000	,000
	N	67	67	67	67	67	67	67	67
Anteil_Einwohner_1864_Jahre_in	Korrelation nach Pearson	-,089	-,033	,659(**)	-,310(**)	,195	-,422(**)	1	,024
	Signifikanz (1-seitig)	,236	,395	,000	,005	,057	,000		,423
	N	67	67	67	67	67	67	67	67
Anteil_Einwohner_65_Jahre_in	Korrelation nach Pearson	,243(*)	-,299(**)	,508(**)	-,080	,043	-,463(**)	,024	1
	Signifikanz (1-seitig)	,024	,007	,000	,259	,364	,000	,423	
	N	67	67	67	67	67	67	67	67

* Die Korrelation ist auf dem Niveau von 0,05 (1-seitig) signifikant.
** Die Korrelation ist auf dem Niveau von 0,01 (1-seitig) signifikant.

ANOVA(h)

Modell		Quadrat-summe	df	Mittel der Quadrate	F	Signifikanz
1	Regression	,360	1	,360	1,063	,306(a)
	Residuen	22,009	65	,339		
	Gesamt	22,369	66			
2	Regression	,422	2	,211	,615	,544(b)
	Residuen	21,947	64	,343		
	Gesamt	22,369	66			
3	Regression	,797	3	,266	,776	,512(c)
	Residuen	21,572	63	,342		
	Gesamt	22,369	66			
4	Regression	,918	4	,229	,663	,620(d)
	Residuen	21,451	62	,346		
	Gesamt	22,369	66			
5	Regression	,995	5	,199	,568	,724(e)
	Residuen	21,373	61	,350		
	Gesamt	22,369	66			
6	Regression	1,395	6	,233	,665	,678(f)
	Residuen	20,973	60	,350		
	Gesamt	22,369	66			
7	Regression	3,204	7	,458	1,409	,219(g)
	Residuen	19,165	59	,325		
	Gesamt	22,369	66			

a Einflußvariablen : (Konstante), Erwerbstätigenquote_2008_Wohnort___Sekundärachse
b Einflußvariablen : (Konstante), Erwerbstätigenquote_2008_Wohnort___Sekundärachse, Arbeitslosenquote_bez#_auf_alle_zivile_Erwerbsp#_2008
c Einflußvariablen : (Konstante), Erwerbstätigenquote_2008_Wohnort___Sekundärachse, Arbeitslosenquote_bez#_auf_alle_zivile_Erwerbsp#_2008, verfüg#_Einkommen_der_priv#_Haushalte_je_Einwohner_2008_in_€
d Einflußvariablen : (Konstante), Erwerbstätigenquote_2008_Wohnort___Sekundärachse, Arbeitslosenquote_bez#_auf_alle_zivile_Erwerbsp#_2008, verfüg#_Einkommen_der_priv#_Haushalte_je_Einwohner_2008_in_€, BIP_pro_Kopf__zu_Marktpreisen___insd#_EUR
e Einflußvariablen : (Konstante), Erwerbstätigenquote_2008_Wohnort___Sekundärachse, Arbeitslosenquote_bez#_auf_alle_zivile_Erwerbsp#_2008, verfüg#_Einkommen_der_priv#_Haushalte_je_Einwohner_2008_in_€, BIP_pro_Kopf__zu_Marktpreisen___insd#_EUR, Anteil_Einwohner_017_Jahre_in
f Einflußvariablen : (Konstante), Erwerbstätigenquote_2008_Wohnort___Sekundärachse,

Arbeitslosenquote_bez#_auf_alle_zivile_Erwerbsp#_2008, verfüg#_Einkommen_der_priv#_Haushalte_je_Einwohner_2008_in_€, BIP_pro_Kopf__zu_Marktpreisen__insd#_EUR, Anteil_Einwohner_017_Jahre_in, Anteil_Einwohner_1864_Jahre_in

g Einflußvariablen : (Konstante), Erwerbstätigenquote_2008_Wohnort___Sekundärachse, Arbeitslosenquote_bez#_auf_alle_zivile_Erwerbsp#_2008, verfüg#_Einkommen_der_priv#_Haushalte_je_Einwohner_2008_in_€, BIP_pro_Kopf__zu_Marktpreisen__insd#_EUR, Anteil_Einwohner_017_Jahre_in, Anteil_Einwohner_1864_Jahre_in, Anteil_Einwohner_65_Jahre_in

h Abhängige Variable: Krankenhausfälle100_Einwohner_2008

Koeffizienten(a)

Modell		Nicht standardisierte Koeffizienten		Standardisierte Koeffizienten	T	Signifikanz
		B	Standardfehler	Beta		
1	(Konstante)	22,660	,388		58,467	,000
	Erwerbstätigenquote_2008_Wohnort___Sekundärachse	,007	,007	,127	1,031	,306
2	(Konstante)	22,545	,475		47,512	,000
	Erwerbstätigenquote_2008_Wohnort___Sekundärachse	,008	,008	,145	1,107	,272
	Arbeitslosenquote_bez#_auf_alle_zivile_Erwerbsp#_2008	,007	,016	,056	,425	,672
3	(Konstante)	21,857	,811		26,948	,000
	Erwerbstätigenquote_2008_Wohnort___Sekundärachse	,007	,008	,114	,853	,397
	Arbeitslosenquote_bez#_auf_alle_zivile_Erwerbsp#_2008	,014	,017	,116	,812	,420
	verfüg#_Einkommen_der_priv#_Haushalte_je_Einwohner_2008_in_€	4,03E-005	,000	,150	1,047	,299

4	(Konstante)	21,680	,868		24,964	,000
	Erwerbstätigenquote_2008_Wohnort___Sekundärachse	,005	,008	,092	,660	,512
	Arbeitslosenquote_bez#_auf_alle_zivile_Erwerbsp#_2008	,017	,018	,143	,950	,346
	verfüg#_Einkommen_der_priv#_Haushalte_je_Einwohner_2008	6,10E-005	,000	,227	1,168	,247
	BIP_pro_Kopf__zu_Marktpreisen__insd#_EUR	-,006	,010	-,099	-,590	,557
5	(Konstante)	21,553	,915		23,567	,000
	Erwerbstätigenquote_2008_Wohnort___Sekundärachse	,003	,009	,058	,362	,719
	Arbeitslosenquote_bez#_auf_alle_zivile_Erwerbsp#_2008	,022	,021	,182	1,054	,296
	verfüg#_Einkommen_der_priv#_Haushalte_je_Einwohner_2008	4,89E-005	,000	,182	,835	,407
	BIP_pro_Kopf__zu_Marktpreisen__insd#_EUR	-,006	,010	-,100	-,591	,557
	Anteil_Einwohner_017_Jahre_in	,026	,054	,109	,471	,640
6	(Konstante)	25,187	3,517		7,161	,000
	Erwerbstätigenquote_2008_Wohnort___Sekundärachse	,008	,010	,134	,770	,444
	Arbeitslosenquote_bez#_auf_alle_zivile_Erwerbsp#_2008	,035	,024	,291	1,452	,152
	verfüg#_Einkommen_der_priv#_Haushalte_je_Einwohner_2008	3,01E-005	,000	,112	,494	,623
	BIP_pro_Kopf__zu_Marktpreisen__insd#_EUR	,000	,011	-,005	-,027	,979
	Anteil_Einwohner_017_Jahre_in	,017	,055	,074	,316	,753
	Anteil_Einwohner_1864_Jahre_in	-,059	,055	-,209	-1,070	,289

7	(Konstante)	18,140	4,518		4,015	,000
	Erwerbstätigenquote_2008_Wohnort__Sekundärachse	,004	,010	,067	,392	,697
	Arbeitslosenquote_bez#_auf_alle_zivile_Erwerbsp#_2008	-,005	,029	-,037	-,157	,876
	verfüg#_Einkommen_der_priv#_Haushalte_je_Einwohner_2008	-1,70E-005	,000	-,063	-,273	,786
	BIP_pro_Kopf__zu_Marktpreisen__insd#_EUR	-,003	,011	-,050	-,273	,786
	Anteil_Einwohner_017_Jahre_in	,082	,060	,349	1,380	,173
	Anteil_Einwohner_1864_Jahre_in	,018	,062	,064	,291	,772
	Anteil_Einwohner_65_Jahre_in	,125	,053	,439	2,360	,022

a Abhängige Variable: Krankenhausfälle100_Einwohner_2008

2.25. Kreise Deutschlands 24 und mehr Krankenhausfällen pro 100 Einwohner

Korrelationen

		Krankenhausfälle100_Einwohner_2008	Erwerbstätigenquote_2008_Wohnort_Sekundärachse	Arbeitslosenquote_bez#_auf_alle_zivile_Erwerbsp#_2	verfüg#_Einkommen_cer_privtc_je_Einwohner_2008_in_	BIP_pro_Kopf_zu_Marktpreisen_insd#_EUR	Anteil_Einwohner_017_Jahre_in	Anteil_Einwohner_1864_Jahre_in	Anteil_Einwohner_65_Jahre_in
Krankenhausfälle100_Einwohner_2008	Korrelation nach Pearson	1	,365(**)	,279(**)	,351(**)	-,129	-,449(**)	,512(**)	,245(**)
	Signifikanz (1-seitig)		,000	,002	,000	,098	,000	,000	,007
	N	102	102	102	102	102	102	102	102
Erwerbstätigenquote_2008_Wohnort_Sekundärachse	Korrelation nach Pearson	,365(**)	1	-,133	-,211(*)	-,328(**)	-,003	,185(*)	,144
	Signifikanz (1-seitig)	,000		,091	,017	,000	,489	,032	,075
	N	102	102	102	102	102	102	102	102
Arbeitslosenquote_bez#_auf_alle_zivile_Erwerbsp#_2008	Korrelation nach Pearson	,279(**)	-,133	1	-,472(**)	-,141	-,487(**)	,343(**)	,489(**)
	Signifikanz (1-seitig)	,002	,091		,000	,079	,000	,000	,000
	N	102	102	102	102	102	102	102	102

verfüg#_Einkommen_der_ priv#_Haushalte_je_Einwohner_2008_i	Korrelation nach Pearson	-,351(**)	-,211(*)	-,472(**)	1	,635(**)	,679(**)	-,185(*)	-,277(**)
	Signifikanz (1-seitig)	,000	,017	,000		,000	,000	,032	,002
	N	102	102	102	102	102	102	102	102
BIP_pro_Kopf_zu_Ma rktpreisen _insd#_EUR	Korrelation nach Pearson	-,129	-,328(**)	-,141	,635(**)	1	,329(**)	,197(*)	-,204(*)
	Signifikanz (1-seitig)	,098	,000	,079	,000		,000	,023	,020
	N	102	102	102	102	102	102	102	102
Anteil_Einwohner_017_Jah re_in	Korrelation nach Pearson	-,449(**)	-,003	-,487(**)	,679(**)	,329(**)	1	-,387(**)	-,405(**)
	Signifikanz (1-seitig)	,000	,489	,000	,000	,000		,000	,000
	N	102	102	102	102	102	102	102	102
Anteil_Einwohner_1864_Ja hre_in	Korrelation nach Pearson	,512(**)	,185(*)	,343(**)	-,185(*)	,197(*)	-,387(**)	1	-,217(*)
	Signifikanz (1-seitig)	,000	,032	,000	,032	,023	,000		,014
	N	102	102	102	102	102	102	102	102
Anteil_Einwohner_65_Jahr e_in	Korrelation nach Pearson	,245(**)	,144	,489(**)	-,277(**)	-,204(*)	-,405(**)	-,217(*)	1
	Signifikanz (1-seitig)	,007	,075	,000	,002	,020	,000	,014	
	N	102	102	102	102	102	102	102	102

** Die Korrelation ist auf dem Niveau von 0,01 (1-seitig) signifikant.
* Die Korrelation ist auf dem Niveau von 0,05 (1-seitig) signifikant.

ANOVA(h)

Modell		Quadratsumme	df	Mittel der Quadrate	F	Signifikanz
1	Regression	3344,749	1	3344,749	15,401	,000(a)
	Residuen	21718,367	100	217,184		
	Gesamt	25063,116	101			
2	Regression	6088,830	2	3044,415	15,885	,000(b)
	Residuen	18974,286	99	191,659		
	Gesamt	25063,116	101			
3	Regression	6500,748	3	2166,916	11,440	,000(c)
	Residuen	18562,369	98	189,412		
	Gesamt	25063,116	101			
4	Regression	7221,265	4	1805,316	9,815	,000(d)
	Residuen	17841,852	97	183,937		
	Gesamt	25063,116	101			
5	Regression	9421,387	5	1884,277	11,565	,000(e)
	Residuen	15641,729	96	162,935		
	Gesamt	25063,116	101			
6	Regression	10732,673	6	1788,779	11,858	,000(f)
	Residuen	14330,443	95	150,847		
	Gesamt	25063,116	101			
7	Regression	11816,581	7	1688,083	11,979	,000(g)
	Residuen	13246,535	94	140,921		
	Gesamt	25063,116	101			

a Einflußvariablen : (Konstante), Erwerbstätigenquote_2008_Wohnort___Sekundärachse
b Einflußvariablen : (Konstante), Erwerbstätigenquote_2008_Wohnort___Sekundärachse, Arbeitslosenquote_bez#_auf_alle_zivile_Erwerbsp#_2008
c Einflußvariablen : (Konstante), Erwerbstätigenquote_2008_Wohnort___Sekundärachse, Arbeitslosenquote_bez#_auf_alle_zivile_Erwerbsp#_2008, verfüg#_Einkommen_der_priv#_Haushalte_je_Einwohner_2008_in_€
d Einflußvariablen : (Konstante), Erwerbstätigenquote_2008_Wohnort___Sekundärachse, Arbeitslosenquote_bez#_auf_alle_zivile_Erwerbsp#_2008, verfüg#_Einkommen_der_priv#_Haushalte_je_Einwohner_2008_in_€, BIP_pro_Kopf__zu_Marktpreisen__insd#_EUR
e Einflußvariablen : (Konstante), Erwerbstätigenquote_2008_Wohnort___Sekundärachse, Arbeitslosenquote_bez#_auf_alle_zivile_Erwerbsp#_2008, verfüg#_Einkommen_der_priv#_Haushalte_je_Einwohner_2008_in_€, BIP_pro_Kopf__zu_Marktpreisen__insd#_EUR, Anteil_Einwohner_017_Jahre_in
f Einflußvariablen : (Konstante), Erwerbstätigenquote_2008_Wohnort___Sekundärachse,

Arbeitslosenquote_bez#_auf_alle_zivile_Erwerbsp#_2008, verfüg#_Einkommen_der_priv#_Haushalte_je_Einwohner_2008_in_€, BIP_pro_Kopf__zu_Marktpreisen__insd#_EUR, Anteil_Einwohner_017_Jahre_in, Anteil_Einwohner_1864_Jahre_in

g Einflußvariablen : (Konstante), Erwerbstätigenquote_2008_Wohnort___Sekundärachse, Arbeitslosenquote_bez#_auf_alle_zivile_Erwerbsp#_2008, verfüg#_Einkommen_der_priv#_Haushalte_je_Einwohner_2008_in_€, BIP_pro_Kopf__zu_Marktpreisen__insd#_EUR, Anteil_Einwohner_017_Jahre_in, Anteil_Einwohner_1864_Jahre_in, Anteil_Einwohner_65_Jahre_in

h Abhängige Variable: Krankenhausfälle100_Einwohner_2008

Koeffizienten(a)

Modell		Nicht standardisierte Koeffizienten		Standardisierte Koeffizienten	T	Signifikanz
		B	Standardfehler	Beta		
1	(Konstante)	7,306	7,768		,941	,349
	Erwerbstätigenquote_2008_Wohnort___Sekundärachse	,590	,150	,365	3,924	,000
2	(Konstante)	-9,678	8,568		-1,130	,261
	Erwerbstätigenquote_2008_Wohnort___Sekundärachse	,662	,142	,410	4,645	,000
	Arbeitslosenquote_bez#_auf_alle_zivile_Erwerbsp#_2008	1,310	,346	,334	3,784	,000
3	(Konstante)	14,763	18,634		,792	,430
	Erwerbstätigenquote_2008_Wohnort___Sekundärachse	,593	,149	,367	3,975	,000
	Arbeitslosenquote_bez#_auf_alle_zivile_Erwerbsp#_2008	1,004	,402	,256	2,498	,014
	verfüg#_Einkommen_der_priv#_Haushalte_je_Einwohner_2008_in_€	-,001	,001	-,153	-1,475	,144

4	(Konstante)	22,870	18,814		1,216	,227
	Erwerbstätigenquote_2008_Wohnort___Sekundärachse	,655	,150	,405	4,357	,000
	Arbeitslosenquote_bez#_auf_alle_zivile_Erwerbsp#_2008	,864	,402	,220	2,147	,034
	verfüg#_Einkommen_der_priv#_Haushalte_je_Einwohner_2008	-,002	,001	-,308	-2,392	,019
	BIP_pro_Kopf__zu_Marktpreisen__insd#_EUR	,273	,138	,231	1,979	,051
5	(Konstante)	30,376	17,825		1,704	,092
	Erwerbstätigenquote_2008_Wohnort___Sekundärachse	,713	,142	,442	5,013	,000
	Arbeitslosenquote_bez#_auf_alle_zivile_Erwerbsp#_2008	,584	,386	,149	1,511	,134
	verfüg#_Einkommen_der_priv#_Haushalte_je_Einwohner_2008	,000	,001	-,020	-,141	,888
	BIP_pro_Kopf__zu_Marktpreisen__insd#_EUR	,224	,130	,189	1,716	,089
	Anteil_Einwohner_017_Jahre_in	-2,615	,712	-,424	-3,675	,000
6	(Konstante)	-101,595	47,934		-2,119	,037
	Erwerbstätigenquote_2008_Wohnort___Sekundärachse	,530	,150	,328	3,524	,001
	Arbeitslosenquote_bez#_auf_alle_zivile_Erwerbsp#_2008	,290	,385	,074	,753	,454
	verfüg#_Einkommen_der_priv#_Haushalte_je_Einwohner_2008	-6,47E-005	,001	-,010	-,070	,945
	BIP_pro_Kopf__zu_Marktpreisen__insd#_EUR	,041	,140	,035	,293	,770
	Anteil_Einwohner_017_Jahre_in	-1,854	,732	-,301	-2,535	,013
	Anteil_Einwohner_1864_Jahre_in	2,174	,737	,301	2,948	,004

7	(Konstante)	-282,762	80,085		-3,531	,001
	Erwerbstätigenquote_2008_Wohnort___Sekundärachse	,194	,189	,120	1,027	,307
	Arbeitslosenquote_bez#_auf_alle_zivile_Erwerbsp#_2008	-,773	,534	-,197	-1,448	,151
	verfüg#_Einkommen_der_priv#_Haushalte_je_Einwohner_2008	-,001	,001	-,130	-,921	,359
	BIP_pro_Kopf__zu_Marktpreisen__insd#_EUR	-,076	,142	-,064	-,534	,595
	Anteil_Einwohner_017_Jahre_in	-,230	,918	-,037	-,251	,803
	Anteil_Einwohner_1864_Jahre_in	4,455	1,088	,616	4,093	,000
	Anteil_Einwohner_65_Jahre_in	2,668	,962	,394	2,773	,007

a Abhängige Variable: Krankenhausfälle100_Einwohner_2008

2.26. Medianwerte Kreise Deutschlands klassifiziert

Korrelationen

		Medi-an_Fälle_100_Einwohner	Erwerbstätigenquote_2008_Wohnort_Sekundärachse	Arbeitslosenquote_bez#_auf_alle_zivile_Erwerbsp#_2	verfüg#_Einkommen_der_priv#_Haushalte_je_Einwohner_2008_in_EUR	BIP_pro_Kopf_zu_Marktpreisen_insd#_e_in	Anteil Einwohner_017_Jahre_in	Anteil Einwohner_1864_Jahre_in	Anteil_Einwohner_65_Jahre_in
Median_Fälle_100_Einwohner	Korrelation nach Pearson	1	-,862(**)	,847(**)	-,844(**)	-,170	-,911(**)	,875(**)	,861(**)
	Signifikanz (1-seitig)		,006	,008	,009	,357	,002	,005	,006
	N	7	7	7	7	7	7	7	7
Erwerbstätigenquote_2008_Wohnort_Sekundärachse	Korrelation nach Pearson	-,862(**)	1	-,979(**)	,778(*)	,226	,979(**)	-,891(**)	-,843(**)
	Signifikanz (1-seitig)	,006		,000	,020	,313	,000	,004	,009
	N	7	7	7	7	7	7	7	7
Arbeitslosenquote_bez#_auf_alle_zivile_Erwerbsp#_2008	Korrelation nach Pearson	,847(**)	-,979(**)	1	-,854(**)	-,344	-,983(**)	,896(**)	,862(**)
	Signifikanz (1-seitig)	,008	,000		,007	,225	,000	,003	,006
	N	7	7	7	7	7	7	7	7

verfüg#_Einkommen_der_priv#_Haushalte_je_Einwohner_2008_	Korrelation nach Pearson	-,844(**)	,778(*)	-,854(**)	1	,594	,867(**)	-,723(*)	-,931(**)
	Signifikanz (1-seitig)	,009	,020	,007		,080	,006	,033	,001
	N	7	7	7	7	7	7	7	7
BIP_pro_Kopf__zu_Marktpreisen_insd#_EUR	Korrelation nach Pearson	-,170	,226	-,344	,594	1	,346	,037	-,597
	Signifikanz (1-seitig)	,357	,313	,225	,080		,224	,468	,078
	N	7	7	7	7	7	7	7	7
An-teil_Einwohner_017_Jahre_in	Korrelation nach Pearson	-,911(**)	,979(**)	-,983(**)	,867(**)	,346	1	-,886(**)	-,904(**)
	Signifikanz (1-seitig)	,002	,000	,000	,006	,224		,004	,003
	N	7	7	7	7	7	7	7	7
An-teil_Einwohner_1864_Jahre_in	Korrelation nach Pearson	,875(**)	-,891(**)	,896(**)	-,723(*)	,037	-,886(**)	1	,659
	Signifikanz (1-seitig)	,005	,004	,003	,033	,468	,004		,054
	N	7	7	7	7	7	7	7	7
An-teil_Einwohner_65_Jahre_in	Korrelation nach Pearson	,861(**)	-,843(**)	,862(**)	-,931(**)	-,597	-,904(**)	,659	1
	Signifikanz (1-seitig)	,006	,009	,006	,001	,078	,003	,054	
	N	7	7	7	7	7	7	7	7

** Die Korrelation ist auf dem Niveau von 0,01 (1-seitig) signifikant.
* Die Korrelation ist auf dem Niveau von 0,05 (1-seitig) signifikant.

ANOVA(g)

Modell		Quadrat-summe	df	Mittel der Quadrate	F	Signifikanz
1	Regression	91,903	1	91,903	14,434	,013(a)
	Residuen	31,835	5	6,367		
	Gesamt	123,738	6			
2	Regression	91,946	2	45,973	5,784	,066(b)
	Residuen	31,791	4	7,948		
	Gesamt	123,738	6			
3	Regression	109,476	3	36,492	7,676	,064(c)
	Residuen	14,262	3	4,754		
	Gesamt	123,738	6			
4	Regression	116,306	4	29,077	7,825	,117(d)
	Residuen	7,431	2	3,716		
	Gesamt	123,738	6			
5	Regression	122,437	5	24,487	18,821	,173(e)
	Residuen	1,301	1	1,301		
	Gesamt	123,738	6			
6	Regression	123,738	6	20,623	.	.(f)
	Residuen	,000	0	.		
	Gesamt	123,738	6			

a Einflußvariablen : (Konstante), Erwerbstätigenquote_2008_Wohnort___Sekundärachse
b Einflußvariablen : (Konstante), Erwerbstätigenquote_2008_Wohnort___Sekundärachse, Arbeitslosenquote_bez#_auf_alle_zivile_Erwerbsp#_2008
c Einflußvariablen : (Konstante), Erwerbstätigenquote_2008_Wohnort___Sekundärachse, Arbeitslosenquote_bez#_auf_alle_zivile_Erwerbsp#_2008, verfüg#_Einkommen_der_priv#_Haushalte_je_Einwohner_2008_in_€
d Einflußvariablen : (Konstante), Erwerbstätigenquote_2008_Wohnort___Sekundärachse, Arbeitslosenquote_bez#_auf_alle_zivile_Erwerbsp#_2008, verfüg#_Einkommen_der_priv#_Haushalte_je_Einwohner_2008_in_€, BIP_pro_Kopf__zu_Marktpreisen__insd#_EUR
e Einflußvariablen : (Konstante), Erwerbstätigenquote_2008_Wohnort___Sekundärachse, Arbeitslosenquote_bez#_auf_alle_zivile_Erwerbsp#_2008, verfüg#_Einkommen_der_priv#_Haushalte_je_Einwohner_2008_in_€, BIP_pro_Kopf__zu_Marktpreisen__insd#_EUR, Anteil_Einwohner_017_Jahre_in
f Einflußvariablen : (Konstante), Erwerbstätigenquote_2008_Wohnort___Sekundärachse, Arbeitslosenquote_bez#_auf_alle_zivile_Erwerbsp#_2008, verfüg#_Einkommen_der_priv#_Haushalte_je_Einwohner_2008_in_€, BIP_pro_Kopf__zu_Marktpreisen__insd#_EUR, Anteil_Einwohner_017_Jahre_in, Anteil_Einwohner_65_Jahre_in

g Abhängige Variable: Median_Fälle__100_Einwohner

Koeffizienten(a)

Modell		B	Standard-fehler	Beta	T	Signifi-kanz
				Nicht standardisierte Koeffizienten		Standardisierte Koeffizienten
1	(Konstante)	87,126	17,574		4,958	,004
	Erwerbstätigenquote_2008_Wohnort___Sekundärachse	-1,188	,313	-,862	-3,799	,013
2	(Konstante)	78,788	114,369		,689	,529
	Erwerbstätigenquote_2008_Wohnort___Sekundärachse	-1,065	1,702	-,772	-,626	,565
	Arbeitslosenquote_bez#_auf_alle_zivile_Erwerbsp#_2008	,233	3,155	,091	,074	,945
3	(Konstante)	274,503	134,952		2,034	,135
	Erwerbstätigenquote_2008_Wohnort___Sekundärachse	-2,696	1,567	-1,956	-1,721	,184
	Arbeitslosenquote_bez#_auf_alle_zivile_Erwerbsp#_2008	-4,609	3,509	-1,803	-1,313	,280
	verfüg#_Einkommen_der_priv#_Haushalte_je_Einwohner_2008	-,004	,002	-,862	-1,920	,151
4	(Konstante)	225,205	124,726		1,806	,213
	Erwerbstätigenquote_2008_Wohnort___Sekundärachse	-1,952	1,490	-1,416	-1,310	,320
	Arbeitslosenquote_bez#_auf_alle_zivile_Erwerbsp#_2008	-3,531	3,203	-1,382	-1,103	,385
	verfüg#_Einkommen_der_priv#_Haushalte_je_Einwohner_2008	-,005	,002	-1,124	-2,547	,126
	BIP_pro_Kopf__zu_Marktpreisen__insd#_EUR	,892	,658	,341	1,356	,308

5	(Konstante)	209,707	74,149		2,828	,216
	Erwerbstätigenquote_2008_Wohnort___Sekundärachse	,118	1,299	,086	,091	,942
	Arbeitslosenquote_bez#_auf_alle_zivile_Erwerbsp#_2008	-3,489	1,895	-1,365	-1,841	,317
	verfüg#_Einkommen_der_priv#_Haushalte_je_Einwohner_2008	-,003	,002	-,663	-1,968	,299
	BIP_pro_Kopf__zu_Marktpreisen__insd#_EUR	1,018	,393	,389	2,587	,235
	Anteil_Einwohner_017_Jahre_in	-8,239	3,796	-1,896	-2,171	,275
6	(Konstante)	-109,900	,000		.	.
	Erwerbstätigenquote_2008_Wohnort___Sekundärachse	2,309	,000	1,675	.	.
	Arbeitslosenquote_bez#_auf_alle_zivile_Erwerbsp#_2008	,523	,000	,205	.	.
	verfüg#_Einkommen_der_priv#_Haushalte_je_Einwohner_2008	1,12E-005	,000	,002	.	.
	BIP_pro_Kopf__zu_Marktpreisen__insd#_EUR	1,752	,000	,670	.	.
	Anteil_Einwohner_017_Jahre_in	-7,685	,000	-1,769	.	.
	Anteil_Einwohner_65_Jahre_in	4,202	,000	,900	.	.

a Abhängige Variable: Median_Fälle__100_Einwohner